R. Böhmer-Breuer (Hrsg.)

Arbeitsbuch Altenpflege Heute

Roland Böhmer-Breuer (Hrsg.)

Arbeitsbuch Altenpflege Heute

4. Auflage

Mit Beiträgen von: Julia Biller, Großbottwar
Autoren und Autorinnen der Vorauflage: Roland Böhmer-Breuer, Ilshofen; Sibylle Rommel, Schwaikheim; Catrin Schmid, Fellnbach; Stephanie Winkelmann, Kerpen; Daniela Weis-Krebs, Obernburg am Main;

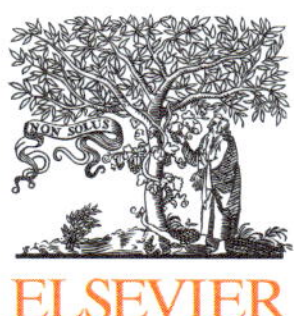

ELSEVIER

Elsevier GmbH, Bernhard-Wicki-Str. 5, 80636 München, Deutschland
Wir freuen uns über Ihr Feedback und Ihre Anregungen an kundendienst@elsevier.com

ISBN 978-3-437- 28518-9

4. Auflage 2021

Wichtiger Hinweis für den Benutzer
Die medizinischen Wissenschaften unterliegen einem sehr schnellen Wissenszuwachs. Der stetige Wandel von Methoden, Wirkstoffen und Erkenntnissen ist allen an diesem Werk Beteiligten bewusst. Sowohl der Verlag als auch die Autorinnen und Autoren und alle, die an der Entstehung dieses Werkes beteiligt waren, haben große Sorgfalt darauf verwandt, dass die Angaben zu Methoden, Anweisungen, Produkten, Anwendungen oder Konzepten dem aktuellen Wissensstand zum Zeitpunkt der Fertigstellung des Werkes entsprechen.

Der Verlag kann jedoch keine Gewähr für Angaben zu Dosierung und Applikationsformen übernehmen. Es sollte stets eine unabhängige und sorgfältige Überprüfung von Diagnosen und Arzneimitteldosierungen sowie möglicher Kontraindikationen erfolgen. Jede Dosierung oder Applikation liegt in der Verantwortung der Anwenderin oder des Anwenders. Die Elsevier GmbH, die Autorinnen und Autoren und alle, die an der Entstehung des Werkes mitgewirkt haben, können keinerlei Haftung in Bezug auf jegliche Verletzung und/oder Schäden an Personen oder Eigentum, im Rahmen von Produkthaftung, Fahrlässigkeit oder anderweitig übernehmen.

Für die Vollständigkeit und Auswahl der aufgeführten Medikamente übernimmt der Verlag keine Gewähr.
Geschützte Warennamen (Warenzeichen) werden in der Regel besonders kenntlich gemacht (®). Aus dem Fehlen eines solchen Hinweises kann jedoch nicht automatisch geschlossen werden, dass es sich um einen freien Warennamen handelt.

Bibliografische Information der Deutschen Nationalbibliothek
Die Deutsche Nationalbibliothek verzeichnet diese Publikation in der Deutschen Nationalbibliografie; detaillierte bibliografische Daten sind im Internet über https://www.dnb.de abrufbar.

21 22 23 24 25 5 4 3 2 1

In ihren Veröffentlichungen verfolgt die Elsevier GmbH das Ziel, genderneutrale Formulierungen für Personengruppen zu verwenden. Um jedoch den Textfluss nicht zu stören sowie die gestalterische Freiheit nicht einzuschränken, wurden bisweilen Kompromisse eingegangen. Selbstverständlich sind **immer alle Geschlechter** gemeint.

Planung: Regina Papadopoulos, München
Projektmanagement: Martina Gärtner, München
Redaktion Lösungsteil: Anna Lukaszewicz, München
Satz: STRAIVE, Puducherry/Indien
Druck und Bindung: Printer Trento S.r.l., Trento/Italien
Umschlaggestaltung: Stefan Hilden, hildendesign.de
Covermotiv: © HildenDesign unter Verwendung mehrerer Motive von Shutterstock.com
Umschlagherstellung: SpieszDesign, Neu-Ulm

Aktuelle Informationen finden Sie im Internet unter **www.elsevier.de**

Vorwort

Das *Arbeitsbuch Altenpflege Heute* erscheint inzwischen in der 4. Auflage – ein erfreulicher Erfolg! Leserrückmeldungen haben uns gezeigt, dass das Konzept, Inhalte aus dem Referenzwerk *Altenpflege Heute* pädagogisch-didaktisch aufzubereiten und damit Lernen agil zu gestalten, auf Gegenliebe stößt. In der 4. Auflage von *Altenpflege Heute* wurden umfangreiche strukturelle Änderungen vorgenommen, denen das *Arbeitsbuch Altenpflege Heute* gefolgt ist. Darüber hinaus wurden Hinweise von Lesern aufgenommen, Fehler korrigiert und neue fachliche Entwicklungen eingearbeitet. Obwohl es sich bei dem Lehrbuch *Altenpflege Heute* um einen Altenpflegetitel handelt, haben wir im Sinne der generalistischen Pflegeausbildung inhaltliche Erweiterungen vor allem im Bereich der Pflege von Kindern und Jugendlichen vorgenommen. Ein weiterer wichtiger Orientierungspunkt ist die Systematik der Strukturierten Informationssammlung (SIS®), die gerade im Bereich der stationären und ambulanten Langzeitversorgung immer mehr Verbreitung findet.

Bei allen Änderungen wurde das bewährte Grundkonzept beibehalten. Die Abfolge **Grundlagen – Vertiefung – Transfer** haben die Autoren überprüft und zum Teil neu gefasst, damit der Schritt vom Einfachen zum Komplexen nachvollziehbar bleibt. Vor allem die Transferaufgaben liegen uns am Herzen, da hier die Auszubildenden die Gegebenheiten in ihren Praxiseinsätzen gezielt untersuchen können. Anregungen zur eigenen Recherche – über die Inhalte des Lehrbuchs hinaus – sollen eine Herausforderung im Sinne des Lebenslangen Lernens (LLL) darstellen. Die Varianz der Aufgaben halten wir für geeignet zur Bildung von fachlichen und methodischen Kompetenzen.

Wiederholung, Vertiefung, eigenständige Recherche und Vorbereitung auf Klausuren und Prüfungen sind die zentralen Stichworte für die Benutzung des *Arbeitsbuchs Altenpflege Heute*. Zur Selbstkontrolle sind deshalb am Ende des Buchs die Lösungen in Kurzform hinterlegt. Drei Beispielklausuren für verschiedene Lernfelder bzw. Kompetenzbereiche mit beruflichen Handlungssituationen, Fragestellungen und Lösungshinweisen (inkl. Bezügen zu Altenpflege heute) stellen einen Mehrwert für die eigenständige Leistungsüberprüfung dar.

Lehrende können im *Arbeitsbuch Altenpflege Heute* methodische Anregungen für die Gestaltung ihrer Unterrichte finden. Es bietet sich auch für Sequenzen im Blended Learning und innerhalb von Learning Communities an.

Auch für uns gilt das Lebenslange Lernen – deswegen freuen wir uns über alle Anregungen, Hinweise auf Fehler und Verbesserungsvorschläge. Nutzen Sie dafür den weiter unten abgedruckten QR-Code.

Viel Erfolg und Freude beim Gebrauch dieses Arbeitsbuchs!

Hinweise zur Benutzung

Die einzelnen Aufgaben stehen in engem Zusammenhang mit *Altenpflege Heute*. Dabei ist es sinnvoll, das Lehrbuch greifbar zu haben bzw. sich die wichtigsten Inhalte der jeweiligen Kapitel noch einmal zu vergegenwärtigen. Falls Sie nicht direkt in das Buch hineinschreiben wollen: Ein Notizheft zur Ergänzung des Arbeitsbuchs ist eine effektive Arbeitshilfe. Damit der Zugriff auf das Lehrbuch schnell gelingt, steht an jeder Frage ein Hinweis auf das dazugehörige Kapitel in *Altenpflege Heute*, 4. Auflage. Neben den verschiedenartigen Aufgaben finden Sie fünf unterschiedliche Kastenformate:

Knifflig!

Dieser Kasten verweist auf kompliziertere Fragen, die beim Lernen Schwierigkeiten bereiten können. Diese Fragen sollen – in einem spielerischen Sinn – eine Herausforderung darstellen.

Eigenständige Vertiefung

Zentrale und weiterführende Begriffe aus den Lernbereichen. Bei ausgewählten Kapiteln können Leser durch zusätzliche Recherche ihr Wissen erweitern und vertiefen.

Recherchieren Sie!

Aktuelles Zusatzwissen soll mit Hilfe der angegebenen Quellen ermittelt werden. Es werden also sozusagen kleine Forschungsaufträge angeregt.

TIPP!

Wissenswertes wird hier in Form von kleinen Hinweisen als Zusatznutzen angeboten und lockert so die Struktur des Arbeitsbuches auf.

Hinweis für die Kreuzworträtsel:
Beim Ausfüllen werden die Umlaute als ä, ö bzw. ü eingetragen. Bindestriche, z. B. bei „Down-Syndrom“, entfallen.

Autor und Autorin

Roland Böhmer-Breuer (Herausgeber und Autor) ist ein erfahrener Lehrer für Pflegeberufe in der Altenpflege, der Altenpflegehilfe und der generalistischen Pflegeausbildung.
Als ehemaliger Leiter einer Pflegeschule ist er aktuell Lehrkraft in der Aus-, Fort- und Weiterbildung, Mitglied der Lehrplankommission im Diakonischen Institut für Soziale Berufe sowie Fachbereichsleitung an einem Weiterbildungsinstitut. Er verfügt über umfangreiche Lehrerfahrung an verschiedensten Bildungsinstitutionen und hat zusammen mit anderen erfahrenen Pflegepädagogen bereits bei der Erstellung mehrerer richtungsweisender Werke der Pflegeausbildung im Elsevier-Verlag mitgewirkt.

Julia Biller (Frommelt) (11, 15, 21, 24, 29, 30) ist Gesundheits- und Krankenpflegerin, Pflegepädagogin B.A., Pflegewissenschaftlerin M.A.

Abbildungsnachweis

Der Verweis auf die jeweilige Abbildungsquelle befindet sich bei allen Abbildungen im Werk am Ende des Legendentextes in eckigen Klammern. Alle nicht besonders gekennzeichneten Grafiken und Abbildungen © Elsevier GmbH, München.

K115 A. Walle, Hamburg
L119 K. Wurlitzer, Greifswald
L126 K. Dalkowski, Erlangen
L138 M. Kosthorst, Borken
L143 H. Hübner, Berlin
L190 G. Raichle, Ulm
L215 S. Weinert-Spieß, Neu-Ulm
L231 S. Dangl, München
L252 abavo GmbH, Buchloe
R368 W. E. Hill: *My Wife and My Mother-in-law.* Puck, 11/1915 (November 16)

Fehler gefunden?

https://else4.de/978-3-437-28518-9

An unsere Inhalte haben wir sehr hohe Ansprüche. Trotz aller Sorgfalt kann es jedoch passieren, dass sich ein Fehler einschleicht oder fachlich-inhaltliche Aktualisierungen notwendig geworden sind.
Sobald ein relevanter Fehler entdeckt wird, stellen wir eine Korrektur zur Verfügung. Mit diesem QR-Code gelingt der schnelle Zugriff.
Wir sind dankbar für jeden Hinweis, der uns hilft, dieses Werk zu verbessern. Bitte richten Sie Ihre Anregungen, Lob und Kritik an folgende E-Mail-Adresse: kundendienst@elsevier.com

Inhaltsverzeichnis

KAPITEL

1 Spezielle Aspekte des Alterns

Grundlagen

➢ APH 1.1

a) Sammeln Sie fünf **Redewendungen** zum Begriff **Alter.**

____

____

____

____

____

b) Sind dies **Eigenschaften des Alters** oder nicht? Kreuzen Sie Ihre Einschätzung an.

➢ APH 1.1
➢ APH 1.2

Tab. 1.1 Eigenschaften des Alters oder nicht?

Situation	Älterer Mensch	Jüngerer Mensch
… kann das Etikett auf der Lebensmittelpackung kaum entziffern	☐	☐
… verbringt die Hälfte seiner Zeit bei der Arbeit	☐	☐
… kann nicht mit dem Hörgerät umgehen	☐	☐
… viele Freunde sind schon gestorben	☐	☐
… denkt nicht an den Tod	☐	☐

c) Ab welchem Alter spricht man laut WHO von einem **alten Menschen?** Kreuzen Sie die richtige Lösung an.

➢ APH 1.1.1

Ab dem 80. Lebensjahr	☐
Ab dem 70. Lebensjahr	☐
Ab dem 65. Lebensjahr	☐

d) Erklären Sie die verschiedenen **wissenschaftlichen Disziplinen,** die sich im Zusammenhang mit dem Altern entwickelt haben.

➢ APH 1.2

Gerontologie	
Gerontopsychologie	
Geriatrie	

2

➢ APH 1.2 e) Welche **Fähigkeiten im Alter** nehmen eher ab, welche eher zu? Erläutern Sie.

Abnahme von Fähigkeiten	
Zunahme von Fähigkeiten	

➢ APH 1.3.1 f) Vergleichen Sie Ihre eigene Empfindung von **gesund** und **krank** mit den Definitionen der *WHO* und des Bundessozialgerichts.

➢ APH 1.3.2 g) Wer ist eigentlich **pflegebedürftig?** Arbeiten Sie die Eckpunkte der aktuellen Definition der Pflegebedürftigkeit heraus.

➢ APH 1.6.1 h) Was versteht man unter dem Begriff **Religion?**

➢ APH 1.6.1 i) Arbeiten Sie die Unterschiede der Begriffe **Religion** und **Ethik** heraus.

Religion	
Ethik	

➢ APH 1.6.1 j) Bei welchen Ereignissen fangen Menschen oft an, sich mit dem **Lebenssinn** zu beschäftigen?

➢ APH 1.6.2

➢ APH 1.7.1 k) Welche Bedeutung hat **Familie** im Zusammenhang mit der Sozialisation?

➢ APH 1.7.5 l) Nennen Sie drei **soziale Netzwerke** alter Menschen außerhalb der Familie.

Vertiefung

a) Wie hat sich das **Altersbild in der Gesellschaft** im Vergleich zu früheren Zeiten verändert? ➢ APH 1.1.2

___

___

___

b) Erläutern Sie die in der Tabelle genannten **Einflüsse auf das Altern.** ➢ APH 1.2.1

Bildung und Gesundheit	
Emotionale Intelligenz	
Ausstieg aus dem Berufsleben	

c) Neben dem noch immer weit verbreiteten Defizitmodell kennt die Gerontologie weitere **Alterstheorien.** Erläutern Sie die genannten Theorien kurz. ➢ APH 1.2.3

Disengagement-Theorie	
Aktivitätstheorie	

d) Welche Eigenschaften würden Sie eher dem Oberbegriff „gesund" oder „krank" zuweisen? Ordnen Sie zu. ➢ APH 1.3.1
gut – ausgeglichen – friedlich – schlecht – gereizt – heimatlos – o. k. – stark – relaxed – in Ordnung – schwach – gestresst – dünn – blass – bleich – rosig – fit – einfach – erkältet – schmerzgeplagt – hungrig – einigermaßen – fröstelnd – fröhlich

Gesund	
Krank	

e) Wie viele Menschen mit 90 Jahren oder mehr sind nach der Pflegestatistik 2017 **pflegebedürftig?** ➢ APH 1.3
A: 64 % **B:** 71 % **C:** 82 % Lösung: ______

Recherchieren Sie!

f) Was sagt das **Modell der selektiven Optimierung und Kompensation** *(SOK)* aus? Welche Unterschiede bestehen zur Aktivitätstheorie? ➢ APH 1.2.3

___

___

___

➢ APH 1.6.4 g) Erklären Sie die folgenden Begriffe aus dem **Islam.**

Sal¯at	
Saum	
Zak¯at	

➢ APH 1.6.5 h) Sind für **Juden** Bluttransfusionen erlaubt? Begründen Sie.

➢ APH 1.6 i) Zu welcher **Religion** gehören die folgenden Aussagen? Ordnen Sie die richtige Religion zu.

Tab. 1.2 Aussagen über verschiedene Religionen.

Aussage	Religion
1. Der Koran ist das unverfälschte Wort Gottes.	
2. Insekten sollten nicht getötet werden, weil die Seele eines verstorbenen Menschen darin leben kann.	
3. In der Fastenzeit vor Ostern wird oft auf Alkohol oder Süßigkeiten verzichtet.	
4. Das irdische Leben steht im Mittelpunkt des Glaubens.	

➢ APH 1.6.4 j) Muslimische Gläubige halten **Regeln der Körperreinigung** ein. Ergänzen Sie die Tabelle.

Tab. 1.3 Regeln der Körperreinigung im Islam.

Anlass	Hygienische Maßnahmen	Mittel
Tägliches Gebet		
Nase putzen		
Wasser lassen oder Stuhl absetzen		
Achselhaare entfernen		
Schamhaare entfernen		
Während der Menstruation		
Nach der Menstruation		
Nach dem Geschlechtsakt		

k) Wie war der **Erziehungsstil** generell in den Familien in der ersten Hälfte des 20. Jahrhunderts gestaltet und welche Auswirkungen hat dieser Stil auf Menschen, die so erzogen wurden?

➢ APH 1.7.1

Merkmale des Erziehungsstils	
Auswirkungen	

l) Was bedeutet der Satz der Autorin *Sigrid Daneke:* **„Verstandene Angehörige sind verständnisvolle Angehörige"?**

➢ APH 1.7

Transfer

a) Wie unterscheiden sich die **Einstellungen zum Alter** von Frau Esser und Frau Vogt im Fallbeispiel?

➢ APH 1.3.1, Fallbeispiel

b) Tragen Sie Informationen zu je einem besonderen Tag aus dem Christentum und dem Islam zusammen.

➢ APH 1.6.2

c) Haben Sie schon einmal einen **Menschen mit Migrationshintergrund** gepflegt? Wer oder was hat Ihnen geholfen, situationsangepasst mit dem Pflegebedürftigen umzugehen?

➢ APH 1.6

d) Welche Einsatzmöglichkeiten für **Ehrenamtliche** kennen Sie aus Ihren Praxisstellen?

➢ APH 1.7.6

e) Gibt es in Ihrer Einrichtung eine Form von **Unterstützung** für die Ehrenamtlichen?

➢ APH 1.7.6

➢ APH 1.7

f) Befassen Sie sich mit der Biografie eines alten Menschen in Ihrer Einrichtung. Beachten Sie dabei besonders die **Bedeutung** der verschiedenen, sich wandelnden **Familienbeziehungen** für den pflegebedürftigen alten Menschen.

➢ APH 1.7.4

g) Führen Sie ein Gespräch mit einer pflegenden Angehörigen. Suchen Sie die Motive für die **Übernahme der Pflege** sowie Aspekte der **individuellen Belastung** und vergleichen Sie diese mit den Aussagen im Kapitel 1.7.4 in Altenpflege Heute.

KAPITEL

2 Konzepte, Modelle und Theorien in der Pflege

Grundlagen

a) Welche vier Unterbegriffe werden für das **Metaparadigma in der Pflege** vorgeschlagen? > APH 2.1.1

b) Was sind **Bedürfnismodelle?** > APH 2.1.4

c) Erläutern Sie, warum professionelle Altenpflege ein **Problemlösungs-** und **Beziehungsprozess** ist und ergänzen Sie den Text in der Abbildung (> Abb. 2.1). > APH 2.1.5

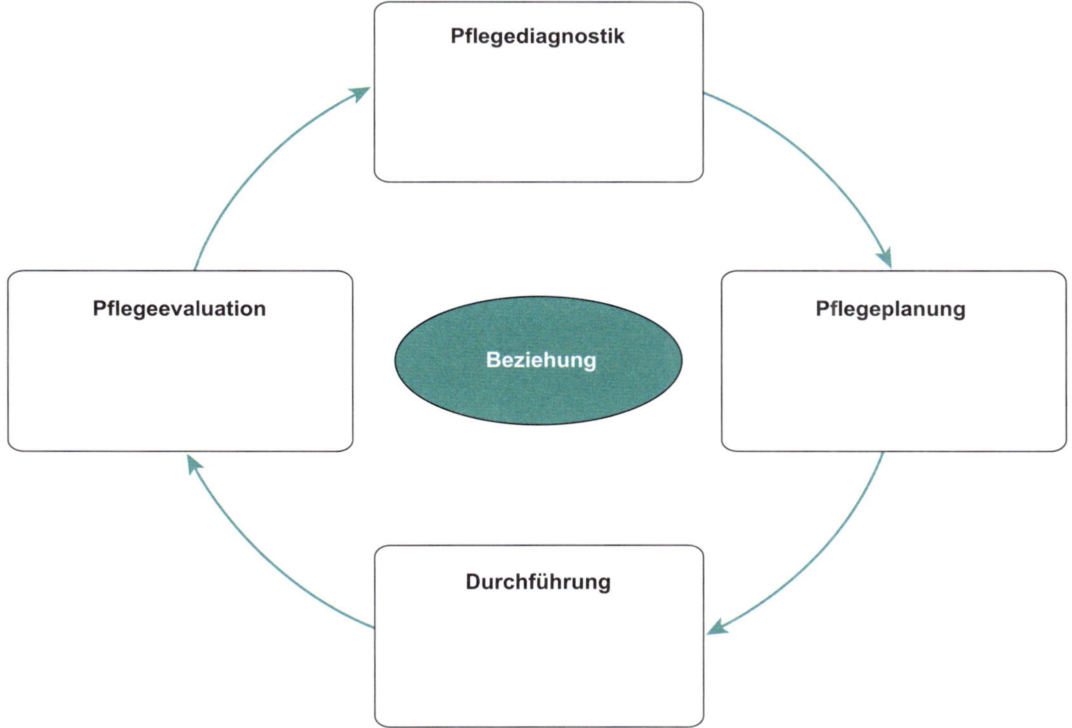

Abb. 2.1 Professionelle Altenpflege als Problemlösungs- und Beziehungsprozess. [L143]

➢ APH 2.3

d) Erklären Sie den Begriff **Biografiearbeit.**

➢ APH 2.3.1

e) Welche **Ziele** werden mit der Biografiearbeit in der Altenpflege verfolgt?

Vertiefung

➢ APH 2.1

a) Warum gibt es in der Pflegewissenschaft eine **Vielfalt an Meinungen?**

➢ APH 2.1.2

Knifflig!

b) Was ist der Unterschied zwischen dem Wort **„Konzept"** im alltäglichen Sprachgebrauch und im pflegewissenschaftlichen Zusammenhang?

➢ APH 2.1.2

c) Warum sind **konzeptuelle Modelle** für die Pflege sinnvoll?

d) Wählen Sie zwei **Pflegetheoretikerinnen** aus und stellen Sie sie mit zentralen Aussagen gegenüber. Bitte vervollständigen Sie die Tabelle.

➢ APH 2.2

Tab. 2.1 Synopse der Aussagen zweier Pflegetheoretikerinnen.

Stichworte	Pflegetheoretikerin 1	Pflegetheoretikerin 2
Name		
Entstehungszeit		
Titel des Modells		
Person		
Umgebung		
Gesundheitszustand		
Pflegerische Aufgabe		

e) Welche Begriffe und Aussagen stammen aus dem **Pflegemodell** von **Monika Krohwinkel?** Markieren Sie farbig.

➢ APH 2.2.2

Existenzfördernde Erfahrungen – eigennützige pflegerische Ziele – ABCDL – indirekte Pflege – Managementschulung – Phasenmodell der WHO – Ressourcen – schwierige Klienten

f) Verbinden Sie mittels Linien die **Begriffe aus der Biografiearbeit** auf der linken Seite mit der jeweils korrekten Erläuterung auf der rechten Seite (➢ Abb. 2.2).

➢ APH 2.3.2
➢ APH 2.3.3
➢ APH 2.3.4

Begriff	Erläuterung
Biografiebogen	können im Pflegealltag zu Vertrautheit und Sicherheit beitragen, denn diese formelhaften Sätze sind ein wichtiger Bestandteil der Kommunikation alter Menschen.
Biografische Selbstreflexion	Gestaltung der Umgebung des Pflegebedürftigen mit dem Ziel, eine Atmosphäre zu schaffen, in der er sich heimisch fühlt und einen Bezug zu seiner Biografie findet.
Milieugestaltung	belastende Lebensereignisse, wie Krieg, Flucht, Vertreibung, körperliche Misshandlungen, sexueller Missbrauch.
Traumatische Erlebnisse	Formular zur Erhebung der Biografie.
Sprichwörter	Pflegende setzen sich mit ihrer eigenen Biografie und Zeitgeschichte auseinander.

Abb. 2.2 Biografiearbeit. [L143]

Transfer

➢ APH 2.2 a) Nach welchem **Pflegemodell** arbeiten Sie in Ihrer **Praxisstelle?** Woran merken Sie dies?

➢ APH 2.2.1 b) Falls es in Ihrer Einrichtung noch keine Strukturierte Informationssammlung gibt, ordnen Sie die Ihnen bekannten **Informationen** aus den ABEDL den Themenfeldern der SIS® zu.

➢ APH 2.2.2 c) Wie hängen **Glaubensfragen** mit der ABEDL der „existenziellen Erfahrungen" von *Monika Krohwinkel* zusammen?

FALLBEISPIEL

Frau Arnold, eine mobile, demenzerkrankte Bewohnerin im „Seniorenzentrum Maxeberg", ist seit kurzem in der Einrichtung. Tagsüber ist sie meist müde, isst wenig und liegt oft in ihrem Bett. Gegen Abend wird sie munter. Sie wird unruhig und sucht den Ausgang. Nachts sucht sie die Nähe des Nachtdienstes und begleitet ihn auf seinen Rundgängen. Immer wieder fragt sie, ob sie nicht etwas helfen könne. Bei der morgendlichen Übergabe berichtet der Altenpfleger Markus: „Frau Arnold hat mich vergangene Nacht immer wieder von der Arbeit abgehalten. Ständig hat sie mir gesagt, was ich besser machen könne. Ich war richtig genervt …"

➢ APH 2.4.1 d) Welche **Gefühle hat** Markus angesichts des nächtlichen Verhaltens von Frau Arnold?

➢ APH 2.3.4 e) Wie lässt sich biografisch begründet die **Unruhe am Abend** deuten?

f) Warum verhält sich Frau Arnold nachts so? Welche **Gefühle und Antriebe** erkennen Sie? ➢ APH 2.4.3

____

____

____

____

g) Begründen Sie, warum es sowohl für Markus als auch für Frau Arnold wichtig ist, dass mit der Bewohnerin **biografisch gearbeitet** wird. ➢ APH 2.3 ➢ APH 2.4.1

Für Markus:

____

____

____

____

____

Für Frau Arnold:

____

____

____

h) Welche **Tipps** könnten Sie Markus geben? ➢ APH 2.3.2 ➢ APH 2.3.3

____

____

____

Eigenständige Vertiefung

Zentrale und weiterführende Begriffe aus dem Kapitel 2 (➢ **Kap.** 2)

- Elisabeth Beikirch: Strukturmodell zur Entbürokratisierung der Pflege; Verhältnis zwischen Themenfeldern von SIS® und NBA; vierschrittiges Pflegeprozessmodell – Implementierungsprozesse und -folgen
- Monika Krohwinkel: Rahmenmodell ganzheitlich fördernder Prozesspflege; Managementmodell – Auswirkung auf Leitbilder und Pflegeleitlinien
- Dorothea Orem: Theorie der Selbstpflege; Theorie des Selbstpflegedefizits; Theorie der Pflegesysteme – Auswirkungen auf Ressourcen- und Problemorientierung und auf die aktivierende Pflege
- Hildegard Peplau: Phasen der Beziehung der Pflegenden; wechselnde Rollen der Pflegenden und deren Auswirkungen – Reflexion der unterschiedlichen Dimensionen, in denen Pflegende tätig sein können
- Biografiearbeit: Selbstreflexion; Zeitgeschichte; Lebensbilanz; biografisch orientierte Kommunikation und Interaktion; Erschwernisse in der Biografiearbeit.

KAPITEL

3 Pflegeprozess, Assessmentinstrumente, Pflegediagnosen

Grundlagen

➢ APH 3.3

a) Planung einer Reise
Sie wollen mit einer Gruppe von vier Personen verreisen. Von den vier Personen kennen Sie zwei gut. Die anderen beiden haben Sie schon einmal gesehen. Sie kennen die beiden aber nicht. Es stehen Ihnen 1.000 € für die An- und Abreise sowie für die Unterkunft pro Person zur Verfügung. Sie sollen die Reisewoche planen. Wie gehen Sie vor?

____

____

____

____

➢ APH 3.2.4

b) Die Planung einer Reise den **Pflegeprozessschritten** zuordnen
Vergleichen Sie nun Ihre beschriebene Vorgehensweise zur Planung einer Reise mit den beiden Pflegeprozessmodellen (1) nach *Fiechter/Meier* mit 6 Phasen und (2) der *WHO* mit 4 Phasen. Welche Schritte Ihrer Vorgehensweise können Sie den Phasen der beiden Pflegeprozesse zuordnen?

Tab. 3.1 Übersicht über Pflegeprozessschritte.

Schritte bei der Reiseplanung	Pflegeprozess Fiechter/Meier	Pflegeprozess WHO
1.		
2.		
3.		
4.		
5.		
6.		

c) Die Umsetzung des Pflegeprozesses zeigt sich in der **Pflegedokumentation.** In welchen Formularen werden die Schritte des Pflegeprozesses dokumentiert? Ordnen Sie die nachfolgend aufgeführten Formulare in die auf der nächsten Seite stehenden Tabelle richtig ein (Mehrfachnennungen sind möglich).
Stammblatt – Pflegebericht – Sturzrisikoerfassung – Biografiebogen – Pflegeplanungsblatt – Assessment des Dekubitusrisikos – Ärztliche Verordnungen – Trinkprotokoll – Leistungsnachweis

➢ APH 3.2.5
➢ APH 3.3

Informationssammlung	
Pflegediagnose	
Pflegeziele	
Pflegemaßnahmen	
Durchführung	
Evaluation	

d) Bringen Sie die **Handlungsschritte** der Informationssammlung sowie die Erkennung von Problemen und Ressourcen (Einschätzung) in eine sinnvolle Reihenfolge.

➢ APH 3.2.4

- nach ABEDL oder Themenfeldern 1–6 (SIS®) strukturieren
- Informationen dokumentieren
- pflegerelevante Informationen sammeln
- Gespräch mit Pflegebedürftigem, Angehörigen bzw. Betreuer(in) führen
- Informationen vom Arzt einholen
- Pflegebedürftigen beobachten
- Gewohnheiten bei der Körperpflege erfragen
- Relevante Risiken und Phänomene pflegefachlich einschätzen

Tipp: Schreiben Sie die Begriffe auf einzelne Karten und legen Sie diese entsprechend aus – so können Sie die Begriffe so lange zurechtschieben, bis Sie eine sinnvolle Reihenfolge gefunden haben.

e) Welche **Möglichkeiten und Informationsquellen** stehen Altenpflegerinnen zur Verfügung, um Informationen über einen Pflegebedürftigen zu gewinnen?

➢ APH 3.3.1

___

___

___

➢ APH 3.3.1 f) Erläutern Sie verschiedene **Arten von Informationen.**

Fokus/Thema	
Individuelle Sicht	
Historischer Verlauf ***(Anamnese)***	
Zustand in Gegenwart und Zukunft ***(aktueller Status)***	
Ressourcen, Kompetenzen, Fähigkeiten, Motivation	
Einschränkung/Defizit	
Gewohnheiten, Vorlieben	
Häufigkeit, Dauer	
Körperstelle	
Folgen/Auswirkungen	
Wahrscheinlichkeit, Risiko, Gefahr	
Medizinische Diagnosen, Therapie	
Ursachen ***(bei Pflegediagnosen: beeinflussende Faktoren)***	

Recherchieren Sie!

g) Machen Sie sich mit dem vom MDK beschriebenen **PESR-Format** bei der Pflegeproblembeschreibung vertraut (https://pqsg.de/seiten/openpqsg/hintergrund-pflegeplanung3.htm) und vergleichen Sie diese mit den Formulierungsgrundsätzen in der Strukturierten Informationssammlung (SIS®).

➢ APH 3.3.1

____

____

____

____

____

____

h) Überprüfen Sie, ob ein **Pflegeproblem** besteht. Kreuzen Sie die richtige Antwort an und begründen Sie kurz.

➢ APH 3.5.1

Tab. 3.2 Pflegeproblem – ja oder nein?

Besteht ein Pflegeproblem?	ja	nein	Begründung
1. Herr Schulz ist schwerhörig auf dem linken Ohr. Mit seinem Hörgerät kann er Gesprächen gut folgen. Er setzt sein Hörgerät selbst ein, reinigt es und sorgt für dessen Wartung.	☐	☐	
2. Frau Beier trägt aufgrund der Schwerhörigkeit auf dem rechten Ohr ein Hörgerät. Da sie unter starken Gelenkschmerzen an beiden Händen leidet, wurde das Einsetzen des Hörgeräts zu Hause von ihrem Ehemann übernommen. Nun lebt sie in einer Pflegeeinrichtung.	☐	☐	
3. Herr Volland erzählt morgens bei der Körperpflege, dass er nachts nicht schlafen kann. Er steht bis zu dreimal auf, da er zur Toilette muss. Danach kann er wieder einschlafen. Morgens um 7:00 Uhr ist die Nacht für ihn vorbei, er hat, wie er sagt, ausgeschlafen. Er stand schon immer gegen 7:00 Uhr auf.	☐	☐	

i) Beschreiben Sie mit eigenen Worten, was ein **Assessmentinstrument** ist.

➢ APH 3.4

____

____

____

TIPP!

Die *Aktualisierung der* **Nationalen Expertenstandards** unterstreicht den Trend, Assessmentinstrumente zum Teil weniger oder differenzierter einzusetzen. In der **Strukturierten Informationssammlung** *(SIS®)* wird die Einschätzung der Pflegerisiken mittels einer Risikomatrix zum Ankreuzen durchgeführt.

➢ APH 3.4.4

j) Welche **Formulierungen** stammen aus dem Mini Mental Status Test? Recherchieren Sie den Test aus geeigneten Quellen.

A) „Ziehen Sie jeweils 7 von 100 ab".
B) „Welche Dinge können Sie im Supermarkt kaufen?"
C) „Wann ist eine Ampel rot?"
D) „Was waren die drei Dinge, die Sie sich vorhin gemerkt haben?"

Lösung: **A:** ______ **B:** ______ **C:** ______ **D:** ______

➢ APH 3.5.3

k) Wie ist eine **NANDA-Pflegediagnose** aufgebaut?

1.	
2.	
3.	

Vertiefung

➢ APH 3.2

a) Selbst nach über 30 Jahren, in denen der Pflegeprozess und die Pflegeplanung Einzug in die Pflegeberufegesetze gefunden haben, sind diese von vielen Berufsangehörigen in der Pflege immer noch nicht anerkannt. Sammeln Sie **Argumente,** die für die Pflegeplanung bzw. die Umsetzung des Pflegeprozesses sprechen.

______

______

______

______

______

➢ APH 3.5.3

b) Welche (internationalen) **Klassifikationssysteme** gibt es in der Pflege? Machen Sie sich kundig und markieren Sie die richtigen Antworten farbig.
ICD – NANDA – DRG – ICNP

➢ APH 3.4.2
➢ APH 3.4.4

c) Was ist der Unterschied zwischen **Mini-Mental-Status-Test** und **RAI?**

______

______

______

______

Transfer

a) Ergänzen Sie jeweils zwei mögliche **generelle Pflegeprobleme.**

➢ APH 3.5.1

Fieber	
Halbseitenlähmung	
Missbrauch von Abführmitteln	

b) Beobachten Sie einen Bewohner in Ihrer Einrichtung/einen Kunden Ihres ambulanten Dienstes, formulieren Sie **Pflegediagnosen** und ordnen Sie diese den **Themenfeldern des Begutachtungsinstruments** zu.

➢ APH Tab. 3.6

Eigenständige Vertiefung

Zentrale und weiterführende Begriffe aus dem Kapitel3 (➢ Kap. 3)

- **Strukturmodell der Entbürokratisierung der Pflegedokumentation:** z. B. Vor- und Nachteile des Verzichts auf formulierte Pflegeziele
- **Gewichtung** von unterschiedlichen Aspekten in der Informationssammlung bei verschiedenen Pflegetheoretikerinnen (*Roper et al.; Orem; Krohwinkel; Friedemann; Leininger; Böhm*)
- **Assessment:** Gegenüberstellung verschiedener Screening- und Assessmentmethoden bei diversen Pflegerisiken und Pflegephänomenen
- **Kategorien des Pflegehandelns:** physisch unterstützendes Pflegehandeln, willentlich-emotional unterstützendes Pflegehandeln
- **Pflegefachsprache und Begriffssysteme.**

KAPITEL

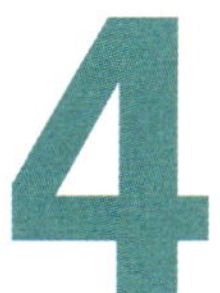

Pflegeprozesse und Pflegeplanung in der stationären Langzeitpflege, in der akut- und teilstationären und ambulanten Pflege

Grundlagen

➢ APH 4.2.4

a) Damit **Pflegemaßnahmen** handlungsleitend sind und von allen Pflegenden konsequent durchgeführt werden, sollten Sie in der Pflegeplanung nach den W-Regeln beschrieben sein: Was, wann, wie oft, wie/womit, ggf. wer? Welche der nachfolgenden Pflegemaßnahmen sind demnach handlungsleitend geplant?

A) Mobilisation aus dem Bett

B) Körperpflege einschl. Mundpflege/Zahnprothesenreinigung morgens am Waschbecken sitzend je nach Belastungsgrenze übernehmen, je nach Tagesform: belebende oder beruhigende Teilwaschung/Hautpflege mit im Badezimmerschrank stehenden Pflegezusätzen

C) Positionierungen im Bett

D) Positionierung nach Bewegungsplan nachts durchführen; bei Rötung Fingertest.

Lösung: **A:** ________________ **B:** ________________ **C:** ________________ **D:** ________________

➢ APH 4.2.5

b) Welches sind entscheidende Merkmale bei der **Dokumentation im Pflegebericht?**

- Der ________________________ muss erkennbar sein.
- Die Beschreibung der Reaktionen des Patienten sollte ________________________ sein.
- Es sollte ________________________ verwendet werden.
- ________________________ sollten vermieden werden.
- Ebenso sollten ________________________ nicht verwendet werden.

➢ APH 4.3.2

c) Was bedeutet bei der Strukturierten Informationssammlung (SIS®) der Begriff **Personzentrierung?** Formulieren Sie in eigenen Worten.

____

____

____

➢ APH 3.2.5
➢ APH 4.4.2

d) Die **Umsetzung des Pflegeprozesses im Krankenhaus** verläuft teilweise unter anderen Vorzeichen als in der stationären Langzeitpflege. Oft zeigt sich ein Fokus auf potenzielle Pflegeprobleme. Ergänzen Sie mögliche Problemformulierungen zu den genannten ATL.

Mobilität/Bewegung	
Ernährung	
Ausscheidung	
Vitale Funktionen	

e) In der Strukturierten Informationssammlung im Bereich der Tagespflege gibt es Besonderheiten in den Feldern B und C1. Um welche Besonderheiten handelt es sich und warum gibt es sie? ➢ APH 4.7.3

Vertiefung

a) Erläutern Sie, warum ein Formular zur Entlassungsplanung in der Kurzzeitpflege sinnvoll ist. ➢ APH 4.6

b) Befassen Sie sich mit der **Risikomatrix in der Strukturierten Informationssammlung** und markieren Sie folgende richtige Antworten farbig. ➢ APH 4.3.2

- In der Risikomatrix werden die häufigsten Pflegerisiken erfasst.
- Das Grundprinzip in der Risikomatrix ist das dreistufige Assessment.
- Informationen aus dem Themenfeldern weisen auf das Pflegerisiko hin.
- Die in der Risikomatrix vorgegebenen Pflegerisiken sind immer zu erfassen.
- Assessmentinstrumente wie die Bradenskala ersetzen die Risikomatrix.

c) Warum ist die **Bedeutung der Beratung im ambulanten Bereich** noch höher als in der stationären Langzeitversorgung? Welche Rolle spielt hierbei die Sozialgesetzgebung? ➢ APH 4.8

Transfer

a) Befassen Sie sich mit den **Grundsätzen der S1 Leitlinie** „Soziale Teilhabe und Lebensqualität in der stationären Altenhilfe unter den Bedingungen der COVID19-Pandemie" und erläutern Sie fünf Empfehlungen, die Bezug auf den Pflegeprozess in Ihrer Einrichtung nehmen. ➢ APH 4.5.2

➢ APH 4.8.1 b) Im Bereich der ambulanten Pflege wird von einer **Lotsenfunktion** gesprochen. Beschreiben Sie aufgrund ihrer eigenen Erfahrungen in der ambulanten Pflege diese Funktion an einem Beispiel.

___

___

➢ APH 4.8.2
➢ APH 4.8.3 c) Bearbeiten Sie eine **Informationssammlung im ambulanten Bereich,** indem Sie die vorliegende Informationssammlung entweder vom ABEDL-basierten Modell in eine Strukturierte Informationssammlung überführen oder umgekehrt.
Extrablatt

Eigenständige Vertiefung

Zentrale und weiterführende Begriffe aus dem Kapitel 4 (➢ Kap. 4)

- Setting-spezifische Aspekte der Pflegedokumentation
- Diverse Methoden und Ansätze der Gewinnung von Informationen
- Stellenwert von Assessment und Entlassung in der stationären Akutversorgung
- Unterschiedliche Ausrichtung des Pflegehandelns: Setting-spezifische Schwerpunkte
- Pflegeplanung in der Palliativversorgung.

KAPITEL

5 Kinder und Jugendliche: Entwicklung und Besonderheiten der Pflege

Grundlagen

a) Wie werden **Alters- und Entwicklungsstufen** unterteilt? Ergänzen Sie die Tabelle. ➢ APH Tab. 5.1

Tab. 5.1 Alters- und Entwicklungsstufen.

Altersstufe	Definition bzw. Dauer
Neugeborenenperiode	
Säuglingsalter	
Kleinkindalter	
Frühes Schulalter	
Pubertät	
Adoleszenz	

b) Ergänzen Sie die Tabelle der normalen **Sprachentwicklung.** ➢ APH Tab. 5.3

Tab. 5.2 Normale Sprachentwicklung.

Alter	Kriterien für normale Sprachentwicklung
Bis 7. Woche	•
	• Erste Lallperiode mit Lippenschlusslauten
6.–9. Monat	• •
	• Erstes Sprachverständnis: unterbricht Tätigkeit, wenn es seinen Namen hört, reagiert auf Lob und Verbote („Nein!“) • Ahmt Tonfolgen nach
9.–12. Monat	
	• Versteht die Bezeichnung von Körperteilen
15.–18. Monat	• •
	• Zweiwortsätze • Ungeformte Mehrwortsätze • Stellt erste Fragen
mit 2 Jahren	• •
	• Geformte Mehrwortsätze • Benutzt Personalpronomen richtig • Benutzt Singular und Plural richtig

Tab. 5.2 Normale Sprachentwicklung. (*Forts.*)

Alter	Kriterien für normale Sprachentwicklung
mit 4 Jahren	• •
	• Spricht praktisch fehlerfrei • Zählt bis 10 • Fragt nach Wortbedeutungen

➢ APH 5.4.1

c) Wer atmet schneller? Ordnen Sie die unten stehen Begriffe gemäß der **Atemfrequenz** von langsam nach schnell an. Recherchieren Sie ggf.
Jugendlicher – Erwachsener – Neugeborenes – Kleinkind – Spitzmaus – Säugling

➢ APH 5.6

d) Was bedeutet die **3-R-Regel** im Zusammenhang mit dem SIDS?

➢ APH 5.9

e) Beschreiben Sie mit eigenen Worten die **KUSS-Skala** und erklären Sie den Unterschied in der Vorgehensweise zur NRS:

Vertiefung

➢ APH 5.2.1

a) Stellen Sie sich vor, Sie seien eine Gerichtsmedizinerin und müssten an Knochenfunden das Alter des Gefundenen ermitteln. Welche **Aspekte des Knochenwachstums** helfen Ihnen dabei?

➢ APH 5.3

b) Was bedeutet der Begriff **Perzentile?**

➢ APH 5.4.2

c) Warum schwankt die **Herzfrequenz** bei Kindern stärker als bei Erwachsenen? Markieren Sie die richtige Lösung.

Tab. 5.3 Schwankung der Herzfrequenz bei Kindern.

Aussage	Richtig
1. Die Steuerung der Herzfrequenz ist bei Kindern nur unvollständig ausgebildet.	☐
2. Das Herz von Kindern muss schneller schlagen, weil sie noch wachsen.	☐
3. Kinder reagieren stärker auf Belastungen aller Art.	☐
4. Das Herz von Kindern ist anatomisch ganz anders aufgebaut als bei Erwachsenen.	☐

➢ APH 5.5.1

d) Worauf weist ein höherer **Apgar-Score** hin? Markieren Sie die richtige Lösung farbig und machen Sie sich die entsprechende Erklärung klar.

☐ Ein höherer Apgar-Score weist auf ausgeprägtere Schädigungen des Neugeborenen hin

☐ Ein höherer Apgar-Score bezeichnet keine bis geringe Adaptionsstörungen des Neugeborenen.

Transfer

a) Welche Besonderheiten hat das **Blutdruckmessgerät** für Kleinkinder auf der pädiatrischen Station? Beschreiben Sie.

➢ APH 5.4.3

b) Untersuchen Sie die Inhaltsstoffe von zwei **Badezusätzen für Säuglinge.** Wie soll garantiert werden, dass die Haut des Säuglings keinen Schaden nimmt?

➢ APH 5.11.1

c) Wenden Sie den **ATL-Aspekt „Kind sein“** auf Kinder in Ihrer pädiatrischen Station an und reflektieren Sie den Unterschied zu entsprechenden ATL-Aspekten bei älteren Menschen.

➢ APH 5.13.2

Eigenständige Vertiefung

Zentrale und weiterführende Begriffe aus dem Kapitel 5 (➢ Kap. 5)

- **Aspekte der Unterschiede in der Pflege von Kindern und Erwachsenen**
- **Unterschiedliche Bedürfnisse von Kindern in verschiedenen Lebenslagen**
- **Bedeutung von Ritualen für Kinder.**

KAPITEL

6 Gesundheitsförderung, Prävention und Prophylaxen

Grundlagen

➢ APH 6.1.2

a) Erklären Sie die Begriffe **Prävention** und **Gesundheitsförderung.**

Prävention	
Gesundheitsförderung	

➢ APH 6.3.3

b) Welche Aussage über **Präventionsarten** ist wahr bzw. falsch? Kreuzen Sie an.

Tab. 6.1 Aussagen über Präventionsarten.

Aussage	wahr	falsch
1. Zur **Primärprävention** gehören alle Maßnahmen, die das Wiederauftreten einer Krankheit verhindern.	☐	☐
2. Unter **Sekundärprävention** versteht man die Krankheitsfrüherkennung bzw. Früherkennung von Risikofaktoren einer Krankheit.	☐	☐
3. Tertiärprävention versucht zu vermeiden, dass eine bestehende Krankheit sich verschlimmert.	☐	☐

➢ APH 6.5

c) Wie hängen die **Primärprävention** und die **Prophylaxen** zusammen?

____

____

____

____

➢ APH 6.5.1

d) Nennen Sie Beispiele, die zu diesen **Risikofaktoren** für die Entstehung eines **Dekubitus** führen können.

Tab. 6.2 Beispiele für Risikofaktoren für die Dekubitusentstehung.

Risikofaktor	Beispiele
Verminderte Positionswechsel	
Eingeschränkte Wahrnehmung von Druck und Schmerz	
Durchblutungsstörungen	
Geschädigte Haut	
Längere Druckeinwirkung auf die Haut	

e) Welche Regionen an Hüfte, Gesäß und Extremitäten sind **besonders gefährdet** einen **Dekubitus** zu entwickeln? Beschriften Sie je eine in Seiten- bzw. Rückenposition bzw. im Sitzen in der Abbildung (➢ Abb. 6.1). ➢ APH 6.5.1

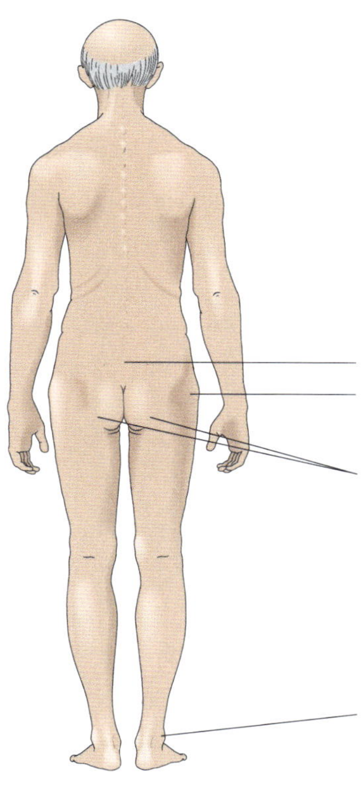

Abb. 6.1 Dekubitusgefährdete Körperstellen. [L190]

f) Der Pathologe *Rudolf Virchow* fasste die Risikofaktoren einer Phlebothrombose zusammen zur **Virchow-Trias.** Welche Risikofaktoren sind das? ➢ APH 6.5.2

____

____

____

g) Wie **definieren** Sie … ➢ APH 6.5.3

Kontraktur	
Spitzfuß	

h) Um prophylaktische Maßnahmen individuell auf den Pflegebedürftigen abstimmen zu können, ist es notwendig herauszuarbeiten, welche möglichen **Ursachen** hinter **Stürzen** stecken. Zählen Sie zehn mögliche Ursachen für Stürze auf. ➢ APH 6.5.4

____

____

____

____

____

TIPP!

Der *Expertenstandard Sturzprophylaxe* legt Wert darauf, dass sich das Sturzrisiko nicht wissenschaftlich abgesichert ermitteln lässt. Es kann lediglich das *Vorhandensein von Sturzrisikofaktoren* überprüft werden.

> APH 6.5.5

i) Welche Faktoren begünstigen das Auftreten von **Veränderungen der Mundschleimhaut?** Markieren Sie die richtigen Lösungen.
Verminderung der Abwehrkraft – Kaugummikauen – Fasten – unzureichende Mundhygiene – Mundspülungen – Zitronengeschmack – Atmen mit offenem Mund – übermäßiges Schlucken

> APH 6.5.6

j) Warum sind ältere Menschen **anfällig für Infektionen?** Ergänzen Sie je zwei Ursachen.

Altersbedingte, körperliche Ursachen	
Psychische Ursachen	
Umgebungsbedingte Ursachen	

> APH 6.5.6

k) Welches sind *keine* Zeichen für **Infektionen?** Bitte markieren Sie.
niedrige Körpertemperatur – Mattigkeit – Schwellungen – freie Atmung – körperliche Fitness – Bettlägerigkeit

> APH 6.5.7

l) Was bedeutet **sekundäre Pneumonie?** Kreuzen Sie die richtige Antwort an.

Eine Lungenentzündung, die nicht so schlimm ist.	☐
Atemschwierigkeiten, die bei jedem zweiten Luftholen auftreten.	☐
Eine Lungenentzündung bei Menschen mit bestehenden, zusammenwirkenden Erkrankungen.	☐

> APH 6.5.8

m) Definieren Sie **Hospitalismus/Deprivationssyndrom.**

____

____

____

Vertiefung

> APH 6.2.4

a)

Recherchieren Sie!

Suchen Sie im § 3 des Bundesaltenpflegegesetzes Aussagen über **Prävention/Gesundheitsförderung.** (www.gesetze-im-internet.de/bundesrecht/altpflg/gesamt.pdf)

____

____

____

b) Wie wird im **Expertenstandard Dekubitusprophylaxe** (2. Aktualisierung 2017, www.dnqp.de) ein Dekubitus definiert? ➢ APH 6.5.1

c) Ein wesentlicher Bestandteil der Dekubitusprophylaxe ist die **Positionierung.** Ordnen Sie den Beschreibungen für die druckentlastenden Positionierungen die passenden Begriffe zu. ➢ APH 6.5.1
Positionswechsel – Hohlpositionierung – Weich- bzw. Superweichpositionierung

Gefährdete Körperstellen werden so positioniert, dass kein Druck auf ihnen ruht.	
Mit Hilfe spezieller Matratzen wird der Auflagedruck auf eine große Fläche verteilt.	
Die Druckverweildauer wird in regelmäßigen Zeitabständen verkürzt.	

d) Eine Altenpflegeschülerin fragt nach der Wirkungsweise von **thromboseprophylaktischen Interventionen.** Bitte ergänzen Sie diese in der Tabelle. ➢ APH 6.5.2

Tab. 6.3 Thromboseprophylaktische Interventionen.

Maßnahme	Wirkung
Kompressionsstrümpfe anziehen	
Heparin spritzen	
Zum tiefen Durchatmen anleiten	
Beine hochlagern	
Bewegungsübungen	
Zwei Liter Flüssigkeitsaufnahme	

e) Warum werden **bisher gelehrte kontrakturprophylaktische Maßnahmen** nicht empfohlen? Nennen Sie zwei Gründe. ➢ APH 6.5.3

➢ APH 6.5.4

f) Welche **Maßnahmen** sind bei den folgenden Sturzrisiken sinnvoll? Ergänzen Sie.

Tab. 6.4 Spezifische Interventionen bei vorhandenen Sturzrisiken.

Lose Teppiche	
Badewanne mit hohem Einstieg	
Lose Kabel	
Niedrige Toilette	
Viele Medikamente	

➢ APH 6.5.4

g) Was ist zu tun, wenn ein Gestürzter **bewusstlos** aufgefunden wird?

___

___

___

➢ APH 6.5.5
➢ APH Tab. 6.9

h) Welche Wirkung haben folgende **Mundpflegemittel?**

Tab. 6.5 Wirkungen von Mundpflegemitteln.

Mundpflegemittel	Wirkweise
Glandosane®	
Mundpflegestäbchen	
Meridol CHX®	

i) Was bedeuten die **„LISA"-Ziele** im Rahmen der Pneumonieprophylaxe? Geben Sie zu jedem Ziel eine mögliche Maßnahme an.

➢ APH 6.5.7
➢ APH Abb. 6.36

Tab. 6.6 LISA-Ziele der Pneumonieprophylaxe.

	Bedeutung	Mögliche Maßnahmen
L		
I		
S		
A		

j) Verdeutlichen Sie die Technik der **atemstimulierenden, rhythmischen Einreibung.** Zeichnen Sie mit rot (= stärkerer Druck) und blau (= schwächerer Druck) die Einreiberichtungen auf dem Rücken in die Abbildung ein (➢ Abb. 6.2).

➢ APH 6.5.7

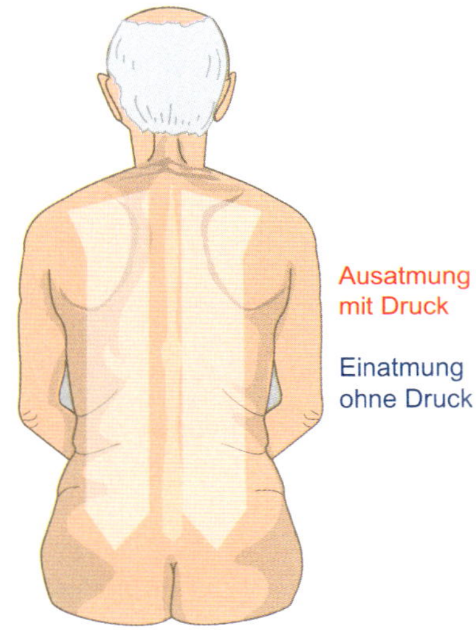

Abb. 6.2 Atemstimulierende, rhythmische Einreibung. [L138]

➢ APH Tab. 6.11
➢ APH 6.5.7

k) Wie tief dringen die folgenden Wirkstofftröpfchen bei **Inhalationen** ein?

Dampf	
Aerosole	
Nebel	

> APH 6.5.8

l) Eine Altenpflegerin plant **anregende Veränderungen** in der Umgebung und Beschäftigung eines bettlägerigen Bewohners. Welche Maßnahmen könnten in Frage kommen?

> APH 6.5.8

m) Welche Punkte beachten Sie bei **Beschäftigungsangeboten?**

> APH 6.5.8

n) In der Altenpflege wurde noch kein Assessmentinstrument zur **Hospitalismusgefährdung** entwickelt. Welche „Hilfsmittel" dienen zur Feststellung bzw. Einschätzung der Hospitalismusgefährdung?

Transfer

> APH 6.4

a) Unterhalten Sie sich mit Kollegen über deren **individuelle Umsetzung** von gesundheitsförderlichem Verhalten. Gibt es Parallelen oder gravierende Unterschiede?

> APH 6.4
> APH 6.5.1

b) Untersuchen Sie die **Pflegedokumentation** eines Bewohners und finden Sie Interventionen der Gesundheitsförderung bzw. der Prävention, die bei diesem Bewohner erfolgt sind. Mögliche Schlüsselwörter: Früherkennungsmaßnahmen, Prophylaxen, Impfungen, Wissen über Erkrankungen.

> APH 6.5.4
> APH 6.3.3
> APH 6.5.7

c) Welche Maßnahmen der **Primär-**, **Sekundär-** und **Tertiärprävention** werden für Sie als Mitarbeiter in Ihren Einrichtungen durchgeführt?

d) Welche **Positionierungshilfsmittel** verwenden Sie bevorzugt in Ihrer Einrichtung?

e) Wie wird in Ihrer Einrichtung die **Sturzgefahr** eingeschätzt?

f) Ein bettlägeriger Pflegebedürftiger in Ihrer Einrichtung soll regelmäßig **Atemübungen** zur besseren Belüftung durchführen. Welche Übungen könnten Sie vorschlagen?

Eigenständige Vertiefung

Zentrale und weiterführende Begriffe aus dem Kapitel 6 (**➢ Kap. 6)**

- **Aspekte der Gesundheitsförderung** bei verschiedenen **Pflegetheoretikern** *(Nightingale; Roper, Logan, Tierney; Krohwinkel; Orem)*
- **Verhaltens-** und **Verhältnisprävention:** Dimensionen und Grenzen im ambulanten und stationären Kontext
- **Salutogenese** nach *Aaron Antonovsky:* Verstehbarkeit, Handhabbarkeit und Bedeutsamkeit – Aktualität und Relevanz für konkrete Pflegesituationen
- **Beratungsprozess:** dargestelltes 5-schrittiges Modell mit anderen Beratungsmodellen (z. B. HUGADO-Modell) vergleichen
- **Assessment** und **Prävention**
- **Prophylaxen:** Realisierung in verschiedenen Settings und für verschiedene Altersstufen.

KAPITEL

7 Macht und Machtmissbrauch

Grundlagen

➢ APH 7.1.2 **a)** Nennen Sie die zwei **Grundformen der Gewalt** an alten Menschen (nach *Margret Dieck*) und machen Sie je ein Beispiel.

➢ APH 7.2.1 **b)** Erläutern Sie den Unterschied zwischen **Freiheitsbeschränkung** und **Freiheitsentziehung** an je einem Beispiel.

Tab. 7.1 Begriffe der Einschränkung von Freiheit

Begriff	Erläuterung
Freiheitsbeschränkung	
Freiheitsentziehung	

➢ APH 7.2.2 **c)** Nennen Sie fünf **Formen von freiheitsentziehenden Maßnahmen.**

➢ APH 7.2.3 **d)** Welche zwei **Fragen** stellen Sie sich als Pflegefachperson, wenn Sie überlegen, ob freiheitsbeschränkende Maßnahmen notwendig sind?

Vertiefung

a) Was ist eine **Gewaltspirale** und wie kann sie unterbrochen werden? ➢ APH 7.1.4

b) Sammeln Sie Grundaussagen des **Werdenfelser Wegs.** ➢ APH 7.2.4

Transfer

a) Haben Sie schon einmal **Gewalt gegenüber älteren Menschen** erlebt? Tauschen Sie sich mit Ihrem Lernpartner aus. ➢ APH 7.1

A) über den **Sachverhalt.**

B) über die **Folgen.**

b) Recherchieren Sie, ob der Begriff **Bettgitter** oder **Bettseitenteil** in Ihrer Einrichtung gebräuchlich ist und warum dies jeweils so ist. ➢ APH 7.2

KAPITEL

8 Grundlagen der Anatomie, Physiologie, Chemie und der biologischen Alterung

Grundlagen

➢ APH 8.1.1 a) Nennen Sie die sechs **Merkmale von Lebewesen,** indem Sie die Abbildung beschriften (➢ Abb. 8.1).

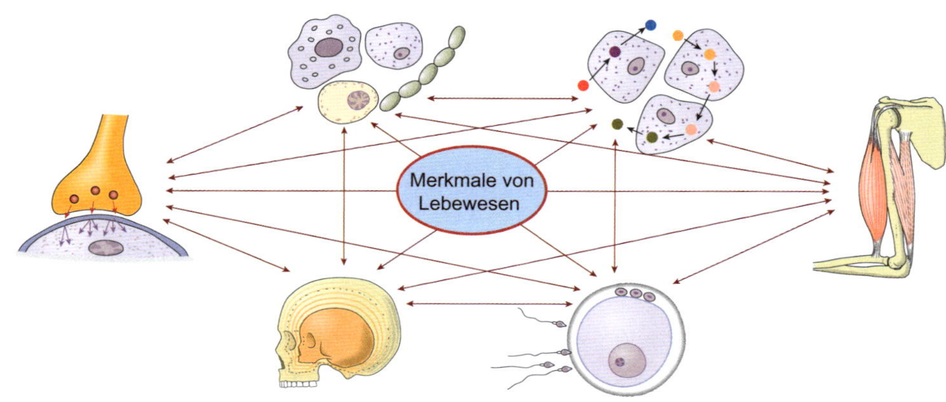

Abb. 8.1 Die sechs Merkmale von Lebewesen. [L190]

➢ APH 8.1.2 b) Erklären Sie die **Aufbauebenen** des menschlichen Körpers.

Atome	
Moleküle	
Zellorganellen	
Zellen	
Gewebe	
Organe	
Organsysteme	

➢ APH 8.1.3 c) Erklären Sie folgende **Begriffe** bzw. nennen Sie den Fachbegriff zur gegebenen Erklärung.

Kranial	
Distal	

Von der Mitte weg, seitwärts	
Temporal	
Auf das Innere des Körpers zu	
Links	
Nasenwärts	

d) Welche Zuordnung der **SI-Einheiten** ist richtig? Bestätigen Sie die Zuordnung oder nennen Sie die korrekte Einheit in der rechten Spalte.

➢ APH 8.1.4

Tab. 8.1 Physikalische Größen und SI-Einheiten.

Physikalische Größe	SI-Einheit	Korrektur, falls nötig
Länge	Meter [m]	
Masse	Kelvin [K]	
Zeit	Ampere [A]	
Stromstärke	Sekunde [s]	
Temperatur	Kilogramm [kg]	
Lichtstärke	Candela [Cd]	
Stoffmenge	Mol [mol]	

e) Ergänzen Sie zu den Einheiten die jeweilige **physikalische Größe.**

➢ APH 8.1.4

Tab. 8.2 Einheiten und physikalische Größen.

Einheit	Physikalische Größe
m^2	
m^3	
Kg/m^3	
V	
N	
Pa	

Tab. 8.2 Einheiten und physikalische Größen. (*Forts.*)

Einheit	Physikalische Größe
J	
W	
Hz	

➢ APH 8.2.1 f) Welches sind keine **chemischen Elemente?** Bitte markieren Sie.
Wasser – Sauerstoff – Cadmium – Schweiß – Feuer – Schwefel – Wasserstoff – Äther– Kalium – Chlor

➢ APH 8.4 g) Nennen Sie je zwei **Beispiele** für …

Gewebe	
Organe	
Organsysteme	

Vertiefung

➢ APH 8.2.5 a) Erklären Sie die **anabole Reaktion.** Welche Bedeutung hat sie für den menschlichen Organismus am Beispiel von Sauerstoff (O_2)?

➢ APH 8.2.7 b) **Wasser** ist ein wesentlicher Bestandteil der Zellen und des Raumes außerhalb der Zellen. Warum hat Wasser so eine besondere Bedeutung für alle chemischen Reaktionen und damit für alle Lebensvorgänge?

➢ APH 8.2.7 **Knifflig!**

c) Welches Milieu ist **saurer:** das Magen- oder das Dünndarmmilieu? Recherchieren Sie.

d) Nennen Sie Beispiele für **veränderte Organfunktionen** im Alter.

➢ APH 8.5.1
➢ APH Tab. 8.6

Herz-Kreislauf-System	
Atmungssystem	
Nervensystem und **Sinne**	

TIPP!
Merken Sie sich, dass das Muskelgewebe bis ins hohe Alter *trainierbar* bleibt!

Transfer

a) Was bedeutet es, wenn Sie in einem Arztbrief **„proximale Humerusfraktur li."** lesen? Bitte kreuzen Sie die richtige Lösung an.

➢ APH 8.1.3

Bruch des linken Oberarmknochens mit Schmerzen	☐
Bruch des linken Oberarmknochens am körperfernen Teil	☐
Bruch des linken Oberarmknochens am körpernahen Teil	☐

b) Was bedeutet es für den menschlichen Körper, wenn ein Lebensmittel reich an **Enzymen** ist?

➢ APH 8.2.8

c) Welchen Schluss ziehen Sie aus dem Umstand, dass der äußere Schließmuskel der Blase aus **quergestreifter Muskulatur** besteht?

➢ APH 8.4.7

FALLBEISPIEL
Im Seniorenzentrum Maxeberg wird überlegt, den Pflegebedürftigen als Ergänzung und für gesundes Altern eine regelmäßige Zufuhr synthetischer Vitamine anzubieten.
d) Nehmen Sie zu dieser Überlegung **Stellung.**

➢ APH 8.5.2

Eigenständige Vertiefung

Zentrale und weiterführende Begriffe aus dem Kapitel 8 ➢ **(Kap. 8)**

- **Zehn Organsysteme:** Namen, zugehörige Strukturen, Aufgaben
- **Vier Grundgewebe**
- **Lage- und Richtungsbezeichnungen** am Körper
- **Transportprozesse im Körper:** z. B. Osmose, Diffusion, Filtration.

KAPITEL

9 Kognition und Kommunikation

Grundlagen

a) **Erklären** Sie die folgenden Begriffe. ➢ APH 9.1.1

Kommunikation	
Kognitive Kompetenz	

b) Erläutern Sie die Begriffe. ➢ APH 9.1.2 ➢ APH 9.1.3

Wahrnehmen	
Beobachten	

c) Beschreiben Sie die **Schritte des Wahrnehmungsprozesses.** ➢ APH 9.1.2

Empfinden	
Organisieren	
Interpretieren	
Einordnen	

d) Wann spricht man von einer **sensorischen Deprivation?** ➢ APH 9.1.2

____

____

e) Ordnen Sie in der Tabelle die jeweilige **Sinnesfunktion** dem richtigen **Sinnesorgan** zu. ➢ APH 9.1.4 ➢ APH Tab. 9.2

Tab. 9.1 Einteilung der Sinneswahrnehmungen nach den Organen.

Sinnesorgan	Sinnesfunktion
Augen	
Ohren	

Tab. 9.1 Einteilung der Sinneswahrnehmungen nach den Organen (*Forts.*)	
Sinnesorgan	**Sinnesfunktion**
Nasen	
Zunge	
Haut	

➢ APH 9.1.4

f) Welche **Sinnessysteme** gehören zu den in der Tabelle aufgeführten Rezeptortypen? Ergänzen Sie die Tabelle.

➢ APH Tab. 9.3

Tab. 9.2 Einteilung der Sinneswahrnehmungen nach den Rezeptoren.	
Rezeptortyp	**Sinnessystem**
Photorezeptoren	
Thermorezeptoren	
Mechanorezeptoren	
Chemorezeptoren	
Nozizeptoren	

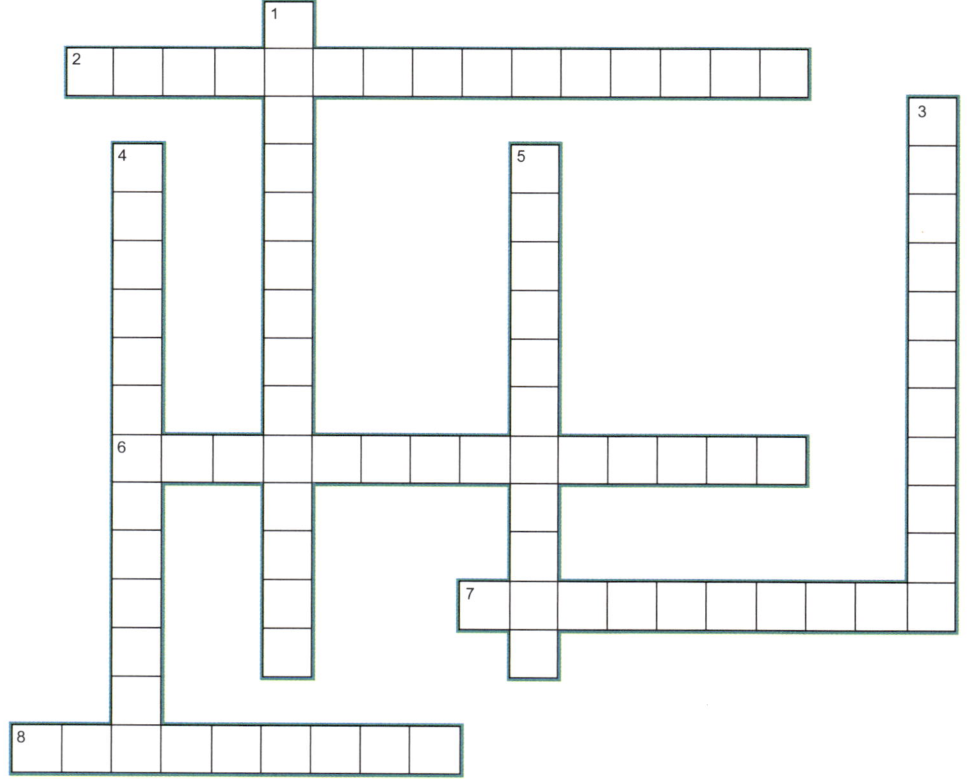

Abb. 9.1 Kreuzworträtsel „Begriffe rund um's Auge". [L143]

g) Ergänzen Sie das Kreuzworträtsel zum Thema **Auge** (➢ Abb. 9.1). ➢ APH 9.3.7

Horizontal

1 Welche Funktion übernehmen Augenlid und Wimpern für das Auge?
3 Wo liegt der kugelförmige Augapfel?
5 Mit dem Sehsinn erwirbt man räumliche …
6 Fachbegriff für die Anpassung der Brechkraft der Linse an die Entfernung des betrachteten Gegenstands.
8 Welche Struktur im Auge nimmt die Helligkeit auf?
10 Welches Blutgefäß versorgt das Auge mit Nährstoffen und Sauerstoff?

Vertikal

2 Welche Struktur im Auge nimmt die Farbe wahr?
4 Welcher Bereich kann von beiden Augen ohne Bewegung erfasst werden?
7 Ist die Einwärtskehrung des Augenlids physiologisch oder krankhaft?
9 Wie viele äußere Augenmuskeln gibt es?

Knifflig!

h) Welches **Gerstenkorn** hat nichts mit Getreide zu tun? ➢ APH 9.4

____

____

____

i) Welche Aussagen zum **Ohr** treffen zu? Kreuzen Sie an. ➢ APH 9.4.2

1. Die Eustachische Röhre wird auch Ohrposaune genannt.	☐
2. Die Schnecke um die Cochlea ist mit Flüssigkeit gefüllt.	☐
3. Das Gleichgewichtsorgan hat drei Bogengänge und einen Vorhof.	☐
4. Die Gleichgewichtssteinchen liegen auf der Galle.	☐
5. Dauerbeschallung ist für den Menschen Stress.	☐
6. Extreme Lautstärke schädigt im Hörorgan die Lymphzellen.	☐

j) Welche **Hautanhangsgebilde** gibt es und welche **Funktion** haben sie? ➢ APH 9.4.3

k) Beschreiben Sie mit eigenen Worten eine **Rhagade.** ➢ APH 9.4.3
➢ APH Tab. 9.8

____

____

____

➢ APH 9.5.1
➢ APH 9.5.2
➢ APH 9.5.3

l) Schätzen Sie folgende **Größenordnungen** ein.

Tab. 9.3 Zahlen bei psychischen Erkrankungen.

Beschreibung	Schätzung
1. Anteil der Menschen im mittleren Lebensalter, die unter einer behandlungsbedürftigen psychischen Erkrankung leiden.	
2. Anteil der älteren Menschen, die unter einer behandlungsbedürftigen psychischen Erkrankung leiden.	
3. Wahrscheinlichkeit für eine Demenz bei über 90-jährigen alten Menschen.	
4. Anteil der schweren Depressionen bei alten Menschen in Pflegeeinrichtungen.	

➢ APH 9.5

m) Finden Sie drei Gründe, warum die **Weiterbildung zur gerontopsychiatrischen Fachkraft** im Altenpflegebereich sinnvoll ist.

➢ APH 9.5.1

n) Was muss unbedingt beachtet werden, wenn ein **Delir** auftritt?

Knifflig!

➢ APH 9.5.1

o) Wie **unterscheiden** sich Denkstörungen (z. B. Wahn) von Wahrnehmungsstörungen (z. B. Halluzinationen), da bei beiden etwas Ähnliches erlebt werden kann?

➢ APH 9.5.1

p) Wie reagieren Sie, wenn ein Pflegebedürftiger Ihnen gegenüber eine **Wahnwahrnehmung** äußert (z. B. dass er vom Geheimdienst verfolgt wird)?

Vertiefung

a) Betrachten Sie die **optische Täuschung.** Welche zwei Bilder können Sie in ➢ Abb. 9.2 erkennen? ➢ APH 9.1

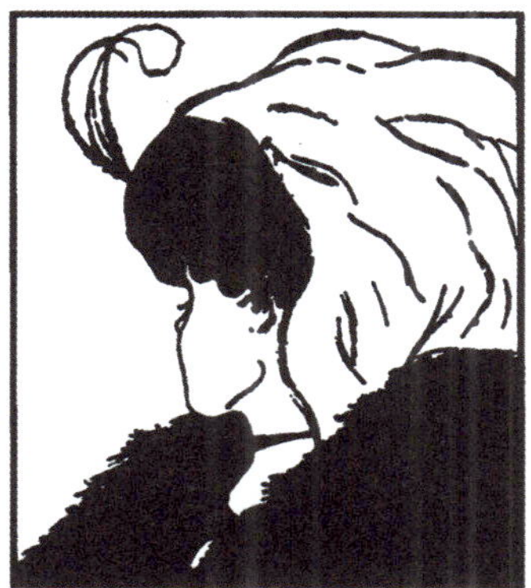

Abb. 9.2 Zwei Bilder. [R368]

____

____

b) *„Es ist nicht das Auge, das sieht, und nicht das Ohr, das hört, sondern immer der ganze Mensch, der komplexe Situationen wahrnimmt."* ➢ APH 9.1.2

Erläutern Sie anhand dieser Aussage, welche Aspekte die **Wahrnehmung psychisch beeinflussen.**

____

____

____

____

c) **Vervollständigen** Sie den Lückentext. Nehmen Sie dafür das Lehrbuch zu Hilfe. ➢ APH 9.1.2

Altenpflegerinnen sorgen für ausreichende Kompetenzen und Möglichkeiten der Wahrnehmung, Kognition und Kommunikation:

- Schwerpunkte evtl. auch auf ____________ Wahrnehmungs- und Ausdrucksmöglichkeiten als die Sprache, z. B. ____________ als Ausdruck von ____________ zu setzen
- ____________ und den Krankheitsverlauf des alten Menschen zu kennen und in den täglichen Umgang ____________
- Die eigene Art des Wahrnehmens und Denkens nicht zum ____________ für eine korrekte ____________ zu erheben, sondern auch andere Verhaltensweisen und Interpretationen der ____________ zuzulassen
- Den Menschen trotz seiner ____________ ernst zu nehmen und ihn nicht mit einem ____________ zu stigmatisieren
- Offen zu sein im Umgang mit ____________ Hilfsmitteln.

➢ APH 9.1.2

d) Wie können Altenpflegekräfte einer sensorischen Deprivation bei einem Pflegebedürftigen **vorbeugen?**

➢ APH 9.1.3

e) Die **Beobachtung** ist eine zentrale Aufgabe in der Pflege. Erläutern Sie die Ziele.

➢ APH 9.1.3

➢ APH 9.1.3 Fallbeispiel stationär

f) Vervollständigen Sie folgende Grafik (➢ Abb. 9.3) zum **Beobachtungsprozess** anhand des Beispiels „Kopfschmerz".

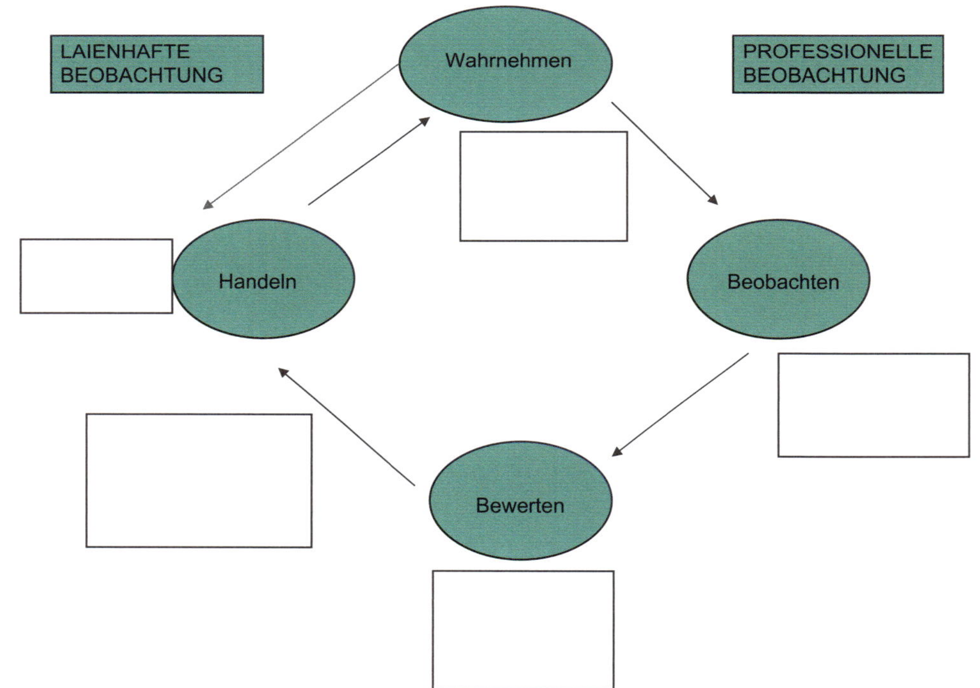

Abb. 9.3 Beobachtungsprozess [A400]

g) Wie kann bei einer gezielten Beobachtung eine Veränderung **nicht nur subjektiv** eingeschätzt werden? ➢ APH 9.1.3

h) Die **Beobachtung** unterliegt zunächst den gleichen beeinflussenden Faktoren wie die Wahrnehmung, da die Wahrnehmung der Beobachtung zugrunde liegt. Welche **weiteren Faktoren** beeinflussen die Beobachtung? ➢ APH 9.1.3

i) Nennen Sie drei Beispiele einer **messbaren** Beobachtung. ➢ APH 9.1.3

j) Ordnen Sie die Begriffe jeweils der **verbalen** oder **nonverbalen Kommunikation** zu. ➢ APH 9.1.4
Mimik – Muttersprache – lächeln – hören – Gestik – sprechen – äußere Erscheinung – Wortschatz – Körperhaltung – Stimmmodulation – intakte Sprechorgane – Körpersprache – Pflegedokumentation – Kleidung – Berührungen

Verbale Kommunikation	
Nonverbale Kommunikation	

k) Nennen Sie **Beispiele von Informationen,** die im Rahmen der Informationssammlung im Bereich Kognition und Kommunikation von Bedeutung sind. ➢ APH 9.2.2

Hören	
Sehen	
Riechen, Schmecken, Tasten	
Schmerzen	
Kognitive Kompetenz	
Sprache, Körpersprache	

> APH 9.3
> APH 9.4

l) Versetzen Sie sich in einen alten Menschen mit **Seh- und Hörschwäche.** Welcher Sinn fehlt Ihnen mehr?

> APH 9.4, Fallbeispiel Teil I und II

m) Erarbeiten Sie **Pflegeprobleme, Ressourcen** und **Ziele** für Frau Salzach. Vergleichen Sie Ihren Entwurf mit der Planung im Buch.

> APH 9.4, Fallbeispiel Teil I und II

n) Welchem **Themenfeld** der Strukturierten Informationssammlung (SIS®) sind Frau Salzachs **Sehprobleme** zuzuordnen?

> APH 9.4.3

o) Warum sollte ein **Furunkel im Gesichtsbereich** nicht ausgedrückt werden?

> APH 9.4.3

p) Ordnen Sie der jeweiligen **Hauterkrankung** die passende Ursache zu.
A: Herpes simplex **B:** Pedikulose **C:** Erysipel **D:** Mykose
1: bakteriell **2:** viral **3:** pilzbedingt **4:** parasitär

Lösung: **A:** ________ **B:** ________ **C:** ________ **D:** ________

> APH 9.5.1

q) Wie heißen die fünf großen **Gruppen von Psychopharmaka?**

> APH 9.5.2

r) Beschreiben Sie, wie sich eine **mittelschwere Demenz** bei einem Pflegebedürftigen auswirkt.

> APH 9.5.3, Abb. 9.134
> APH 9.5.3

s) Nennen Sie drei Ihnen wichtig erscheinende Fragen aus der **Geriatrischen Depressionsskala** *(GDS).*

t) **Antidepressiva** – welche Aussage ist richtig? Markieren Sie diese. ➢ APH 9.5.3

Tab. 9.4 Aussagen über Antidepressiva.

Frage	Antwortmöglichkeiten		
1. Wie lange brauchen Antidepressiva, bis sie wirken?	24–36 Stunden ☐	3–5 Tage ☐	10–14 Tage ☐
2. Wie hoch ist das Abhängigkeitspotenzial von Antidepressiva?	Sehr hoch ☐	Mittel ☐	Unbedeutend ☐
3. Bei welchen Beschwerden können Antidepressiva zusätzlich gegeben werden?	bei starken Schmerzen ☐	bei Schluckauf ☐	bei chronischer Obstipation ☐

u) Welches Pflegesystem ist für die **Pflege von Menschen mit Persönlichkeitsstörungen** geeignet und welche Grundsätze sind für den Umgang mit Bewohnern zu beachten, die an Persönlichkeitsstörungen leiden? ➢ APH 9.5.5

v) Welche **Grundregel** gilt im Zusammenhang mit Suizidankündigungen? ➢ APH 9.5.9

Transfer

a) Untersuchen Sie, welchen **Stellenwert** die Dokumentation von Beobachtungen im Dokumentationssystem Ihrer Einrichtung hat. Worauf achten Sie als Pflegekraft in der Dokumentation von Beobachtungen? ➢ APH 9.1.3

FALLBEISPIEL

Die demenzerkrankte Frau Hohm liegt die meiste Zeit des Tages im Bett. Sie spricht nicht mehr deutlich, sondern gibt überwiegend unartikulierte Laute von sich. Sie ist sehr kurzsichtig und besitzt eine Brille, die sie aber im Bett nicht trägt. Auch das vorhandene Hörgerät trägt sie nicht mehr, seit sie es sich einmal in den Mund gesteckt hat. Ihre Bewegungsfähigkeit ist durch Kontrakturen stark eingeschränkt. Sie kann nicht mehr gehen und stehen, lediglich im Bett bewegt sie sich unruhig. Die jüngste Tochter von Frau Hohm kümmert sich um sie. Morgens führt Frau Zenker vom ambulanten Dienst die Grundpflege als basal-stimulierende Waschung durch. Beim Wechsel der Inkontinenzeinlage verzieht Frau Hohm das Gesicht und hält sich die Nase zu. Frau Zenker muss lachen und Frau Hohm lacht laut mit. Danach setzt Frau Zenker Frau Hohm in den Multifunktionsrollstuhl. Da die alte Dame nicht mehr stehen kann, führt Frau Zenker einen kinästhetischen Knietransfer durch. Dabei schmiegt sich Frau Hohm an die Altenpflegerin und gibt ihr einen Kuss auf die Wange. Frau Hohms Tochter ist begeistert: „Meine Mutter scheint Sie ja richtig gern zu haben. Mir ist auch schon aufgefallen, dass sie viel ruhiger und entspannter ist, wenn sie von Ihnen versorgt wird. Wie machen Sie das denn?"

➤ APH 9.2.2

b) Welche **Ressourcen** bzw. **Einschränkungen** finden Sie bei Frau Hohm bezüglich Kognition und Kommunikation?

Tab. 9.5 Ressourcen und Einschränkungen

	Ressourcen	Einschränkungen
Hören		
Sehen		
Riechen, Schmecken, Tasten		
Schmerzen		
Kognitive Kompetenz		

c) Warum scheint Frau Hohm die Altenpflegerin Dorothee Zenker **besonders gern** zu haben?

____

____

____

____

➤ APH 9.4
➤ APH 9.3

d) Wie gehen Sie im **Pflegealltag** mit Menschen um, deren Sehen oder Hören eingeschränkt ist?

____

____

____

____

e) Für die Pflege **demenzkranker Menschen** gibt es Grundsätze. Welche Grundsätze werden wie in Ihrer Einrichtung umgesetzt?

➢ APH 9.5.2

Tab. 9.6 Verhaltensgrundsätze gegenüber demenzerkrankten Menschen.

Grundsatz	Beispiel
1. Demenzerkrankte Menschen sollten gefordert werden.	
2. Stabile Beziehungen werden zu den demenzerkrankten Menschen aufgebaut.	
3. Biografie spielt in der Pflege demenzkranker Menschen eine wichtige Rolle.	
4. Neben geplanten gibt es auch spontane Aktivierungsangebote am Tag.	

f) Suchen Sie in Ihrer Einrichtung vier Beispiele von psychotropen Stoffen mit **Abhängigkeitspotenzial.**

➢ APH 9.5.8

____

____

____

____

KAPITEL

10 Mobilität und Beweglichkeit

Grundlagen

➢ APH 10.1

a) Vervollständigen Sie den folgenden Lückentext zu Bewegung und ihrer **Bedeutung für den Menschen** anhand der untenstehenden Satzteile.

Körpers – Verlagerung von Körperteilen – Autonomie und Freiheit – existenzielle Erfahrung – Muskelkraft hervorgerufene – Energie

- Bewegung bezeichnet eine durch ______________________ oder des gesamten ______________, die mit dem Verbrauch von ______________ einhergeht
- Beweglich zu sein bedeutet ______________ für die Lebensführung zu besitzen. Der Verlust der Beweglichkeit kann eine ______________ des Lebens darstellen.

➢ APH 10.1

b) Beurteilen Sie, ob folgende Sätze **richtig** oder **falsch** sind.

Tab. 10.1 Aussagen über Bewegung.

Aussage	Richtig	Falsch
1. Bewegung ist elementar für das Leben.	☐	☐
2. Bewegung ist Voraussetzung dafür, dass Menschen glücklich sind.	☐	☐
3. Durch Bewegung ist der Mensch in der Lage, die tiefsten Gedanken zu fassen.	☐	☐
4. Bewegung beugt zahlreichen Erkrankungen vor.	☐	☐

➢ APH 10.1

c) Was verstehen Sie unter den folgenden **Begriffen?**

Geistige Beweglichkeit	
Mobilität durch Bewegung	
Bewegung als Ausdruck seelischer Stimmungslagen	
Gangbild	
Haltung	

➢ APH 10.1

d) Erklären Sie – im Zusammenhang mit der Bewegung – den Satz: **„Use it or lose it“.**

____

____

e) Nennen Sie zwei mögliche pflegerische **Diagnosen** als Folge von beeinträchtigter körperlicher Mobilität.

➢ APH 10.3.1

f) Nennen Sie die **Grobunterteilung des Skeletts** (den Fachbegriff und die deutsche Übersetzung).

➢ APH 10.4.1

Tab. 10.2 Einteilung des Skeletts.

	Fachbegriff	Deutsche Übersetzung
1.		
2.		
3.		
4.		
5.		
6.		

Vertiefung

a) Ergänzen Sie die Tabelle zur Einteilung der **Erkrankungen,** die die Beweglichkeit und Mobilität beeinträchtigen können. Ordnen Sie diese jeweils richtig zu.

➢ APH 10.1

Arthrose – Bewusstseinseinschränkungen – Schädigung des Rückenmarks, z. B. Querschnittlähmung – Osteoporose – Schilddrüsenfunktionsstörungen – Schwindel – Erkrankungen mit Atemnot – Lähmungen, z. B. durch Apoplexie, Hirntumoren – chronische Polyarthritis – Depression – Erkrankungen, die den Körper schwächen, z. B. Infektionen mit Fieber – Morbus Parkinson – starkes Über- oder Untergewicht – Morbus Bechterew – chronische Durchblutungsstörungen der Beine – Gicht – Frakturen – Prellungen – Demenzerkrankung – Zerrungen – Amputationen – Polyneuropathie bei Diabetes mellitus – Multiple Sklerose – Erkrankungen, die mit Schmerzen einhergehen

Tab. 10.3 Übersicht über Erkrankungen der Mobilität.

Erkrankungen des Bewegungsapparats	Erkrankungen des Nervensystems	Erkrankungen anderer Organsysteme

➢ APH 10.1 b) Folgende Anhaltspunkte zur **Beobachtung** stellen bei der Erhebung des individuellen Pflegebedarfs für Altenpflegerinnen eine Hilfe dar. Beschreiben Sie die Punkte genauer.

Gangbild	
Körperliche Verfassung	
Körpergewicht	
Krankheitsfolgen, die die Bewegung beeinträchtigen	
Hautfarbe	
Welche Anforderungen können bewältigt werden?	
Wie werden Bewegungen durchgeführt?	

➢ APH 10.3.1 c) Nennen Sie vier **Zeichen,** an denen eine **beeinträchtigte körperliche Mobilität** zu erkennen ist.

➢ APH 10.4.3 d) Wie ändert sich die **Muskelmasse** im Lauf des Lebens? Wie kann man diese Änderung beeinflussen?

➢ APH 10.4.5 e) Was bedeuten im Zusammenhang mit der **Wirbelsäule** diese Abkürzungen?

C1–C7	
Th1–Th12	
L1–L5	

➢ APH 10.4.8 f) Was ist der **Beckenboden?**

➢ APH 10.5.1 g) Welches sind **Leitsymptome bei orthopädischen Erkrankungen?** Unterstreichen Sie.
Depression – Schmerzen – Müdigkeit – Schwellung – andauerndes Durstgefühl – Bewegungs- und Funktionseinschränkung – Glücksgefühle

h) Nennen Sie (bezogen auf die aufgeführten Stichworte) **Vorsichtsmaßnahmen** bei der Pflege von Menschen mit **Hüft-TEP.**

➢ APH 10.5.3

Rotation und Adduktion	
Sitzhöhe	
Hüftbeugung	

i) Welches sind **sichere** bzw. **unsichere Frakturzeichen?** Kreuzen Sie die richtige Aussage an.

➢ APH 10.6.3

Tab. 10.4 Frakturzeichen.

Frakturzeichen	sicher	unsicher
Schwellungen	☐	☐
Durchgespießtes Knochenfragment	☐	☐
Störungen der Beweglichkeit	☐	☐
Krepitation	☐	☐
Schmerzen	☐	☐
Hämatome	☐	☐
Fehlstellung der Knochen	☐	☐
Abnorme Beweglichkeit	☐	☐

Transfer

a) Welche **pflegetherapeutischen Möglichkeiten** finden Sie für Frau Blume in den folgenden Bereichen?

➢ APH 10.3.1, Fallbeispiel I und II

Gestaltung der Umgebung	
Technische Hilfsmittel	

b) Beim **kinästhetischen Arbeiten** können Sie einen Pflegebedürftigen vom Sitzen zum Stehen bringen, indem Sie langsam an den Handgelenken ziehen, selbst Stück für Stück zurückgehen und beim Aufstehen die Hände langsam nach oben drehen. Können Sie diese Art der Unterstützung bei Frau Blume anwenden? Begründen Sie Ihre Antwort.

➢ APH 10.3.1

____

____

____

____

> APH 10.3.2

c) Welche **Grenzen der aktivierenden Pflege** muss Moritz Schmitz bei der Pflegeplanung von Frau Blume beachten?

____

____

____

> APH 10.5.2

d) Beschreiben Sie das Assessment und die Pflegeinterventionen bei einem Bewohner Ihrer Einrichtung mit **Kontrakturen.**

____

____

____

> APH 10.5.5

e) Wie werden die drei **Pflegeschwerpunkte bei Osteoporose** in Ihrer Einrichtung umgesetzt?

____

____

____

KAPITEL

11 Krankheitsbezogene Anforderungen und Belastungen

Grundlagen

a) Welche **Anforderungen** stellt der Umgang mit krankheitsbezogenen Anforderungen und Belastungen an Altenpflegerinnen? > APH 11.1

____

____

____

b) Welche Folgen treten bei den unten genannten **Beeinträchtigungen der Vitalfunktionen** auf? Ergänzen Sie die Satzanfänge. > APH 11.1

Akute und massive Störungen der Vitalfunktionen …	
Chronische bzw. weniger akute Beeinträchtigungen der Vitalfunktionen …	

c) Setzen Sie die **Erkrankungen,** die Einschränkungen der Vitalfunktionen auslösen, im richtigen Organsystem ein. > APH 11.1
akute Bronchitis – Thrombophlebitis – Herzinsuffizienz – Lungenembolie – Lungenödem – Asthma bronchiale – koronare Herzkrankheit – Tbc – Varikosis – Hypertonie – Pneumonie – Herzinfarkt – chronische Bronchitis – Herzrhythmusstörungen – Lungenödem – Phlebothrombose – Lungenemphysem – Diabetes mellitus – Bronchialkarzinom

Atmungssystem	
Herz-, Kreislauf- und Gefäßsystem	
Andere	

> APH 11.2, Tab. 11.2

d) Zeichnen Sie die **physiologischen und pathologischen Atemmuster** ein.

Tab. 11.1 Physiologische und pathologische Atemmuster.

Bezeichnung	Atemmuster
Normale Ruheatmung	____________________
Kussmaul-Atmung	____________________
Cheyne-Stokes-Atmung	____________________
Schnappatmung (agonale Atmung)	____________________
Biot-Atmung	____________________

Knifflig!

> APH 11.3.1

e) Was ist **medizinischer Sauerstoff?** Kreuzen Sie die richtige Lösung an.

Hilfsmittel	☐
Medizinprodukt	☐
Arzneimittel	☐

> APH 11.4.1

f) Sind Sie im Augenblick **gesund** oder **krank?**

____

____

> APH 11.4.1

g) Würde Ihr bester Freund/Ihr Hausarzt zum **gleichen Urteil** kommen wie Sie selbst?

____

> APH 11.4.1

h) Käme ein nach Ihrem **Gesundheitszustand** befragter Augenarzt zu einem anderen Ergebnis als Ihr Orthopäde?

____

____

> APH 11.4.1

i) Warum fallen die Antworten oben möglicherweise **unterschiedlich** aus?

____

____

Knifflig!

j) **Erklären** Sie die Begriffe

➢ APH 11.4.1

Anamnese	
Symptom	
Diagnose	
Prognose	

k) Ergänzen Sie die inneren und äußeren **Krankheitsursachen** (➢ Abb. 11.1).

➢ APH 11.4.1

➢ APH Abb. 11.28

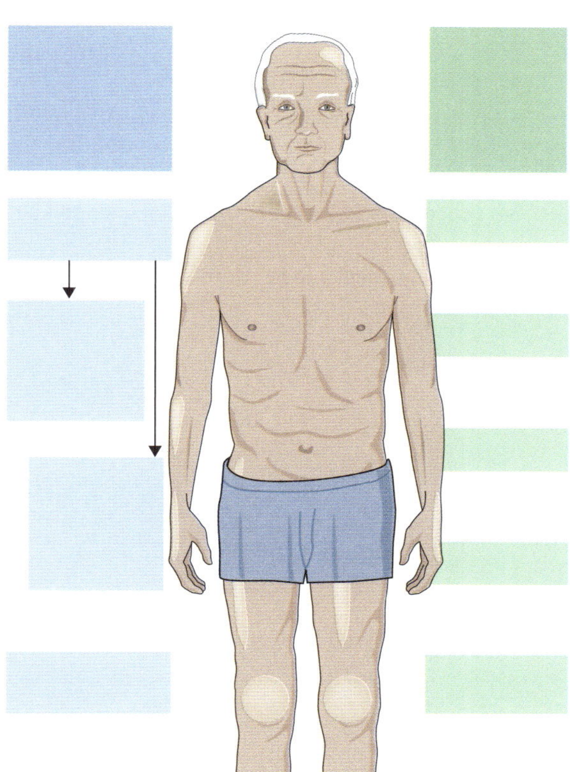

Abb. 11.1 Innere und äußere Krankheitsursachen. [L190]

➢ APH 11.5

l) Wie wirken sich Herzerkrankungen im Alter auf die **Todesursachenstatistik** aus?

➢ APH 11.5

m) Nennen Sie sechs bestimmende Merkmale bei **verminderter Herzleistung,** die Sie bei der Pflegeanamnese wahrnehmen oder erfragen.

➢ APH 11.5.2–11.5.6

n) Markieren Sie, ob folgende Aussagen über das **Herz und Kreislauf** zutreffen oder nicht.

Tab. 11.2 Aussagen über Herz und Blutkreislauf.

Aussage	Wahr	Falsch
1. Die linke Segelklappe sieht aus wie eine Bischofsmütze.	☐	☐
2. Die Herzscheidewand trennt den großen vom kleinen Kreislauf.	☐	☐
3. Die vier Lungenvenen transportieren sauerstoffarmes Blut in den linken Vorhof.	☐	☐
4. Das Herz ist aus Endokard, Myokard und dem Herzbeutel aufgebaut.	☐	☐
5. Das Herz schlägt im mittleren Lebensalter in Ruhe in 24 Stunden über 100.000 Mal.	☐	☐
6. Der Radialispuls ist genau doppelt so schnell wie der Herzschlag.	☐	☐

➢ APH 11.6.2

➢ APH Abb. 11.59

o) Was ermöglicht die **Windkesselfunktion?**

➢ APH 11.6.9, Tab. 11.10

p) Wie wird Hypertonie **der Stufen 1, 2 und 3** differenziert?

Stufe 1	
Stufe 2	
Stufe 3	

q) Welche drei **Schutzfunktionen der Atmung** sind nicht gewährleistet, wenn Luft durch ein Tracheostoma eingeatmet wird?

➢ APH 11.7.1

____

____

____

r) **Beschriften** Sie die Abbildung (➢ Abb. 11.2).

➢ APH 11.7.2

➢ APH Abb. 11.86

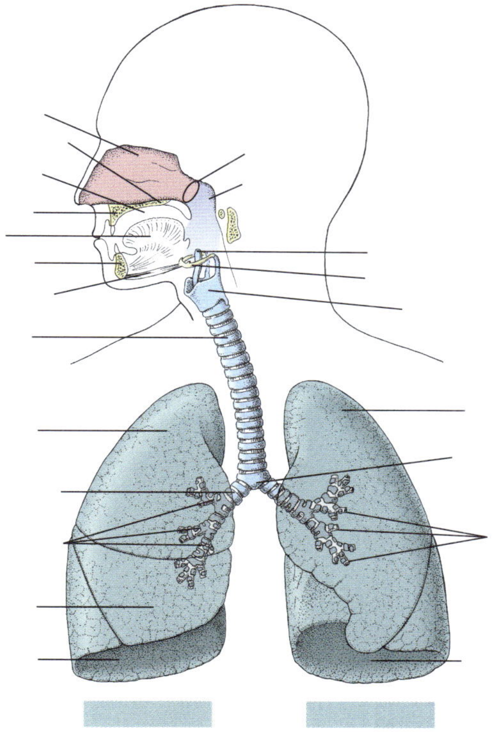

Abb. 11.2 Das Atmungssystem. [L190]

s) Warum gibt es die **Gefahr der Aspiration** im Rachenraum? Kreuzen Sie die richtige Antwort an.

➢ APH 11.7.3

1. Weil man am Tag viel Luft schluckt.	☐
2. Weil sich im Rachenraum die Wege der Atem- und der Luftaufnahme kreuzen.	☐
3. Weil sich im Alter kleine Knorpelreste aus dem Kehlkopf lösen und tiefer rutschen.	☐

t) Beschreiben Sie die Faktoren, durch die die **Atmung reguliert** wird.

➢ APH 11.7.10

Mechanisch-reflektorische Atemkontrolle	
Atmungskontrolle durch die Blutgase	
Beeinflussung der Atmung durch Schmerz etc.	

➢ APH 11.8

u) Testen Sie Ihr **Wissen** – was bedeuten die folgenden Begriffe.

Immunsystem	
Passivimpfung	
Infektion	
Pandemie	
Sepsis	
Inkubationszeit	
Nosokomiale Infektion	
Antibiotika	
Multiresistente Erreger	
Virostatika	
Candidose	
Antimykotika	
Antiinfektiva	
Parasit	

➢ APH 11.9.2, Tab. 11.27

v) Markieren Sie die **autoimmun (mit-)verursachten Erkrankungen** farbig.
Epilepsie – Hashimoto – Thyreoiditis – Pneumonie – Morbus Parkinson – Multiple Sklerose – Morbus Basedow – Diabetes mellitus Typ 1 – Diabetes mellitus Typ 2 – Colitis ulcerosa – Shigellose – Malaria

➢ APH 11.10.2

w) Welches sind grundlegende Funktionen von **Hormonen?**

____

____

____

____

____

➢ APH 11.10.3

x) Nennen Sie **Wirkungen** der folgenden Hormone.

TSH	
ADH	
ACTH	

y) Bei einer stressauslösenden Situation kommt es zu einer **Stressreaktion.** Beschreiben Sie die Wirkungen der ausgeschütteten Hormone. ➢ APH 11.10.5

Tab. 11.3 Hormonwirkung bei Stressreaktion.

Glukokortikoide	Adrenalin und Noradrenalin

z) Nennen Sie fünf mögliche Risikofaktoren bei bestehendem **erhöhtem Risiko einer Blutung** im Alter. ➢ APH 11.11.1

___

___

___

___

aa) Erklären Sie folgende **Funktionen des Blutes.** ➢ APH 11.11.2

Transportfunktion	
Abwehrfunktion	
Wärmeregulation	
Abdichtung	
Pufferfunktion	

bb) Welche Aufgabe haben **weiße Blutkörperchen?** ➢ APH 11.11.5

___

___

___

cc) Erklären Sie mit eigenen Worten die **Plastizität des Gehirns.** ➢ APH 11.12.3

___

___

___

> APH 11.12.1

dd) Nennen Sie drei Ziele des **Bobath-Konzepts.**

> APH 11.12.11

ee) Ordnen Sie folgende Begriffe den **Erklärungen** zu.
A: Parese **B:** Paralyse **C:** Parästhesie **D:** Hyperalgesie
1: subjektive Missempfindung **2:** unvollständige Lähmung **3:** gesteigerte Schmerzempfindung **4:** vollständige Lähmung

Lösung: **A:** ______ **B:** ______ **C:** ______ **D:** ______

> APH 11.13.5

ff) Nennen Sie Ursachen für folgende **Leitsymptome** bei Erkrankungen der weiblichen Geschlechtsorgane.

Ausfluss	
Juckreiz der Vulva	
Blutungen nach der Menopause	

> APH 11.13.8

gg) Welche Beschwerden treten bei einer **benignen Prostatahyperplasie** auf? Markieren Sie die richtigen Antworten.
starker Harnstrahl – vorschneller Miktionsbeginn – sehr seltener Harndrang – Harnwegsinfekte – später zunehmende Restharnbildung – drängende Kontinenz – zuletzt Harnstau mit Nierenschädigung

> APH 11.14.2

hh) Die Entstehung bösartiger Tumore kann viele **Ursachen** haben. Kreuzen Sie die zutreffenden Aussagen an.

1. Etwa 5 % aller Krebserkrankungen sind vermutlich erblich bedingt.	☐
2. UV-Strahlung hat keinen nachweisbaren Zusammenhang zum Auftreten von Krebs.	☐
3. Viren können zwar Erkrankungen hervorrufen, aber keine Krebserkrankungen.	☐
4. Chemische Stoffe (z. B. PAK im Zigarettenrauch) sind an der Entstehung von Krebserkrankungen beteiligt.	☐
5. Medikamente (z. B. Zytostatika) können an der Entstehung von Krebserkrankungen beteiligt sein.	☐
6. Übermäßiger Zuckerkonsum kann Krebs hervorrufen.	☐

FALLBEISPIEL

> APH 11.14.3

ii) Altenpflegeschülerin Janine soll in dieser Woche den Bettnachbarn von Herrn Maier betreuen. Dieser leidet an einem Lungenkarzinom und wird im Bereich des Brustkorbs bestrahlt. Sie fragt sich, was sie bei der Pflege der bestrahlten Haut berücksichtigen soll. Was soll sie beachten?

jj) Welche **Pflegehinweise** gibt es für andere Organe, die im **Bestrahlungsfeld** liegen?

➢ APH 11.14.3

Mundschleimhaut	
Speiseröhre	
Magen-Darm-Trakt	
Schädel/Gleichgewichtssinn	

Vertiefung

a) Welche vier **Vitalfunktionen** sind im **Notfall** zu prüfen bzw. zu messen?

➢ APH 11.2

b) Nennen Sie die **Beobachtungskriterien** der folgenden Lebensäußerungen und geben Sie die **Normwerte** der Vitalfunktionen an.

➢ APH 11.2

Tab. 11.4 Beobachtungskriterien bei Vitalfunktionen.

Vitalfunktion	Beobachtungskriterien	Normwerte
Atmung		
Husten		
Sputum		
Puls		
Blutdruck		
Körpertemperatur		

c) Stellen Sie die folgenden **Pulsrhythmen** zeichnerisch (mit Punkten) dar.

➢ APH 11.2

➢ APH Abb. 11.4

Regelmäßiger Puls	
Zwillingspuls	
Extrasystolen	
Absolute Arrhythmie	

➢ APH 11.4.1

d) Stellen Sie das **biomedizinische** dem **salutogenetischen Modell** gegenüber, indem Sie die Tabelle ergänzen.

Tab. 11.5 Biomedizinisches und salutogenetisches Modell.

	Biomedizinisches Krankheitsmodell	Salutogenetisches Modell
Wie wird Krankheit gesehen?		
Wie wird Krankheit bzw. Gesundheit betrachtet?		
Mit welcher Frage beschäftigt sich das Modell?		

➢ APH 11.4.2 ➢ APH Abb. 11.32

e) Welches sind die fünf **Kardinalsymptome einer Entzündung?**

____

____

____

➢ APH 11.5.8

f) Was ist der Unterschied zwischen **KHK** und einem **Herzinfarkt?**

____

____

____

➢ APH 11.5.9

Knifflig!

g) Warum ist bei eingeschränkter Herzleistung häufig eine **Reduktion der Flüssigkeitsmenge** angesagt, obwohl die reduzierte Flüssigkeitszufuhr zu einer Verlangsamung der Fließgeschwindigkeit des Blutes führt?

____

____

____

➢ APH 11.6.8

h) Worauf weisen folgende **Arten von Beinschmerzen** hin?

Akute Beinschmerzen	
Intermittierende Beinschmerzen	

➢ APH 11.6.19

i) Welche Aussagen sind **keine Bausteine der Thromboseprophylaxe?** Markieren Sie die falschen Aussagen farbig.
konsequente 30°-Lagerung zur Vermeidung von Druck – Streichung der Venen zu den Zehen hin – Mobilisation und Kompressionsverbände zur Unterstützung der Venenfunktion – leichte Fingergymnastik zur Vermeidung von Überanstrengung – Heparinisierung – Gedächtnistraining zur Anregung der Durchblutung

Knifflig!

j) **Unterscheiden** Sie folgende Begriffe. ➢ APH 11.7.11

Dyspnoe	
Orthopnoe	
Hämoptoe	
Schlafapnoe	

k) Beschreiben Sie folgende **Pneumonieformen.** ➢ APH 11.7.12

CAP	
HCAP	

TIPP!

Untersuchen Sie, ob und wie die **Atmung** eines alten Menschen in Ihrer Einrichtung **systematisch erfasst** wird.

l) Kreuzen Sie an, welche Maßnahmen bei einem **Asthmaanfall** richtig und welche falsch sind. ➢ APH 11.7.13

Aussage	richtig	falsch
1. Während des Anfalls laut auf den Pflegebedürftigen einsprechen	☐	☐
2. Atemerleichternde Position einnehmen lassen	☐	☐
3. Bedarfsmedikation inhalieren lassen	☐	☐
4. Schmerzmittel geben (z. B. ASS)	☐	☐
5. Fenster absolut geschlossen halten (Vergiftungsgefahr)	☐	☐
6. Vitalzeichenkontrolle	☐	☐

m) Kreuzen Sie die richtigen **Antworten** an. ➢ APH 11.8.2
Das **Immunsystem** besteht aus …

Knochenmark	☐
Thymus	☐
Epithelzellen	☐
Lymphatischem Rachenring mit Rachen-, Gaumen- und Zungenmandeln	☐
Leberzellen	☐
Lymphatischem Gewebe des Darms	☐
Lymphknoten, Milz	☐
Abwehrzellen im Blut und fast allen Organen	☐
Langerhans-Inselzellen	☐

➢ APH 11.8.3
➢ APH Abb. 11.109

n) Äußere Schutzbarrieren des menschlichen Organismus sind das erste Hindernis für eindringende Krankheitserreger. Welche **Schutzbarrieren** sind gemeint? Beschriften Sie die Abbildung (➢ Abb. 11.3).

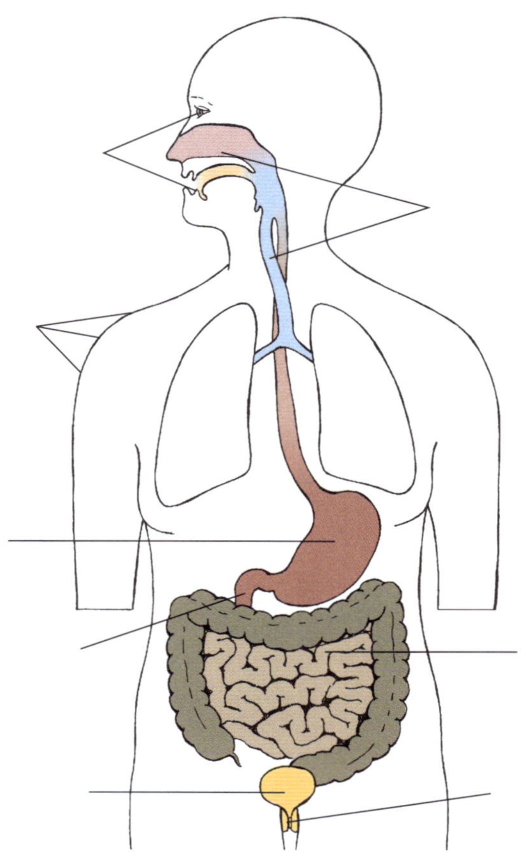

Abb. 11.3 Äußere Schutzbarrieren des menschlichen Körpers. [L190]

➢ APH 11.8.4

o) Wie heißen die vier Teilsysteme der menschlichen **Abwehr?**

____

____

____

____

➢ APH 11.10.6

p) Welche Wirkung hat **Insulin** nicht? Markieren Sie farbig.
Steigerung von Fett- und Eiweißabbau – Senkung des Blutzuckerspiegels – Erhöhung des Zuckerspiegels im Urin – Neubildung von Glukose aus Aminosäuren – gesteigerte Aufnahme von Glukose in die Zellen

q) Ergänzen Sie zu den Insulinarten den **Wirkungsbeginn** und die **Wirkungsdauer.**

➢ APH 11.10.11

Tab. 11.6 Wirkungsbeginn und -dauer der Insulinarten.

Insulin	Wirkungsbeginn	Wirkungsdauer
Normalinsulin		
Intermediärinsulin		
Langzeitinsulin		
Mischinsulin		

r) Unterscheiden Sie **differenzialdiagnostisch** den hypoglykämischen Schock vom diabetischen Koma. Ergänzen Sie die Tabelle.

➢ APH 11.10.11

Tab. 11.7 Symptome bei hypoglykämischem Schock und diabetischem Koma.

Beobachtung	Hypoglykämischer Schock	Diabetisches Koma
Beginn		
Leitsymptome		
Muskulatur		
Haut		

s) Welche **diabetischen Folgeerkrankungen** können auftreten? Beschriften Sie die Abbildung (➢ Abb. 11.4).

➢ APH 11.10.11
➢ APH Abb. 11.161

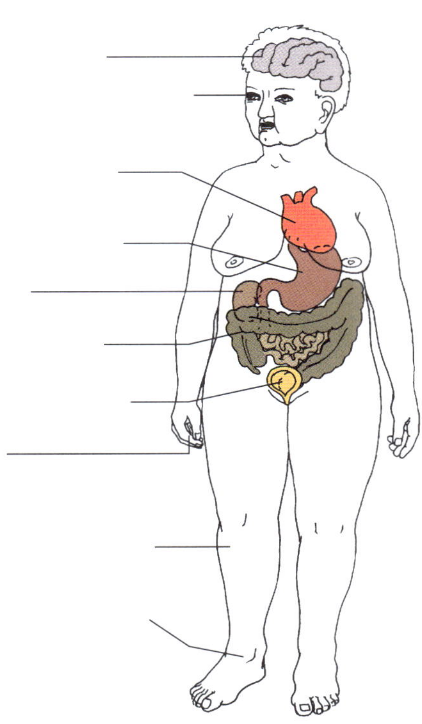

Abb. 11.4 Diabetische Folgeerkrankungen. [L215]

> APH 11.11.7 t) Wie können Sie pflegerisch einen Menschen mit **Blutarmut** unterstützen?

Knifflig!

> APH 11.11.8 u) Warum ist die **Bluterkrankheit** *(Hämophilie)* bei älteren Menschen sehr selten?

> APH 11.12.11 v) Welcher dieser Begriffe beschreibt eine **Störung, die bei neurologischen Erkrankungen** auftritt? Kreuzen Sie die zutreffenden Störungen an und erklären Sie diese.

Tab. 11.8 Störungen bei neurologischen Erkrankungen.

	Richtig?	Erklärung
1. Aphasie	☐	
2. Anosothie	☐	
3. Akothie	☐	
4. Anämie	☐	
5. Alexie	☐	
6. Apraxie	☐	

> APH 11.12.12 w) Nennen Sie vier Symptome, die bei einem **Schlaganfall** auftreten können.

> APH 11.12.12 x) Was ist eine **TIA** (Begriff und Erklärung)?

Recherchieren Sie!

> APH 11.12.14 y) Wieso wird die **Multiple Sklerose** auch die *„Krankheit mit den 1.000 Gesichtern"* genannt?

z) Ordnen Sie die Phasen eines **Grand-mal-Anfalls** in der richtigen Reihenfolge und ergänzen Sie die zutreffenden pflegerischen Interventionen.
Terminalschlaf – tonische Phase – klonische Phase

➢ APH 11.12.15

1.	
2.	
3.	

aa) Nennen Sie vier Maßnahmen der **Lymphödemprophylaxe** nach einer Mammakarzinom-OP.

➢ APH 11.13.7

bb) Ergänzen Sie die Pflegemaßnahmen bei **unerwünschten Wirkungen einer Chemotherapie.**

➢ APH 11.14.3

Haarausfall	
ANE-Syndrom	
Läsionen der Mundschleimhaut	
Leukozytopenie	
Thrombozytopenie	

Transfer

➢ APH 11.2

a) Ordnen Sie die richtige **Messmethode** dem jeweils richtigen Messort der Körpertemperatur zu (➢ Abb. 11.5).

Messmethode	Messort
Axillar	Messung der Körpertemperatur im Ohr
Sublingual	Messung der Körpertemperatur in der Achselhöhle
Gehörgang	Messung der Körpertemperatur im Rektum (Mastdarm)
Rektal	Messung der Körpertemperatur unter der Zunge

Abb. 11.5 Messmethoden Körpertemperatur (nach D. Weis-Krebs). [L143]

➢ APH 11.3.5

b) Wie verhalten Sie sich, wenn bei einem Pflegebedürftigen Zeichen einer **akuten Bewusstseinsstörung** vorliegen?

➢ APH 11.4.2

c) Nennen Sie je zwei Krankheiten aus Ihrer praktischen Erfahrung, die folgende **Zell- und Gewebeschäden** aufweisen.

Fibrose	
Ödem	
Nekrose	

➢ APH 11.5.9

d) Beschreiben Sie die Ausprägung der Symptome bei einem Ihrer Bewohner mit **Rechtsherzinsuffizienz.**

e) Mangelhafte Hygiene in pflegerischen Einrichtungen begünstigt nosokomiale Infektionen. Von welchen Infektionsquellen können **nosokomiale Infektionen** ausgehen? > APH 11.8.8

f) Beschreiben Sie, wie in Ihrer Einrichtung die **Infektionsvermeidung** bei einem liegenden transurethralen Dauerkatheter realisiert wird. Beachten Sie dabei die einschlägigen RKI-Richtlinien. > APH 11.8.8

g) Sie haben sich mit einer benutzten Kanüle in den Finger gestochen. Wie sind die Vorschriften für **Erstmaßnahmen** in Ihrer Einrichtung? Begründen Sie. > APH 11.8.11

Maßnahme	Begründung

FALLBEISPIEL

Altenpfleger Stephan hat einen grippalen Infekt. Er bittet seinen Hausarzt um ein Antibiotikum, damit er bald wieder zum Arbeiten gehen kann. Allerdings wundert er sich, dass ihm der Hausarzt das Antibiotikum nicht verschreiben will.

h) **Warum** verschreibt der Hausarzt Stephan **kein Antibiotikum?** > APH 11.8.10
> APH 11.8.11

i) **Welche Behandlung** ist in diesem Fall angebracht?

j) Was beachten Sie bei einem Bewohner, der den **Thrombozytenaggregationshemmer ASS** bekommt? > APH 11.11.9

➢ APH 11.14.4

k) Beschreiben Sie die **Pflegehinweise,** die bei Menschen mit Tumorerkrankungen in Ihrer Einrichtung beachtet werden müssen (z. B. durch eine **hausinterne Leitlinie**).

Essen und Trinken	
Sich bewegen	
Soziale Kontakte aufrechterhalten	

KAPITEL

12 Selbstversorgung

Grundlagen

a) Warum muss man überhaupt **essen** und **trinken?** ➢ APH 12.1.4

Knifflig!

b) Erklären und unterscheiden Sie die Begriffe. ➢ APH 12.1.4

Appetit	
Hunger	

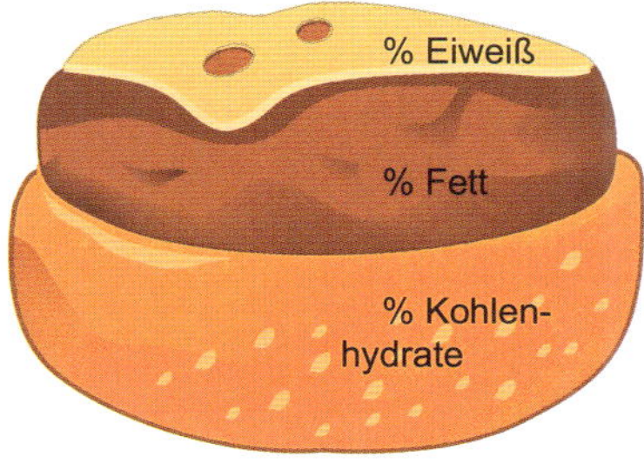

Abb. 12.1 Hauptbestandteile der Nahrung. [L138]

c) Wie sollte die **Nahrung** aus den Hauptbestandteilen Kohlenhydrate, Fett und Eiweiß **zusammengesetzt** sein? Ergänzen Sie die Prozentzahlen (➢ Abb. 12.1). ➢ APH 12.1.4, Abb. 12.7

d) Welche **körperlichen Parameter** können in Hinsicht auf den Ernährungszustand gemessen werden und welcher Wert wird wie daraus berechnet? ➢ APH 12.2.4

➢ APH 12.3.10

e) Ergänzen Sie die Tabelle zur Unterscheidung der drei Formen des **Flüssigkeitsdefizits** (Dehydratation).

Tab. 12.1 Unterscheidung des Dehydratationsformen

Kriterium	Hypotone Dehydratation	Isotone Dehydratation	Hypertone Dehydratation
Wasser			
Elektrolyte			

➢ APH 12.3.1., Tab. 12.7

f) Nennen und erläutern Sie fünf Formen der **Ganzkörperwäsche**.

➢ APH 12.3.1

g) Neben der einfachen Körperreinigung sind bei der Unterstützung im Bereich „Körperpflege" **weitere Dimensionen** anzustreben. Erläutern sie diese in der folgenden Tabelle.

Integration	
Möglichkeit	
Intimsphäre	
Umgebung	
Berührung	

➢ APH 12.3.1

h) Was sind **Syndets?**

➢ APH 12.3.1, Tab. 12.9

Knifflig!

i) Unterscheiden Sie die folgenden **Hautpflegemittel** nach Vor- und Nachteilen.

Tab. 12.2 Typen von Hautpflegemitteln.

Hautpflegemittel	Vorteile	Nachteile
Wasser-in-Öl-Emulsionen (W/O)		
Öl-in-Wasser-Emulsionen (O/W)		

Tab. 12.2 Typen von Hautpflegemitteln. (*Forts.*)

Hautpflegemittel	Vorteile	Nachteile
Fettpräparate		
Puder		
Alkoholische Mittel		

j) Welche **Maßnahmen der Teilpflege** sind bei gesunden Menschen nicht notwendig? Kreuzen Sie an.

➢ APH 12.3.1

Augenpflege	☐
Nasenpflege	☐
Ohrenpflege	☐

k) Zählen Sie je zwei Vor- und Nachteile von **Klettverschlüssen** auf.

➢ APH 12.3.2

Tab. 12.3 Vor- und Nachteile von Klettverschlüssen

Vorteile	Nachteile

l) Unterscheiden Sie folgende **Abschnitte des Verdauungstrakts** nach Menge des Verdauungssekretes und Verdauungsfunktion.

➢ APH 12.5.2–12.5.8

Tab. 12.4 Abschnitte des Verdauungstrakts.

Abschnitt des Verdauungstrakts	Menge des Verdauungssekrets	Verdauungsfunktion
Mund		
Magen		
Dünndarm		
Gallenwege		

➢ APH 12.5.12

m) Nennen Sie drei Störfaktoren, die das Entstehen einer **Soorstomatitis** begünstigen.

➢ APH 12.5.13

n) Beschreiben Sie Ursache und Folge der **Refluxkrankheit.**

➢ APH 12.6.12

o) Nennen Sie vier Symptome der **chronischen Niereninsuffizienz.**

Vertiefung

➢ APH 12.3.1

a) Welche Aussage über die **Körperpflege** trifft zu? Verbessern Sie sie bei Bedarf.

Tab. 12.5 Aussagen über die Körperpflege.

Aussage	Stimmt	Ggf. Korrektur
1. Die Mundpflege sollte zuerst durchgeführt werden, sie verbessert die Wachheit des alten Menschen.	☐	
2. Pneumonie-, Kontraktur-, Thrombose-, Intertrigo- und Dekubitusprophylaxe sollten in die Körperpflege integriert werden.	☐	
3. Es spricht nichts dagegen, die Körperpflege morgens um fünf Uhr durch die Nachtwache durchführen zu lassen.	☐	
4. Wenn möglich, sollte der Körper von oben nach unten gewaschen werden.	☐	

Knifflig!

➢ APH 12.3.1

b) Warum sollte nach dem Verzehr von **säurehaltigem Obst** mit der Zahnpflege ca. 30 Minuten gewartet werden?

c) Warum wird bei der **Intimpflege beim Mann** die Vorhaut nach dem Waschen wieder zurückgeschoben? ➢ APH 12.3.1

____

____

d) Was bedeutet **gastrokolischer Entleerungsreflex?** ➢ APH 12.3.5

____

____

e) Erläutern Sie folgende **Redensarten** im Zusammenhang mit der Ernährung älterer Menschen. ➢ APH 12.3.9

Probleme schlagen auf den Magen.	
Das Auge isst mit.	

f) Setzen Sie die folgenden Begriffe in den **Lückentext** ein. ➢ APH 12.3.9
Gewohnheiten – Trinkgefäße – in erreichbarer Nähe – Auswahl der Getränke – Vorlieben – Alkohol – Einfuhrprotokoll – Motivation zum Trinken – Wasser

- Hilfreich ist es, wenn der Pflegebedürftige ein Formular für ein ______________ auf den Tisch oder neben das Bett bekommt, das er selbst nach Anleitung führen kann (erhöht die ______________)
- Bei der ______________ die ______________ und ______________ des Pflegebedürftigen berücksichtigen, sofern sie nicht schädlich sind. Geeignete Getränke sind ______________, Tee und verdünnte Fruchtsäfte. Ungeeignete Getränke sind schwarzer Tee in großen Mengen und ______________
- Dafür sorgen, dass Getränk sowie ______________ und ______________ entsprechend den Fähigkeiten und Gewohnheiten des Pflegebedürftigen ______________ stehen

TIPP!

Der **Expertenstandard Ernährungsmanagement** empfiehlt zur Einschätzung einer Gefahr von Fehlernährung das zweistufige Instrument *„Pflegerische Erfassung von Mangelernährung und deren Ursachen"* (PEMU), einzusehen unter: www.dnqp.de/PEMU

g) Wie beurteilen Sie **Ausdrücke** wie „Lätzchen" oder „füttern"? ➢ APH 12.3.9

____

____

h) Nennen Sie fünf beobachtbare **Zeichen eines Flüssigkeitsdefizits.** ➢ APH 12.3.10

____

____

____

i) Welches ist die **Hauptgefahr** bei einer Schluckstörung? ➢ APH 12.3.13

____

> APH 12.3.13

j) Wie wird die **Wangen- und Mundmuskulatur** stimuliert?

Aussage	Stimmt	Ggf. Korrektur
1. Mehrfach mit mittelfestem Druck von der Nase zur Oberlippe streichen.	☐	
2. Danach leicht von der Kinnspitze zur Wange streichen.	☐	
3. Ein kräftiger Strich vom Jochbein zur Nasenwurzel.	☐	
4. Mit den Fingerspitzen zur Lockerung die Wangenmuskulatur beklopfen.	☐	

> APH 12.5.12

k) Warum muss eine **Streptokokken-Angina** dringend antibiotisch behandelt werden?

____

____

> APH 12.5.14

l) Finden Sie die richtigen **Ursachen für Übelkeit und Erbrechen** außerhalb des Magen-Darm-Trakts. Kreuzen Sie die richtigen Lösungen an.

Herzinfarkt	☐
Ekel	☐
Gähnen	☐
Vergiftungen	☐
Orientierungsstörungen	☐
Diabetes	☐

Recherchieren Sie!

> APH 12.5.15

m) Erarbeiten Sie die Definition der **funktionellen Obstipation** nach den *Rom IV-Kriterien.*

____

____

____

____

> APH 12.5.20

n) Warum ist das **akute Abdomen** ein Notfall?

____

> APH 12.6

____

o) Wahre und falsche Aussagen zum **Harnsystem.** Kreuzen Sie die richtigen Aussagen an!

1. Die Zahl der Nephrone nimmt im Alter um 50 % ab.	☐
2. Beim gesunden jungen Erwachsenen liegt die Primärharnmenge pro Tag bei 175 Liter.	☐
3. Die zwei Harnleiter sind 25–30 cm lang.	☐
4. Die zwei Harnröhren sind beim Mann ca. 25 cm lang.	☐
5. Die Harnblase fasst maximal 800 ml.	☐
6. Der äußere Schließmuskel der Harnblase gehört zum Beckenboden.	☐

p) Was sind die Gemeinsamkeiten und Unterschiede bei **Anurie** und **Harnverhalt?** ➢ APH 12.6.8

Gemeinsamkeiten	
Unterschiede	

Recherchieren Sie!

q) Was bedeutet es, wenn der Körper **überwässert** ist (Stichwort „Wasservergiftung")? ➢ APH 12.6.9

Transfer

a) Welche Nährstoffe müssen **vermehrt** zugeführt werden, wenn einer Ihrer Pflegebedürftigen einen Dekubitus hat? ➢ APH 12.1.4

b) Welche **Kostform** könnte sinnvollerweise in Ihrer Einrichtung zusätzlich angeboten werden? Begründen Sie. ➢ APH 12.3.9

c) Welche **technischen Hilfsmittel** empfehlen Sie bei folgenden Einschränkungen? Geben Sie je ein Beispiel. ➢ APH 12.3.9, Tab 12.26

Tremor beim Trinken	
Halbseitenlähmung	
Taubheitsgefühle in den Händen	

d) Welche Interventionen können Sie durchführen, wenn ein Pflegebedürftiger in Ihrer Einrichtung häufig über **Blähungen** klagt? ➢ APH 12.3.6

➢ APH 12.3.10 **e)** Was sollten Sie einem Pflegebedürftigen raten, der aus **Angst vor Harninkontinenz** absichtlich zu wenig trinkt?

___

___

___

➢ APH 12.3.1 **f)** Entwickeln Sie **Alternativen** zu der Vorstellung, dass alte Menschen jeden Tag von Kopf bis Fuß gewaschen werden sollten.

___

___

___

➢ APH 12.3.1 **g)** Überlegen Sie sich für Ihre Arbeit in der Praxis Pflegemaßnahmen bei einem Pflegebedürftigen Ihrer Wahl, bei denen nicht die Reinigung im Vordergrund steht, sondern das **Wohlbefinden** (*Wellness*).

___

___

___

___

➢ APH 12.3.4 **h)** Untersuchen Sie, ob in Ihrer Einrichtung einerseits **Inkontinenzformen** diagnostiziert, andererseits **Kontinenzprofile** (gemäß dem Nationalen Expertenstandard „Förderung der Harnkontinenz in der Pflege") festgelegt sind.

___

___

___

___

➢ APH 12.1.4 **i)** Sie haben sich im ➢ Kapitel 12.1.4 mit den Hauptbestandteilen der Nahrung Kohlenhydrate, Fett und Eiweiß befasst. Nehmen Sie einen Speiseplan Ihrer Einrichtung und überschlagen Sie grob, ob die Speisen die Anteile widerspiegeln. Befragen Sie ggf. Ihre Küchenleitung.

___

___

___

___

j) Finden Sie in Ihrer Einrichtung fünf Angebote, in denen ein nennenswerter Anteil an **Ballaststoffen** enthalten ist.

➢ APH 12.3.6

k) Erklären Sie die Wirkweise folgender **Laxanzien** und geben Sie je ein Beispiel aus Ihrer Einrichtung.

➢ APH 12.5.15

Tab. 12.6 Übersicht über Laxanzien.

Laxanzien	Wirkweise	Beispiel
Quellmittel		
Osmotische Laxanzien		
Schleimhautreizende Laxanzien		

KAPITEL

13 Leben in sozialen Beziehungen

Grundlagen

➢ APH 13.1.1

a) Nennen Sie Ursachen für **Einschränkungen** der **sozialen Interaktion.**

Körperlich

____

____

Psychisch

____

____

Sozial

____

____

➢ APH 13.1.2

b) Nennen Sie vier **Krankheiten,** die den Nachtschlaf stören können.

____

____

➢ APH 13.1.3

c) In welche drei Bereiche wird **Bildung** unterschieden?

____

____

____

➢ APH 13.1.3

d) Was verstehen Sie unter dem Begriff **Hobby?**

____

____

____

e) **Erklären** Sie folgende Begriffe.

➢ APH 13.1.4

Sexualität	
Erotik	

f) Nennen Sie vier **äußere Einflussfaktoren** auf die Sexualität alter Menschen.

➢ APH 13.1.4

g) **Veränderungen** im Alter und **Auswirkungen** auf die Sexualität – welche Aussage stimmt? Kreuzen Sie an.

➢ APH 13.1.4

Tab. 13.1 Aussagen zur Auswirkung auf die Sexualität älterer Menschen.

Aussage	wahr	falsch
1. Impotenz ist eine Folge des Alters.	☐	☐
2. Eine 60-jährige Frau ist unfruchtbar.	☐	☐
3. Männer sind im Alter sexuell aktiver als Frauen.	☐	☐
4. Nähe und Zärtlichkeit sind im Alter weniger wichtig.	☐	☐

h) Welche Aussagen zu **Homosexualität** und **gendersensibler Pflege** treffen zu? Kreuzen Sie die richtigen Aussagen an.

➢ APH 13.1.4

Tab. 13.2 Aussagen zu Homosexualität und gendersensibler Pflege.

Aussage	
1. Der erst 1994 ersatzlos gestrichene §175 StGB stellte sexuelle Handlungen zwischen Personen männlichen Geschlechts unter Strafe.	☐
2. Gendergerechte Pflege ist gleichbedeutend mit „geschlechtsneutraler Pflege".	☐
3. Gendersensible Pflege heißt, die kulturell geprägten Unterschiede von Männern und Frauen zu berücksichtigen.	☐
4. Nach Schätzungen informiert ca. die Hälfte der homosexuellen Menschen aus Angst vor Diskriminierung das soziale Umfeld nicht über ihre sexuelle Orientierung.	☐
5. Pflegeeinrichtungen in Deutschland besitzen die Kompetenz, auf die spezifischen Bedürfnisse homosexueller Menschen einzugehen.	☐

➢ APH 13.3.4 **i)** Was wird unter einem **Beschäftigungsdefizit** verstanden?

➢ APH 13.4.1 **j)** Welche „drei großen Pfeiler" geben dem Tagesablauf **Struktur?**

➢ APH 13.4 **k)** Ist regelmäßiges **Gehirntraining** sinnvoll? Begründen Sie.

➢ APH 13.4 **l)** Nennen Sie drei Vorteile der **Zubereitung von Speisen** als tagesstrukturierendes Angebot.

➢ APH 13.4.3 **m)** Welche vier **Phasen** müssen bei einer **Gruppenaktivität** beachtet werden?

➢ APH 13.5.1 **n)** Nennen Sie fünf **Arten von Spielen,** die für Senioren geeignet sind.

➢ APH 13.5.6 **o)** Welche **hygienischen Grundsätze** sollten Sie beachten, um Lebensmittelvergiftungen bei der **Zubereitung von Mahlzeiten** mit Senioren zu vermeiden?

p) Welche Fähigkeiten werden bei Senioren durch **handwerkliche Beschäftigungsangebote** geschult und gefördert?

➢ APH 13.5.7

q) Welche vier Effekte werden beim **Tanzen mit Senioren** erreicht?

➢ APH 13.5.8

r) Nennen Sie fünf verschiedene **Medien im Pflegealltag** und ihre jeweilige Funktion.

➢ APH 13.5.9

Tab. 13.3 Medien im Pflegealltag.

Medium	Funktion

s) Warum ist es sinnvoll, **Feste** zu feiern?

➢ APH 13.5.10

t) Worüber informiert sich das Fachpersonal, wenn **Senioren aus verschiedenen Kulturen** in Pflegeeinrichtungen zusammenkommen?

➢ APH 13.5.10

➢ APH 13.5.11 u) Was bedeutet **bürgerschaftlicher Einsatz** bzw. **freiwilliges Engagement?**

➢ APH 13.5.11 v) Wie erklärt sich das **wachsende öffentliche Interesse** am freiwilligen Engagement älterer Menschen?

Vertiefung

➢ APH 13.1.1 a) Warum ist es im Bereich „Leben in sozialen Beziehungen" wichtig, die **Biografie** und die **aktuelle soziale Situation** des alten Menschen zu kennen?

➢ APH 13.2.1 b) Wenn ältere Menschen sich verbal nicht mehr verständigen können, ist Beobachtung besonders wichtig. Nennen Sie fünf wichtige **Beobachtungsschwerpunkte** im Bereich **„Sozialisation und Beziehungspflege".**

➢ APH 13.1.2 c) Schätzen Sie, wie viel Prozent der stationär untergebrachten alten Menschen **Schlafmedikamente** erhalten. Kreuzen Sie die richtige Lösung an.

35 %	☐
50 %	☐
75 %	☐
90 %	☐

d) Ergänzen Sie die möglichen **Einflussfaktoren** auf das **Sexualleben älterer Menschen.**

➢ APH 13.1.4

Körperliche Krankheiten	
Seelische Störungen	
Soziale Ursachen	

e) Welche Auswirkung hatte die **Antibabypille** in den 1960er-Jahren für die Haltung gegenüber der Sexualität?

➢ APH 13.1.4

f) Welches **Verhalten** zeigen von sozialer Isolation betroffene alte Menschen häufig?

➢ APH 13.3.1

g) Beschreiben Sie die wichtigsten **psychosozialen Interventionen** bei (drohender) sozialer Isolation.

➢ APH 13.3.1

➢ APH 13.3.4

h) Welche fünf **Ziele** verfolgen Altenpflegerinnen mit der Förderung der Beschäftigung des älteren Menschen?

➢ APH 13.4
➢ APH 13.5

i) Erarbeiten Sie vier Fragen, die für **biografische Erhebungen** im Bereich **Aktivitäten** bei der Befragung des Pflegebedürftigen wichtig sind.

➢ APH 13.4.3
➢ APH 13.5.7

j) Nennen Sie je ein Beispiel für **Beschäftigungsangebote** bei bettlägerigen Menschen.

Textile Materialien	
Farbe und Papier	
Modelliermassen	
Spiele	
Lesematerial	

k) Wie kann **unangemessene Nähe** auf Menschen wirken? Ergänzen Sie die Gedanken der Beteiligten (➢ Abb. 13.1).

➢ APH 13.3.5

Abb. 13.42

Ich habe mir gestern neue schwarze Dessous gekauft. Darin sehe ich einfach umwerfend aus!

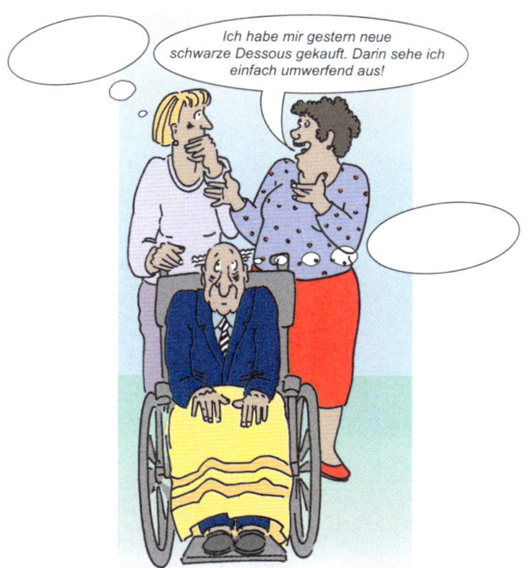

Abb. 13.1 Nähe und Distanz. [L119]

l) Warum ist ein **posttraumatisches Belastungssyndrom** *(PTBS)* bedeutsam?

➢ APH 13.3.6

m) Warum sind tagesstrukturierende Maßnahmen für **Menschen mit Demenz** besonders wichtig?

➢ APH 13.4

n) Beurteilen Sie die folgenden Aussagen über die **Komponenten der Tagesstruktur** und kreuzen Sie die richtigen Aussagen an.

➢ APH 13.4

Tab. 13.4 Komponenten der Tagesstruktur.

Aussage	Richtig
1. Die Tagesstrukturierung für Senioren setzt sich im Wesentlichen aus den Komponenten Schlafen, Radiohören und Essen zusammen.	☐
2. Nachtaktive Bewohner sollten in „Nachtcafés“ immer ein Plätzchen finden.	☐
3. Durch psychische Veränderungen kann es im Alter zu Einschränkungen der Alltagskompetenz kommen.	☐
4. Man sollte in der Grundpflege immer kreativ sein und mit den Pflegebedürftigen neue Varianten der Pflege ausprobieren.	☐
5. Eine Tischgemeinschaft kann sich positiv auf die Nahrungsaufnahme auswirken.	☐
6. Es ist nicht gut, wenn die Pflegekraft mit am Tisch sitzt, sie lenkt die Bewohner zu sehr vom Essen ab.	☐

o) Warum findet sich im Lehrbuch „Altenpflege Heute“ ein **Extra-Kapitel „Aktivitäten für Männer“?**

➢ APH 13.5.1

➢ APH 13.4
➢ APH 13.5

p) Nennen Sie vier Beispiele, wie Sie **Ehrenamtliche** oder **Angehörige** in die Tagesstruktur **einbeziehen** können.

____

____

____

____

➢ APH 13.5.1

r) Warum reagieren alte Menschen häufig abwehrend und ablehnend auf **Spielangebote** in der Beschäftigungstherapie?

____

____

____

➢ APH 13.5.1

s) Was beachten Sie bei den Spielangeboten für **bettlägerige alte Menschen?**

____

____

➢ APH 13.5.5

t) Welche „Komplikation" sollten Sie bei **biografischen Schreib-** und **Erzählangeboten** berücksichtigen?

____

____

➢ APH 13.5.7, Praxis-Tipp Werkvorschlag „Holzarbeit"

u) Erstellen Sie einen **Zeitplan** für die Umsetzung des Werkvorschlags Holzarbeit. Wie viel Zeit benötigen Sie für die Vorbereitung und für die Durchführung, wie viele Treffen veranschlagen Sie?

Zeitbedarf Vorbereitung	
Zeitbedarf Durchführung	
Zahl der Treffen	

Knifflig!

➢ APH 13.5.8

v) Welche spezielle **Sportart** wird für Senioren im Rollstuhl zunehmend bedeutender?

____

➢ APH 13.5.9

w) Welche Medien mit welchen Funktionen **bevorzugen** Sie in Ihrem Alltag? Vergleichen Sie Ihr eigenes Ergebnis mit Aufgabe 1.

____

____

____

x) Sind **neue Medien** wie PC und Internet für Senioren geeignet? Begründen Sie Ihre Meinung. ➢ APH 13.5.9

y) Welche **Anforderungen** sollten an ein **Telefon/Handy** gestellt werden, damit es für Senioren geeignet ist? ➢ APH 13.5.9

z) Nennen Sie fünf Grundregeln für die **Organisation von Festen** für Senioren. ➢ APH 13.5.10

aa) Wie hängen **Motive** für freiwilliges Engagement älterer Menschen mit ihrer sozialen Situation zusammen? ➢ APH 13.5.11

Transfer

a) Schauen Sie auf Ihre **Bildungsbiografie** und bestimmen Sie näherungsweise die Anteile von allgemeiner, beruflicher und persönlicher Bildung (in Prozenten). ➢ APH 13.1.3

b) Welche Bedeutung hatte **berufliche Arbeit** für die alten Menschen, die Sie betreuen? Stellen Sie Vermutungen an und befragen Sie Bewohner an Ihrem Praxisort. ➢ APH 13.1.3

➢ APH 13.1.4

c) Welche Rahmenbedingungen **ermöglichen oder erschweren** es den alten Menschen in Ihrer Einrichtung, ihre Sexualität zu leben?

➢ APH 13.1.4

d) Wie würden Sie reagieren, wenn Sie Opfer von **sexuellen Übergriffen** durch Bewohner wären?

➢ APH 13.3.2
Abb. 13.23

e) Welche Möglichkeit gibt es im ambulanten Bereich ein handelsübliches Bett **für die Pflege geeignet** zu machen?

➢ APH 13.3.7

f) Welche **Angebote** könnten Sie einer pflegebedürftigen Frau machen, die ihre gewohnten Rollen verloren hat? Entwickeln Sie drei Beispiele.

➢ APH 13.4.1,
Lern-Tipp S. 899

g) Schreiben Sie statt einem Tages- einen **Wochenplan Ihrer Aktivitäten** auf einem Extrablatt. Berücksichtigen Sie vor allem die „drei großen Pfeiler".
War Ihre vergangene Woche eher „strukturiert" oder „unstrukturiert"? Was hat der Woche eine wirksame Struktur gegeben?

➢ APH 13.4
➢ APH Tab. 13.6

h) Welche **Grundkomponenten im Tagesablauf** finden sich in Ihrer Einrichtung? Sie können zum Vergleich die Tabelle 13.6 im Lehrbuch heranziehen. Füllen Sie die Tabelle auf einem Extrablatt aus..

Tab. 13.5 Tagesstruktur.

	Montag	Dienstag	Mittwoch	Donnerstag	Freitag	Samstag	Sonntag
Grundkomponenten von Aktivitäten im Tagesablauf							

i) Welche **Bereiche der Aktivitäten für Senioren** von ➢ Kapitel 13.4–13.5.10 werden in den Aktivierungsangeboten Ihrer Einrichtung berücksichtigt? ➢ APH 13.4

j) Welche **Bereiche der Aktivitäten für Senioren** kommen wenig oder gar nicht in den Plänen Ihrer Einrichtungen vor? ➢ APH 13.4

k) Woran kann es liegen, dass einige Bereiche der Aktivitäten für Senioren **häufig,** manche eher **selten** in den Wochenplänen vertreten sind? Stellen Sie Vermutungen an und befragen Sie die Verantwortlichen. ➢ APH 13.4

l) Tragen Sie die **Seniorenangebote** zu **„Bildung im Alter“** in Ihrer Stadt oder Ihrem Landkreis zusammen und notieren Sie sie hier stichwortartig. ➢ APH 13.5.4

m) Nennen Sie drei Prophylaxen, die Sie mit **bewegungsorientierten Beschäftigungsangeboten** verbinden können. ➢ APH 13.5.8

n) Analysieren Sie die **Beschäftigungsangebote in Ihrer Praxisstelle** nach folgenden Gesichtspunkten und finden Sie je ein Beispiel. ➢ APH 13.5

Tab. 13.6 Analyse von Beschäftigungsangeboten.

Art des Angebots	Wer führt das Angebot durch?	Welche Bewohner nehmen das Angebot wahr?	Beispiele
Geselligkeitsorientiertes Angebot			
Bildungsorientiertes Angebot			

Tab. 13.6 Analyse von Beschäftigungsangeboten. (*Forts.*)

Art des Angebots	Wer führt das Angebot durch?	Welche Bewohner nehmen das Angebot wahr?	Beispiele
Hausarbeitsorientiertes Angebot			
Handwerkliches Angebot			
Bewegungsorientiertes Angebot			

➢ APH 13.5.9

o) Überprüfen Sie in Ihrer Einrichtung das **Medienangebot.** Ist es auf die Bedürfnisse der Pflegebedürftigen abgestimmt?

___

___

___

___

➢ APH 13.5.9

p) Untersuchen Sie das **Web-Angebot** der Internetseite *www.bundesgesundheitsministerium.de* im Hinblick auf folgende **Kriterien der Barrierefreiheit:**

Übersichtlichkeit	
Navigationsmöglichkeiten	
Such- und Filterfunktionen	
Angebote für Hörbehinderte	
Angebote für Sehbehinderte	
Downloadmöglichkeiten	
Erklärungen	
Nutzbar mit beliebigem Bildschirm	

➢ APH 13.5.10

q) Welche organisatorischen und einrichtungsspezifischen Probleme sehen Sie, wenn in Ihrer Praxisstelle ein **spontanes Fest** gefeiert werden soll? Zählen Sie drei Probleme auf und überlegen Sie sich je einen Lösungsansatz.

Tab. 13.7 Planung eines Festes.

Organisatorisches bzw. einrichtungsspezifisches Problem	Lösungsansatz

r) Sammeln Sie fünf realisierbare **Ausflugsziele** für Senioren mit Rollstühlen in der Nähe Ihrer Praxiseinrichtung. ➤ APH 13.5.10

___

___

___

___

___

s) Überlegen Sie, wo Sie sich gern ehrenamtlich als älterer Mensch **engagieren** würden, wenn Sie im Alter gesundheitlich und zeitlich nicht eingeschränkt wären. ➤ APH 13.5.11

___

___

___

KAPITEL

14 Wohnen und Haushaltsführung

Grundlagen

➢ APH 14.1

a) Worauf liegt der Schwerpunkt des **Themenfelds 6 des Strukturmodells „Wohnen/Häuslichkeit/Haushaltsführung“** für den ambulanten Bereich?

➢ APH 14.1.2
➢ APH Tab. 14.5

b) Stellen Sie den Zusammenhang zwischen **altersbedingten Funktionseinschränkungen** und **Lebensraumgestaltung** her. Ergänzen Sie die Tabelle.

Tab. 14.1 Funktionseinschränkungen und Lebensraumgestaltung.

Sinn/Funktion	Funktionseinschränkung	Lebensraumgestaltung
Geistige Fähigkeiten	Orientierungsschwierigkeiten	Orientierungsfördernde Maßnahmen wie Schilder
Verminderter Sehsinn		
Tastsinn		
Bewegungsapparat		

➢ APH 14.1.3

c) Erklären Sie den Begriff **barrierefrei** mit eigenen Worten.

➢ APH 14.1.5

d) Nennen Sie drei **Ziele** von Maßnahmen, die geeignet sind die **Haushaltsführung** sicherzustellen.

➢ APH 14.1.5

e) Ergänzen sie die folgenden **Einflussfaktoren** auf die Fähigkeit des pflegebedürftigen Menschen zur Haushaltsführung.

Funktionsfähigkeit des Körpers	

Psychosoziale Entwicklung	
Bedingungen der sozialen/ wirtschaftlichen Lebenswelt	

f) Beschreiben Sie, was Sie unter **Verwahrlosung** verstehen. ➢ APH 14.3.1

g) Erklären Sie den Begriff **Mindesthaltbarkeitsdatum.** ➢ APH 14.4.1

h) Nennen Sie fünf Hinweise zur sachgerechten und nährstofferhaltenden **Lagerung von Lebensmitteln.** ➢ APH 14.4.2

Vertiefung

Recherchieren Sie!

a) Bei welcher **Beleuchtungsstärke** können pflegebedürftige alte Menschen oft noch selbstständig lesen? Kreuzen Sie an. ➢ APH 14.1.3

1000 Lux	☐
2000 Lux	☐
6000 Lux	☐

b) Nennen Sie drei **Wohnformen** für ältere Menschen. ➢ APH 14.1.1

➢ APH 14.1.1, Tab. 14.4

c) In welchen Wohnformen werden die **Landesheimgesetze** zur Anwendung gebracht? Kreuzen Sie die zutreffenden Lösungen an.

Service-Wohnen	☐
Privat betreute Wohngemeinschaft	☐
Seniorenresidenz	☐
Pflegeheim	☐

➢ APH 14.1.5

d) Nennen Sie die drei **Grundprinzipien** der staatlichen sozialen Sicherung

➢ APH 14.2.3

e) Formulieren Sie Leitfragen zur **Informationssammlung** in den folgenden Bereichen der Haushaltsführung bei ambulanter Versorgung.

Einkaufen

Kochen

Reinigungen der Wohnung

Spülen

Wechseln und Waschen der Wäsche und der Kleidung

Heizen

f) Welche **Ursachen für Verwahrlosung** kennen Sie?

➢ APH 14.3.1

Psychische Ursachen	
Ursachen aus der Lebensumwelt	

Knifflig!

g) Wie soll sichergestellt werden, dass auch Senioren die **Pflichtangaben auf Verpackungen** lesen können?

➢ APH 14.4.1

h) Wie können Sie Kunden im ambulanten Bereich beraten, ihre Mahlzeiten **nährstofferhaltend** zuzubereiten?

➢ APH 14.4.3

i) Erläutern und bewerten Sie folgende **Verpflegungssysteme.**

➢ APH 14.4.4

Tab. 14.2 Verpflegungssysteme.

Verpflegungssystem	Erläuterung	Bewertung
Cook & Serve		
Cook & Chill		
Cook & Freeze		

➢ APH 14.5 j) Aussagen zur **Lebensmittel-** und **Küchenhygiene** – was trifft zu? Kreuzen Sie an.

Tab. 14.3 Lebensmittel- und Küchenhygiene.

Aussage	falsch	wahr
1. Eine physikalische Schädigung von Lebensmitteln ist z. B. Pilzbefall.	☐	☐
2. Primäre Keimpotenziale entstehen z. B. durch rohe Milch.	☐	☐
3. Von allen Speisen muss vorher gekostet werden, um zu prüfen, ob eine Speise verdorben ist.	☐	☐
4. Alle Mitarbeiter, die mit der Verarbeitung und Verteilung von Lebensmitteln befasst sind, müssen sich vom Gesundheitsamt belehren lassen.	☐	☐
5. Der direkte Kontakt mit Lebensmitteln – auch durch das Pflegepersonal – sollte mit Handschuhen erfolgen.	☐	☐

TIPP!

HACCP bedeutet *Hazard Analysis and Critical Control Points* und stellt ein System dar, das vorbeugend die Sicherheit von Lebensmitteln und Verbrauchern gewährleistet.

Transfer

➢ APH 14.1.1 a) Stellen Sie bei einem Pflegebedürftigen im ambulanten Bereich **Vor- und Nachteile seiner aktuellen Versorgungssituation** gegenüber.

Vorteile	
Nachteile	

➢ APH 14.1.2 b) Beschreiben Sie kurz die **Wohnraumgestaltungskonzepte,** die Sie in Ihrer Einrichtung vorfinden.

Raumeinrichtung	
Farb- und Lichtkonzepte	
Barrierefreiheit	
Hilfsmitteleinsatz	
Weitere Versorgungsstrukturen	

➢ APH 14.3.1 c) Beobachten Sie Pflegebedürftige im ambulanten Bereich, schätzen Sie die entsprechenden **Folgen von Verwahrlosung** ein (Schlüsselbegriffe unten) und ordnen Sie sie der richtigen Kategorie zu.

Kontaktabbruch – Mangelernährung – Verlust der Schmerzempfindung – Obdachlosigkeit – Verlust des Selbstwertgefühls – Abwehr – seelisches Leiden – chronische Wunden – Verlust des Schamgefühls

Körperliche Folgen	
Psychische Folgen	
Soziale Folgen	

d) Welche Gefahr besteht, wenn Altenpflegerinnen es versäumen, ihre **Gefühle** im Umgang mit unter Verwahrlosung leidenden Menschen aufzuarbeiten und zu reflektieren? ➢ APH 14.3.1

____

____

e) Überlegen sie, warum ein **tragfähiges Team** bei der Betreuung und Versorgung verwahrloster Menschen bedeutsam ist. ➢ A APH 14.3.1

____

____

____

f) Welche **Kostformen** gibt es in Ihrer Einrichtung? Wie ist die Auswahl der Gerichte geregelt? ➢ APH 14.4.4

____

____

____

g) Kosten Sie die **angebotenen Speisen.** Welche Verbesserungen würden Sie vorschlagen? ➢ APH 14.4.4

____

____

____

KAPITEL

15 Pflege alter Menschen mit Schmerzen

Grundlagen

Bitte bearbeiten Sie in Bezug auf Ihre **persönlichen Schmerzerfahrungen** folgende Fragen:

➢ APH 15.1.1

a) Was **wünschen** Sie sich von Ihrem Umfeld, wenn Sie Schmerzen haben?

➢ APH 15.1.1

b) Haben Sie schon einmal **Einschränkungen** in Ihrem Alltag durch Schmerzen erlebt und wenn ja welche?

➢ APH 15.4.3

c) Was bedeutet **Opioid** bzw. **nicht-Opioid?**

Vertiefung

➢ APH 15.2.1
➢ APH 15.2.4

a) Im nationalen Expertenstandard „Schmerzmanagement in der Pflege" wird **Schmerz** als ein **subjektives Phänomen** beschrieben. Was bedeutet diese Aussage für Ihre tägliche Arbeit und den Umgang mit Menschen, die unter Schmerzen leiden?

b) Tragen Sie die Aussagen des Expertenstandards „Schmerzmanagement in der Pflege“ zum Schmerzassessment in einer Tabelle mit den Kriterien **Schmerzlokalisation, Schmerzintensität, Schmerzqualität** und den **Schmerzverlauf** zusammen. Welche Bedeutung hat das jeweilige Kriterium und welche Methoden/Instrumente können zu seiner Bestimmung genutzt werden?

➢ APH 15.3.2

Tab. 15.1 Kriterien des Schmerzassessments.

Kriterium	Bedeutung	Methoden/Instrumente
Schmerzlokalisation		
Schmerzintensität		
Schmerzqualität		
Schmerzverlauf		

c) **Adjuvante Medikamente** begleiten die Schmerztherapie. Welche Wirkungen haben im WHO-Schema diese adjuvanten Medikamente?

➢ APH 15.4.3

Transfer

Recherchieren Sie!

a) Vergleichen Sie das **Instrument Ihrer Einrichtung zur Schmerzerfassung** mit dem Instrument der Deutschen Gesellschaft zum Studium des Schmerzes (www.dgss.org).
Unterscheiden sich die Instrumente? Wenn ja, welche Bereiche sind betroffen?

➢ APH 15.3.2

b) Analysieren Sie bei Bewohnern mit chronischen Schmerzen in Ihrer Einrichtung, welche Faktoren zu einer **„stabilen Schmerzsituation“** (vgl. Expertenstandard „Schmerzmanagement in der Pflege“) beitragen.

KAPITEL

16 Palliative Versorgung

Grundlagen

➢ APH 16.1 a) Pallium bedeutet lateinisch „Mantel". Welche **Bedeutung** für das Wort „palliativ" leitet sich aus diesem Begriff ab?

____

____

➢ APH 16.1.3 b) Was kann alles die **Vorsorge für den eigenen Sterbefall** umfassen? Nennen Sie drei Beispiele.

____

____

____

➢ APH 16.2.1 c) Markieren Sie typische **Beschwerden,** unter denen Sterbende leiden können.
Spastik in den Armen – Kraftlose Stimme – offene, klare Augen – überschießende Produktion von Mundspeichel – vermehrter Appetit – Trockenheit der Augen – Benommenheit – Stöhnen – Dekubitus – Diarrhö

➢ APH 16.2.2 d) Erläutern Sie den Begriff **Lebensbilanz.**

____

____

➢ APH 16.3.1 e) Was bedeutet **pathologisches Trauern?**

Tab. 16.1 Aussagen über pathologisches Trauern.

Aussage	wahr	falsch
In Romanen beschriebener Trauerprozess des Helden	☐	☐
Trauern über pathologische Veränderungen der Urinausscheidung	☐	☐
Intensivere Zeichen der Trauer und Begleiterscheinungen im Vergleich zu anderen Menschen in einer ähnlichen Situation	☐	☐

Vertiefung

➢ APH 16.2 a) Welche Folgen hat die Aussage, dass in der modernen Gesellschaft Sterben und Tod immer mehr zu **Tabuthemen** geworden sind?

____

____

____

Recherchieren Sie!

b) Prüfen Sie folgende **Aussagen über das Sterben und die Sterbephasen** auf ihre Richtigkeit. Recherchieren Sie dazu ggf. im Internet.

➢ APH 16.2.1

Tab. 16.2 Aussagen über das Sterben.

Aussage	wahr	falsch
Verbreiteter als die Angst vor dem Tod ist heute die Angst vor den Krankheitssymptomen und der Ohnmacht im Sterbeprozess.	☐	☐
Unmittelbar nach dem Erhalt der negativen Nachricht setzt die Phase der Verhandlung ein.	☐	☐
In der Phase der Verhandlung sollen Pflegende den Betroffenen keine Hoffnung machen.	☐	☐
Man kann sich auf den Sterbeprozess vorbereiten, indem man den natürlichen Lebensprozess annimmt.	☐	☐

c) Verbessern Sie den **Eintrag im Dokumentationssystem:** „Bewohner um 21:30 Uhr tot aufgefunden."

➢ APH 16.2.1

d) Was ist der Vorteil einer **Vorsorgevollmacht,** wo sehen Sie einen Nachteil?

➢ APH 16.2.2

e) Beschäftigen Sie sich mit dem **Urteil des Bundesverfassungsgerichts vom 16.02.2020** (http://www.bverfg.de/e/rs20200226_2bvr234715.html). Was sagt dieses Urteil aus?

➢ APH 16.2.2

Transfer

a) Untersuchen Sie das in Ihrer Einrichtung bestehende **Konzept zur Palliativversorgung.** Welche Unterstützungsmöglichkeiten gibt es?

➢ APH 16.1

> APH 16.2.2

b) Befassen Sie sich mit der **Charta zur Betreuung Sterbender** und vergleichen Sie die fünf Leitsätze mit den Grundsätzen der Betreuung Sterbender in Ihren Einrichtungen.

> APH 16.3.2

c) Welche **Trauerrituale** kennen Sie aus Ihrem privaten und beruflichen Umfeld?

KAPITEL

17 Notfall, Krisen- und Katastrophensituationen

Grundlagen

a) Welches sind häufige **Symptome bei Notfällen?** ➢ APH 17.1

b) Welche **Vitalzeichen** sollten bei einem Notfall in welcher Reihenfolge geprüft werden? ➢ APH 17.1.1

1.	
2.	
3.	

c) Welche Schritte enthält das **Reanimations-Schema nach den ERC-Leitlinien 2021?** Beschreiben Sie die Schritte. ➢ APH 17.2.1

1. BAK	
2. A	
3. T	
4.A	

TIPP!

Die ERC-Leitlinien sind 2021 neu gefasst worden (vgl. https://www.grc-org.de/wissenschaft/leitlinien).

Vertiefung

a) Wie lange soll der **Karotispuls** maximal getastet werden? ➢ APH 17.1.1

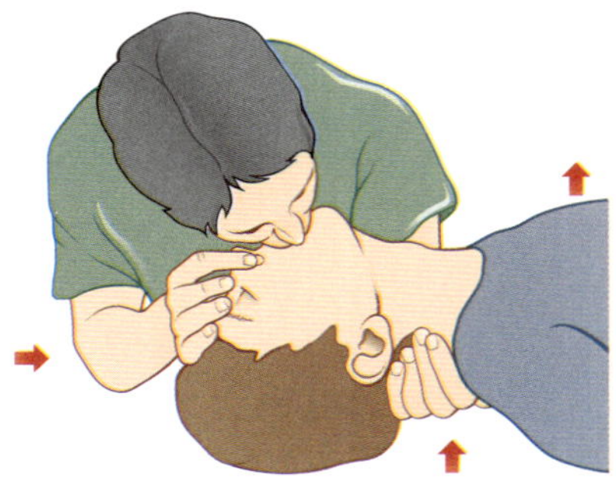

Abb. 17.1 Mund-zu-Mund-Beatmung. [L126]

➢ APH Abb. 17.3

b) Die **Mund-zu-Mund-Beatmung** gehört zu den lebensrettenden Techniken bei Notfällen. Vervollständigen Sie die Abbildung, indem Sie die roten Pfeile kommentieren (➢ Abb. 17.1).

➢ APH 17.3.3

c) Warum sind geringe Schmerzen nach einer **Verbrennung 3. Grades** ein Alarmzeichen?

➢ APH 17.6.5

d) Welchem Zweck dienen **Patientenverfügungen, Betreuungsverfügungen** und **Vorsorgevollmachten?**

Transfer

➢ APH 17.3.5

a) Welche Hinweise auf **Knochenbrüche** können nach einem Sturz auftreten?

➢ APH 17.3.9

b) **Woran denken Sie,** wenn ein Pflegebedürftiger mit der Hand an den Hals greift, sich nicht mehr äußert, hustet und pfeifende Atemgeräusche von sich gibt? Kreuzen Sie die richtige Lösung an.

Pneumonie	☐
Schluckauf	☐
Aspiration	☐

c) Wenn Sie bei einer **Vergiftung** eines Pflegebedürftigen in einer Vergiftungszentrale anrufen, welche Informationen sollten Sie bereithalten? Bitte markieren Sie farbig.
Name des Betroffenen – Alter – Geschlecht – Nationalität – Hobbies – Angehörige – Art des Eingenommenen – Pflegegrad – Zeit der Einnahme – Beobachtungen – Interventionen – Einverständnis – Vorerkrankungen

> APH 17.3.1

d) Wie gehen Sie vor, wenn ein alter Mensch aus Versehen ein **ätzendes Reinigungsmittel** getrunken hat? Was sollte man vermeiden?

> APH 17.3.2

e) In welchem Fall sollte ein **Krampfanfall unterbrochen** werden?

> APH 17.3.8

f) Bei **Evakuierungen** sollen Menschen möglichst schnell aus der Gefahrenzone transportiert werden Welche **Hilfsmittel** stehen in Ihrer Einrichtung für alte Menschen zur Verfügung?

> APH 17.4

KAPITEL

18 Pflege alter Menschen mit Behinderung

Grundlagen

➤ APH 18.1

Knifflig!

a) Ergänzen Sie die Begriffe im Kreuzworträtsel (➤ Abb. 18.1).

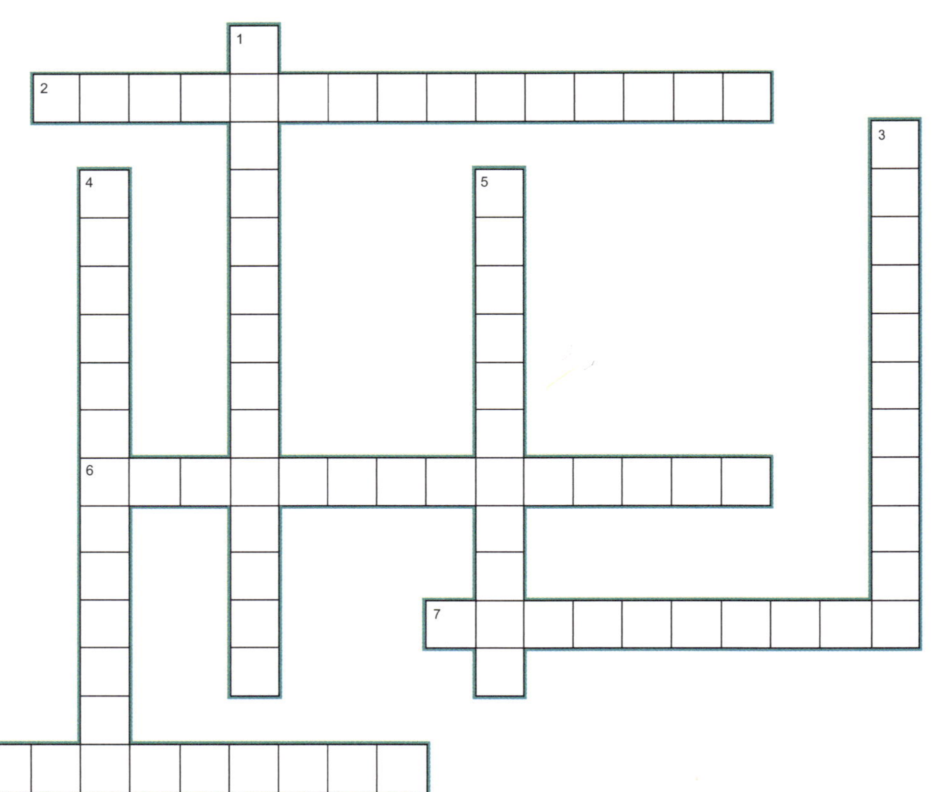

Abb. 18.1 Kreuzworträtsel „Grundlegende Begriffe". [L143]

Horizontal

2 Von welcher Erkrankung sind Menschen mit Trisomie 21 überdurchschnittlich oft betroffen?
6 Nennen Sie einen Grund für eine Aspiration
7 Anderes Wort für eine vereinfachte, stilisierte Abbildung
8 Bei erschwertem Schlucken können Flüssigkeiten … werden

Vertikal

1 Auch geistige Behinderung führt zu einer Einbuße der …
3 Nennen Sie ein anderes Wort für Trisomie 21
4 Aphasie ist eine …
5 Neben der Grobmotorik ist bei Menschen mit Trisomie 21 meist auch die … eingeschränkt

Vertiefung

a) Der Gewinn **subjektiver Lebensfreude** ist für Menschen mit Trisomie 21 (und zusätzlicher Demenz) elementar. Nennen Sie drei mögliche Interventionen im Bereich der Esskultur.

➢ APH 18.3.2

FALLBEISPIEL

Der Zimmernachbar von Herrn Schneider im „Seniorenzentrum Maxeberg", Herr Berger, hat eine ausgeprägte motorische Aphasie gepaart mit einer Dysarthrie, die sich durch eine belegte Stimme und verwaschene Sprache äußert. Dazu kommen eine beinbetonte Hemiparese rechts und ein Neglect. Herr Berger ist verzweifelt und entmutigt. Er neigt zum sozialen Rückzug.

b) Welche **Auswirkungen** im Sinne einer Behinderung haben Herr Bergers Krankheitssymptome?

➢ APH 18.3.1

c) Wie können Sie Herrn Berger in seiner **Kommunikation** unterstützen und seiner **Tendenz zum sozialen Rückzug** entgegenwirken?

➢ APH 18.3.2
➢ APH 18.4.2

d) Welche **Berufsgruppen** könnten im pflegerisch-therapeutischen Team mitwirken, um Herrn Bergers Situation zu verbessern?

➢ APH 18.3.2

➢ APH 18.4

e) Welche **Phänomene bei Behinderung vor allem im Alter** kennen Sie? Bearbeiten Sie das Kreuzworträtsel (➢ Abb. 18.2).

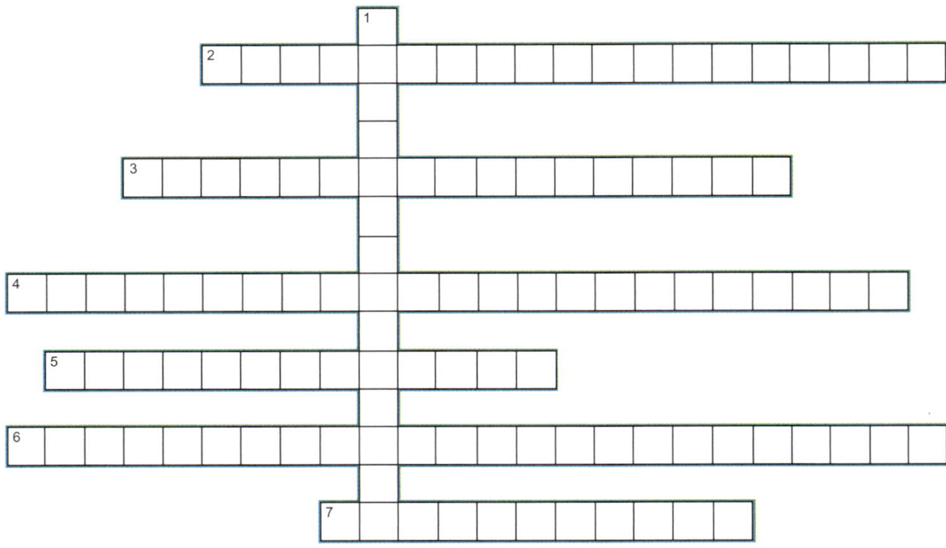

Abb. 18.2 Kreuzworträtsel „Phänomene bei Behinderung im Alter". [L143]

Horizontal

2 Blindheit, Gehörlosigkeit, Schwerhörigkeit und Taubblindheit werden mit diesem Oberbegriff zusammengefasst
3 Eine Hörbehinderung kann eine weitere Behinderung als Sekundärbehinderung nach sich ziehen. Welche?
4 Über welches Gesetz wird der Grad der Behinderung geregelt?
5 Begriff für „Teilhabe am gesellschaftlichen Leben"
6 Welcher Nachweis wird bei einem Behinderungsgrad von mindestens 50 % ausgestellt?
7 Anderer Begriff für Eingliederung, z. B. von Behinderten

Vertikal

1 Welche therapeutischen Maßnahmen sollen die Folgen der Fähigkeitsstörung und der sozialen Beeinträchtigung minimieren?

➢ APH 18.4, Fallbeispiel

f) Beschreiben Sie die **Funktionseinschränkungen und Einschränkungen der Lebensbereiche** (nach dem *Behindertenbegriff der WHO*) bei Herrn Klein.

Impairment	
Disability	
Handicap	
Umweltfaktoren	

Transfer

a) Untersuchen Sie, inwieweit pflegebedürftige Menschen in Ihrer Einrichtung **Formen einer Behinderung** aufweisen.

➤ APH 18.4.1

Körperliche Behinderung	
Sinnesbehinderung	
Sprachbehinderung	
Umweltfaktoren	
Psychisch-seelische Behinderung	
Lernbehinderung	
Geistige Behinderung	

KAPITEL

19 Rehabilitation

Grundlagen

➢ APH 19.1
➢ APH 19.2

a) Erläutern Sie folgende **Rehabilitationsarten.**

Medizinische Rehabilitation	
Frührehabilitation im Krankenhaus	
Geriatrische Rehabilitation	

➢ APH 19.1.2
➢ APH 19.1.3

b) Welche Bedeutung haben folgende Grundsätze im **Sozialrecht?**

„Vorrang der Rehabilitation vor Pflege"	
„Hilfe zur Pflege"	

Vertiefung

a) Welches sind die Komponenten der **ICF?** Ergänzen Sie die Abbildung (➢ Abb. 19.1). ➢ APH 19.1.4

b) Welche Kriterien kennzeichnen einen Menschen mit **geriatrischem Rehabilitationsbedarf?** ➢ APH 19.2.1

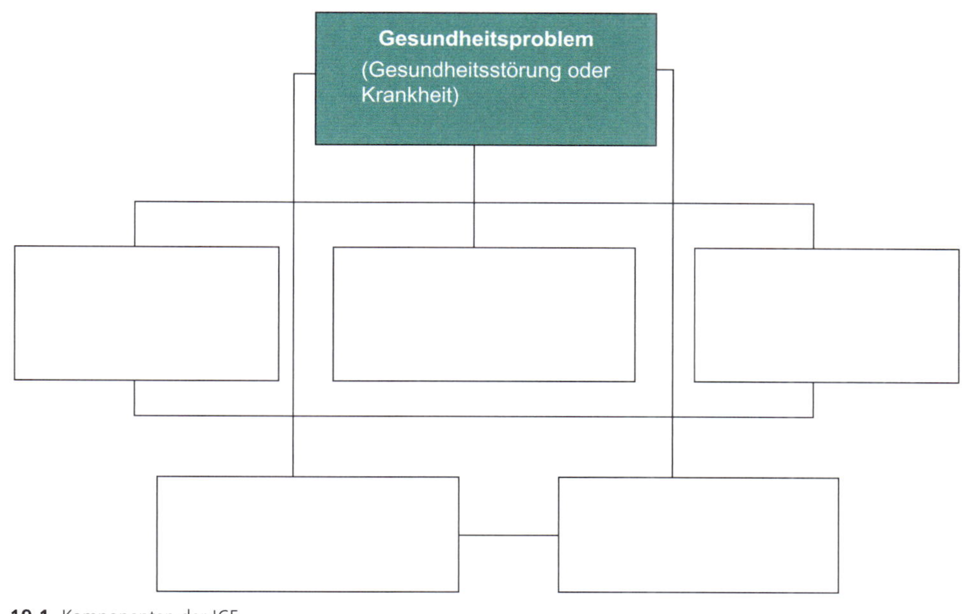

Abb. 19.1 Komponenten der ICF

c) Wann sind Menschen **rehabilitationsfähig?** ➢ APH 19.2.4

d) Nennen Sie fünf zum **Rehabilitationsteam** gehörende Berufsgruppen und beschreiben Sie ihre Aufgaben. ➢ APH 19.2.5

Transfer

➢ APH 19.1, Fallbeispiel

a) Wenden Sie das **Modell der ICF Teil 1** (Funktionsfähigkeit und Behinderung) und **Teil 2** (Kontextfaktoren) auf die Situation von Herrn Bauer im Fallbeispiel an.

Körperfunktionen	
Körperstrukturen	
Aktivitäten	
Kontextfaktoren	

➢ APH 19.1, Fallbeispiel

b) Was bedeutet **aktivierend-rehabilitative Pflege** bei Herrn Bauer im Fallbeispiel? Beschreiben Sie Grundsätze.

KAPITEL

20 Grundlagen der Psychologie

Grundlagen

a) Welches sind die drei Grundannahmen des **Behaviorismus?**

➢ APH 20.2
➢ APH 20.2, Tab. 20.1

____

____

____

Vertiefung

a) Frau Mayers **Verhalten** im Fallbeispiel wird ganz unterschiedlich interpretiert. Ordnen Sie die drei **psychologischen Erklärungsansätze** den Verhaltensinterpretationen zu.
Psychoanalytischer Ansatz – Alltagspsychologie – Lerntheorie

➢ APH 20, Fallbeispiel

1. „Frau Mayer möchte sich mit ihrem Verhalten Aufmerksamkeit sichern."	
2. „Frau Mayer ist egozentrisch und verwöhnt."	
3. „Die Ursache für Frau Mayers Verhalten ist der Konflikt zwischen Mutter und Tochter."	

Transfer

a) Wo nützen Ihnen in Ihrer Praxis Kenntnisse über **Entwicklungspsychologie?**

➢ APH 20

____

____

____

____

____

KAPITEL

21 Ethik

Grundlagen

➢ APH 21

a) Wer außer Ihnen beurteilt **richtig** oder **falsch?** An was oder an wem orientieren Sie sich im Pflegealltag?

➢ APH 21.

b) Was bedeutet der Begriff **Würde** im Grundgesetz?

➢ APH 21.9

„Die zentrale ethische Herausforderung in der Altenpflege ist die adäquate Berücksichtigung der speziellen Belange alter hilfe- und pflegebedürftiger Menschen" (APH, S. 1061).

c) Welche **ethischen Herausforderungen** haben Sie bisher in der Pflege erlebt?

➢ APH 21.9

d) Wie haben Sie sich in einer ethisch herausfordernden Situation **verhalten** und welche **Gefühle** empfanden Sie?

Verhalten	
Gefühle	

e) Wie wurde die Situation **gelöst?** Waren alle Beteiligten mit dieser Lösung zufrieden? ➢ APH 21.9

Vertiefung

Recherchieren Sie! ➢ APH 21.2.1

a) Lesen Sie die **„Charta der Rechte hilfe- und pflegebedürftiger Menschen".** Ordnen Sie die untenstehenden Aussagen den richtigen Artikeln zu (www.pflege-charta.de).

Jeder hilfe- und pflegebedürftige Mensch hat das Recht auf eine an seinem persönlichen Bedarf ausgerichtete, gesundheitsfördernde und qualifizierte Pflege, Betreuung und Behandlung.	Art.
Jeder hilfe- und pflegebedürftige Mensch hat das Recht, vor Gefahren für Leib und Seele geschützt zu werden.	Art.
Jeder hilfe- und pflegebedürftige Mensch hat das Recht auf Wahrung und Schutz seiner Privat- und Intimsphäre.	Art.
Jeder hilfe- und pflegebedürftige Mensch hat das Recht, seiner Kultur und Weltanschauung entsprechend zu leben und seine Religion auszuüben.	Art.

b) In der Altenpflege treten in der allgemeinen Rechtsprechung einige **Themen** in besonderer Weise hervor. Nennen Sie sie und beschreiben Sie sie anhand eines Beispiels. ➢ APH 21.3.1

Tab. 21.1 Wichtige ethische Themen der Rechtsprechung in der Altenpflege

Thema	Beispiel
Schutz...	
Schutz...	
Schutz...	
Schutz...	
Schutz...	
Schutz...	

➢ APH 21.5, Fallbeispiel

c) Was ist im Falle von Jens B. **normkonformes** bzw. **nonkonformes Verhalten?**

➢ APH 21.9.2

d) Beschreiben Sie ethische **Herausforderungen** auf Makroebene, Mesoebene und Mikroebene.

Transfer

➢ APH 21.4

a) Untersuchen Sie die **kulturprägenden Elemente** Ihrer Einrichtung. Beachten Sie die in der Tabelle stehenden Stichworte.

Tab. 21.2 Kulturprägende Elemente

Stichwort	Beispiele
Selbstverständliche Sinnstrukturen	
Direkte Pflege	
Indirekte Pflege	
Pflegeroutinen	

➢ APH 21.5.2

b) Beantworten Sie die unten stehenden Fragen zur **eigenen Einstellung** stichwortartig spontan, am Stück und in der vorgegebenen Reihenfolge.

Welche Einstellung habe ich zu mir?	
Welche Einstellung habe ich zu meiner Arbeit?	
Welche Haltung habe ich zur Gerechtigkeit?	
Welche Haltung habe ich zur Wahrheit?	
Welchen Sinn gebe ich meinem Leben?	

➢ APH 21.8

c) Finden Sie Methoden und Gremien heraus, die in Ihrer Einrichtung für **ethisch-moralische Entscheidungen** verwendet werden.

KAPITEL

22 Kommunikation und Interaktion, Gesprächsführung und Haltung

Grundlagen

a) Nennen Sie vier Beispiele für **Kommunikationskanäle.** ➢ APH 22.2

b) Nennen und erklären Sie die **fünf Grundannahmen** des „kommunikationstheoretischen Ansatzes" von *Paul Watzlawick.* ➢ APH 22.2.1

Tab. 22.1 Grundannahmen nach Watzlawick.

Grundannahme	Erklärung

c) Wie heißen die drei Grundpfeiler der **Vertrauensbasis,** die für klientenzentrierte Gespräche unumgänglich sind? ➢ APH 22.2.1

d) Wie könnten Sie diese Grundpfeiler im Alltag **umsetzen?** ➢ APH 22.2.1

➢ APH 22.2.2
➢ APH 22.2.2, Abb. 22.8

e) Wie könnte der alte Herr in der Abbildung **reagieren,** wenn seine Tochter sprachliche Signale (Aussage, sie hätte Zeit für ihn) und nichtsprachliche Signale (Mimik und Gestik, dass sie unter zeitlichem Druck steht) sendet, die nicht übereinstimmen (➢ Abb. 22.1)?

Martin kann Sabinchen heute nicht vom Kindergarten abholen, wie krieg ich das bloß wieder hin?

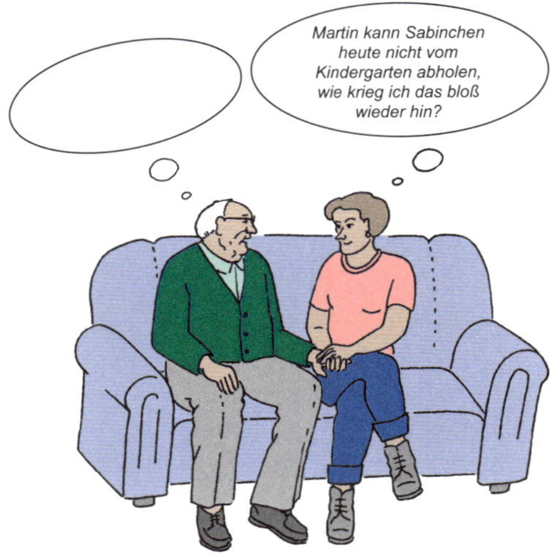

Abb. 22.1 Folgen von Doppelbotschaften. [L119]

➢ APH 22.2.4

f) Welche der folgenden Aussagen über das **helfende Gespräch** (vgl. **Türöffner** nach *M. Aarts*) sind richtig bzw. falsch? Kreuzen Sie an.

Tab. 22.2

Aussage	richtig	falsch
1. Eine gute Stimme signalisiert einen tragfähigen Atem.	☐	☐
2. Das was der andere gerade wahrnimmt, soll auf keinen Fall benannt werden.	☐	☐
3. Der alte Mensch braucht das Gefühl, dass er in seinem Tempo respektiert wird.	☐	☐
4. Wiederholen von dem, was der alte Mensch gesagt hat, soll Verständnis fördern.	☐	☐

Vertiefung

➢ APH 22.2.2

a) Analysieren Sie die folgenden Nachrichten von Pflegebedürftigen, indem Sie die vier **Aspekte der Kommunikation** von *Friedemann Schulz von Thun* beschreiben.
„Ist das Mittagessen schon da?“

Sachaspekt	
Appell	
Beziehung	
Selbstoffenbarung	

„Heute ist es aber warm."

Sachaspekt	
Appell	
Beziehung	
Selbstoffenbarung	

b) Notieren Sie Stichworte, wie Sie die Äußerungen von Frau Mälzer deuten könnten.

➢ APH 22.2, Fallbeispiel

c) Wie kann man sich in der täglichen Pflegearbeit die Phänomene **Übertragung** und **Gegenübertragung** bewusst machen?

➢ APH 22.2.1

Transfer

a) Erstellen Sie in Ihrer Lerngruppe mithilfe einer Kamera eine **Portrait-Serie,** in der fünf der folgenden Gefühlsausdrücke pantomimisch dargestellt und festgehalten werden.
Beispiele für Gefühle: Freude – Zorn – Ärger – Schmerz – Trauer – Unsicherheit – Angst – Jubel – Erleichterung – Anstrengung – Unruhe – Abscheu – Begeisterung
Wie haben Sie die jeweiligen Gefühle dargestellt und wieder erkannt?

➢ APH 22.1

b) Welche **Störungen,** die beim Kommunizieren auftreten können, kennen Sie aus Ihrem Alltag? Warum tauchen sie auf?

➢ APH 22.2.2

TIPP!
Holen Sie sich nach Möglichkeit ein **Feedback** in Gesprächssituationen ein.

KAPITEL

23 Beratung und Anleitung von Angehörigen und Bezugspersonen

Grundlagen

➢ APH 23.1 a) Welche der folgenden Aussagen über **Anleitung** sind richtig? Kreuzen Sie an.

Tab. 23.1 Aussagen über Anleitung

Aussage	Richtig
1. Bei der Anleitung von Pflegebedürftigen ist das Begrüßungsgespräch zu vernachlässigen.	
2. Es ist wichtig, dass alle Beteiligten von ihrer momentanen Situation berichten können.	
3. Es gibt keine Besonderheiten bei älteren Angehörigen zu beachten.	
4. Wiederholungen von Fakten sind richtig und sollten immer wieder angeboten werden.	

➢ APH 23.4 b) Welchen **Bereichen** widmen sich Selbsthilfegruppen hauptsächlich?

➢ APH 23.5 c) Was genau sind **Seniorenvertretungen?**

Vertiefung

➢ APH 23.2 a) Was bedeutet „Neutrale Haltung" bei der Beratung von Angehörigen und Bezugspersonen?

b) Welchen **Nutzen** haben Selbsthilfegruppen aus der Sicht von Angehörigen von Demenzerkrankten. Ergänzen Sie die Abbildung (➢ Abb. 23.1).

➢ APH 23.4.1
➢ APH Abb. 23.1

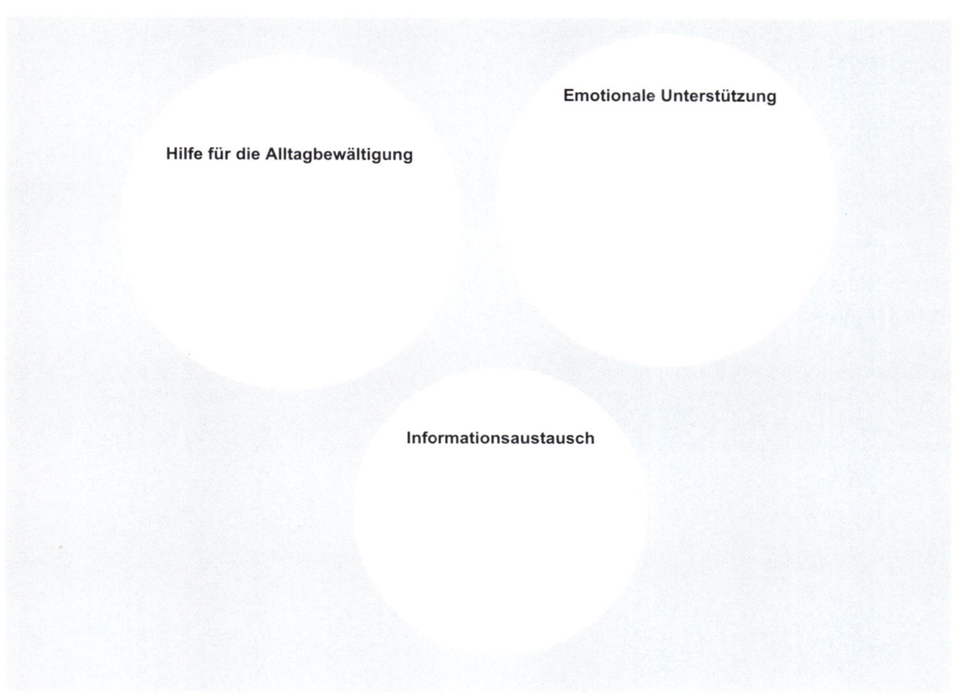

Abb. 23.1 Nutzen einer Selbsthilfegruppe.

c) Warum ist ein eingetragener Verein die häufigste **Rechtsform** für Selbsthilfegruppen?

➢ APH 23.4.2

d) Welches ist die **rechtliche Grundlage** für Seniorenvertretungen?

➢ APH 23.5.2

Knifflig!

e) Wie heißt die **Seniorenmitbestimmung in stationären Pflegeeinrichtungen?**

➢ APH 23.5.4

f) Welchen **Nutzen** bieten Seniorenvertretungen? Ergänzen Sie die Begriffe mit je einem Beispiel.

➢ APH 23.5.3

Beratung	
Mitwirkung am politischen Entscheidungsprozess	
Interessensvertretung	

Transfer

➢ APH 23.4

a) Nehmen Sie Kontakt zu einer Selbsthilfegruppe in Ihrer Nähe auf (z. B. *AMSEL*) und bereiten Sie für Ihre Einrichtung einen **Informationsflyer** auf. Welche Punkte sind Ihnen zur ausführlichen Darstellung der Selbsthilfegruppe wichtig?

b) Nehmen Sie die Tabelle 23.1 in ➢ APH und suchen Sie in Ihrem Landkreis oder Ihrer Stadt entsprechende **Selbsthilfegruppen.** Tragen Sie diese in die Tabelle ➢ Tab. 23.2 ein.

Tab. 23.2 Beispiele von Selbsthilfegruppen.

Chronische bzw. seltene Krankheiten/Behinderungen	Lebenskrisen	Soziale Situationen

Recherchieren Sie!

➢ APH 23.5

c) Unter welchen Namen arbeiten **Seniorenvertretungen** (z. B. Seniorenbüro, Seniorenselbstverwaltung, …) in Ihrer Stadt bzw. in Ihrem Landkreis?

KAPITEL

24 Teamzusammensetzung und Teamarbeit

Grundlagen

a) Was bedeutet für Sie **Teamarbeit?** Formulieren Sie wichtige Begriffe und tragen Sie sie in die Mindmap (➢ Abb. 24.1) ein. ➢ APH 24.1

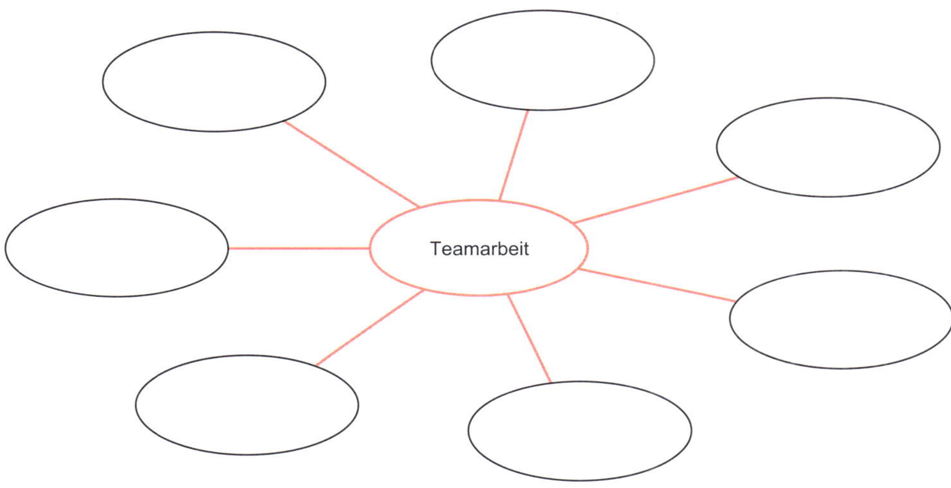

Abb. 24.1 Mindmap Teamarbeit (nach R. Böhmer-Breuer). [L143]

b) Erinnern Sie sich an Situationen, in denen Sie **in Teams gearbeitet** haben und stellen Sie sich die Fragen: „Was hat diese Arbeit ausgemacht?“ sowie „Was war gut, was war weniger gut?“ Schreiben Sie Ihre Gedanken stichwortartig auf. ➢ APH 24.1

c) Welche Merkmale sind charakteristisch für ein **Team** und die **Teamarbeit?** ➢ APH 24.1

Vertiefung

➢ APH 24.1.2

a) Welche **Teamrollen** würden Sie an wen in Ihrem Team vergeben? Tragen Sie die Namen in die Tabelle ein (➢ Tab. 24.1).

Tab. 24.1 Teamrollen.

Teamrolle	Teammitglied	Fachliche/persönliche Kompetenzen
Der Macher		
Der Beobachter		
Der Spezialist		
Der Perfektionist		
Der Umsetzer		

➢ APH 24.1.2

b) Welche **fachlichen** oder **persönlichen Kompetenzen** der jeweiligen Personen begründen Ihre Entscheidung? Ergänzen Sie die oben stehende Tabelle (➢ Tab. 24.1) mit Angaben aus Ihrem Team.

➢ APH 24.1.2

c) Welche Teamrolle würden Sie **sich selbst** zuschreiben?

___

➢ APH 24.1.3

d) Wie sollte der **Kommunikationsstil** in einem Team geprägt sein, damit Kommunikation erfolgreich verläuft?

___

___

___

Transfer

➢ APH 24.2

a) Welche Professionen gehören in Ihrer Einrichtung zum **interdisziplinären Team?**

___

___

___

___

b) Welche **Aufgaben** haben diese Professionen innerhalb Ihres pflegerisch-therapeutischen Teams?

➢ APH 24.2

c) Überlegen Sie für Ihr Team, welche Maßnahmen am besten geeignet wären, um den Zusammenhalt im Team zu fördern.

➢ APH 24

KAPITEL

25 Supervision und kollegiale Beratung

Grundlagen

➢ APH 25.1.1

a) Wie beschreiben Sie kurz die **Grundidee der Supervision?**

➢ APH 25.3

b) Was verstehen Sie unter **kollegialer Beratung?**

Vertiefung

➢ APH 25.3.4

a) Beschreiben Sie einen idealtypischen Einstieg in einen **kollegialen Beratungsprozess.**

b) Erläutern Sie Methoden der **kollegialen Beratung.** Ergänzen Sie hierzu die Tabelle mit Zielen und möglichen Leitfragen.

➢ APH 25.3.4
➢ APH Tab. 25.1

Tab. 25.1 Methoden kollegialer Beratung

Methode der kollegialen Beratung	Ziel	Leitfrage
Brainstorming		
Kopfstandmethode		
Ein erster kleiner Schritt		
Sharing		
Zwei wichtige Informationen		
Resonanzrunde		
Erfolgsmeldung		
„Reflecting Team"		

Transfer

a) Überlegen Sie, **zu welchen Themen** in Ihrer Praxisstelle kollegiale Beratung sinnvoll sein könnte.

➢ APH 25.3.3

______

______

______

KAPITEL

26 Vernetzung, Koordination, Kooperation

Grundlagen

➢ APH 26.1.1 a) Welche Aufgaben hat ein **Pflegestützpunkt?**

____

____

____

➢ APH 26.1.2 b) **Pflegeüberleitung** – vervollständigen Sie den Lückentext.
abstimmt – Versorgungslücke – Pflegeüberleitung – Pflegeüberleitung – Übergang – Koordinierungsfunktion – Krankenhausaufenthalt

Die ______________ übernimmt eine wichtige ______________, indem sie die Versorgung des Patienten vor und bei dem ______________ aufeinander ______________. Die ______________ schließt damit eine ______________, die nach einem ______________ entstehen kann.

Vertiefung

➢ APH 26.1.4 a) Stellen Sie **externe** und **interne Kooperation** gegenüber.

Externe Kooperation	
Interne Kooperation	

➢ APH 26.2.1 b) Welche drei Hauptfunktionen erfüllt ein **Dienstplan?**

____

____

____

➢ APH 26.2.1 c) Wie lange müssen Dienstpläne aufbewahrt werden? Kreuzen Sie die zutreffende **Frist** an.

5 Jahre	☐
10 Jahre	☐
30 Jahre	☐

d) Welche der folgenden Begriffe gehören zu den **Kriterien bei der Dienstplangestaltung?** Markieren Sie diese farbig. ➢ APH 26.2.1

Summenspalte – Freiwunschbuch – Wochentage bunt markiert – Handschriftlichkeit – Lesbarkeit – Qualifikation der Mitarbeiter – Übertragungsspalte für Mehrarbeit – kein Vorname wegen Datenschutz – dokumentenechte Führung – Überklebungen bei Fehlern erlaubt – Legende für Dienstzeiten – mehrzeilig pro Mitarbeiter

Recherchieren Sie!

e) Welches sind die besonderen **Anforderungen an die Dienstplangestaltung** in Ihrem ambulanten Einsatz? ➢ APH 26.2.1 ➢ APH 26.2.2

______

______

______

______

Transfer

a) Welche Veränderungen müssten Sie in einem Wohnbereich vornehmen, wenn Sie **Primary Nursing** einführen wollten? ➢ APH 26.2.3

______

______

______

KAPITEL

27 Praxisanleitung

Grundlagen

➤ APH 27.2.1

a) Welche vier Stufen umfasst das **Modell der praktischen Anleitung** nach *Quernheim?*

____

____

____

____

➤ APH 27.4

b) Nennen Sie fünf Aspekte der **Sozialkompetenz.**

____

____

____

____

____

➤ APH 27.5.4

c) Was bedeutet **mentales Training** und wie effektiv ist es?

____

____

Vertiefung

➤ APH 27.1

a) Welche **Aussagen** in Bezug auf Praxisanleitung treffen zu? Kreuzen Sie die richtigen Antworten an.

Tab. 27.1

Aussage	Wahr oder falsch?
1. Die Qualifikation zum Praxisanleiter umfasst ab 2020 eine Weiterbildung von mindestens 300 Stunden.	☐
2. Ab 2023 umfasst die Qualifikation zum Praxisanleiter eine Weiterbildung von mindestens 420 Stunden.	☐
3. Alle Anleiter müssen berufspädagogische Fortbildungen im Umfang von mindestens 24 Stunden jährlich nachweisen.	☐
4. Anleiter mit Bestandsschutz benötigen eine jährliche Bescheinigung ihres Arbeitgebers über die Anleitetätigkeit.	☐
5. Die pädagogische Kompetenz von Anleitern umfasst die Fähigkeit Lernsituationen zu schaffen und Theorie mit Praxis verknüpfen zu können	☐

b) Wozu dient die **Bedingungsanalyse** eines Praxisanleiters? ➢ APH 27.5.1

c) Wann ist das **Lernende-zentrierte Anleitemodell** sinnvoll? Markieren Sie die passenden Antwortmöglichkeiten. ➢ APH 27.5.5

- ☐ Der Lernende soll die Folgen seines Handelns unmittelbar und unverfälscht erleben können.
- ☐ Der Lernende kennt bereits Teile der Handlungskette und soll diese Teile nun selbstständig kombinieren.
- ☐ Der Lernende ist von Anfang an Partner in der Durchführung der Pflegehandlung.
- ☐ Der Lernende verfügt nur über theoretische Kenntnisse und soll sich auf das Beobachten konzentrieren können.

Transfer

a) Beobachten Sie Ihre Praxisanleiterin. Über welche **Kompetenzen** verfügt sie in besonderem Maß? Woran erkennen Sie das? ➢ APH 27.4

b) Erinnern Sie sich an eine besonders **gelungene Anleitungssequenz.** Welche Aspekte und Elemente der Praxisanleitung haben zum Erfolg beigetragen? ➢ APH 27.5

c) Überprüfen Sie den in Ihrer Einrichtung geltenden **standardisierten Beobachtungs- und Beurteilungsbogen.** Ist er geeignet die praktische Leistung eines Schülers abzubilden? Wo sehen Sie Stärken und Schwächen? ➢ APH 27.5.8

KAPITEL

28 Hygiene

Grundlagen

➢ APH 28.1.2

a) Ergänzen Sie die Erläuterungen zu den **Fachbegriffen.**

Infektion	
Nosokomiale Infektion	
Infektionsausbruch	
Kolonisation	
Flora	
Kontamination	

➢ APH 28.1.2

b) Ordnen Sie die **Mikroorganismen** den richtigen Erklärungen zu.
A: Viren **B:** Bakterien **C:** Pilze **D:** Protozoen
1: Einzellig, krankmachende Wirkung entsteht durch Toxine, teilweise Sporenbildner, werden mit Antibiotika behandelt
2: Benötigen Wirtszelle zur Vermehrung, es können Virostatika eingesetzt werden
3: Einzeller, verschiedene Medikamente und Übertragungsformen existieren
4: Einzeller mit differenziertem Aufbau, werden mit Antimykotika behandelt

Lösung: **A:** ________________ **B:** ________________ **C:** ________________ **D:** ________________

➢ APH 28.2.3
➢ APH 28.2.4

c) Beschreiben Sie die beiden klassischen Verfahrensweisen in der **Hygiene.**

Desinfektion	
Sterilisation	

d) Nennen Sie fünf Erkrankungen, die laut Infektionsschutzgesetz **meldepflichtig** sind. ➢ APH 28.5.1

Vertiefung

a) Schätzen Sie die Vor- und Nachteile verschiedener **Wirkstoffe in Desinfektionsmitteln** ein. Ergänzen Sie die Tabelle. ➢ APH 28.2.3

Tab. 28.1 Wirkstoffe in Desinfektionsmitteln

Wirkstoff	Vorteil	Nachteil
Alkohole		
Aldehyde		
Oberflächenaktive Substanzen		
Alkylamine		
Sauerstoffspalter		

b) Welches sind Einflüsse auf die **Wirksamkeit von Desinfektionsmitteln?** Markieren Sie farbig. ➢ APH 28.2.3
Eigenschaften des Keimpotenzials – Überzeugung der Anwender – Wirkungsbeeinträchtigungen durch Verunreinigungen – Temperaturerhöhungen

c) Nennen Sie drei **Regeln** im sachgerechten Umgang mit hautschädigenden Desinfektionsmitteln. ➢ APH 28.2.3

➢ APH 28.2.3

d) Erklären Sie folgende **Desinfektionsarten.**

Händedesinfektion	
Hautdesinfektion	
Flächendesinfektion	
Schlussdesinfektion	

Knifflig!

➢ APH 28.2.4

e) Was ist der Unterschied zwischen **Sterilisiergut** und **Sterilgut?**

____

____

➢ APH 28.4.2

f) In welchen Situationen sollte folgende **persönliche Schutzausrüstung** verwendet werden? Nennen Sie Beispiele.

Langärmelige Schutzkittel	
Flüssigkeitsdichte Schürzen	
Mund-/Nasen-Schutzmaske	
Handschuhe	
Schutzbrille	
Haarschutz	

g) Beschreiben Sie die Hinweise zur **Händedesinfektion** nach individuellem Vorgehen. ➢ APH 28.4.4

h) Was muss vor einer **Handschuh-Desinfektion** sichergestellt sein? ➢ APH 28.4.5

i) Aussagen zur **Umgebungshygiene** – was trifft zu? Kreuzen Sie an. ➢ APH 28.6

Tab. 28.2 Umgebungshygiene

Aussage	falsch	wahr
Jede haustechnische Einrichtung wird alle zwei Jahre gewartet und überprüft.	☐	☐
Die Bausubstanz muss grundsätzlich intakt sein.	☐	☐
Bei dem im normalen Versorgungsnetz vorhandenen Wasser handelt es sich um Brauchwasser.	☐	☐
Abfälle können auf verschiedene Weise schädigend wirken.	☐	☐

j) Welche hygienischen Maßnahmen sind bei **Noro-Viren-Befall** angesagt? Ergänzen Sie. ➢ APH 28.5.7

Erkrankter Bewohner	
Schutzkleidung	
Kontakt mit Stuhl, Erbrochenem, …	
Erkrankte Mitarbeiter	

Transfer

a) Welche Regeln müssen Sie nennen, wenn Sie einen Kollegen in den **Umgang mit Sterilgut** einweisen sollen? ➢ APH 28.2.4

____

____

➢ APH 28.4.4 b) Welche Gründe für **berufsbedingte Hautirritationen** sind zu beobachten?

____

____

➢ APH 28.4.4 c) Welche **Maßnahmen zur Hautpflege** führen Sie während der Pflege und welche nach dem Dienst durch?

____

____

➢ APH 28.6.4 d) Welche **Regelungen** gibt es im Umgang mit folgenden Abfallarten?

Kontaminierte Abfälle ohne Verletzungsgefahr	
Kontaminierte Abfälle mit Verletzungsgefahr	
Altmedikamente	
Infektiöse Abfälle	

➢ APH 28.5.4 e) Haben Sie **Erfahrungen mit MRSA** in der Praxis gemacht? Was macht diesen Erreger so gefährlich, welche Schutzmaßnahmen wurden in Ihrer Einrichtung ergriffen?

____

____

____

____

KAPITEL

29 Grundlagen der Arzneimittelkunde

Grundlagen

a) Um das korrekte Richten der Medikamente zu gewährleisten, muss die sogenannte **6-R-Regel** beachtet werden. Bitte ordnen Sie den unten stehenden Handlungsschritten die jeweilige Regel zu.

➢ APH 29.1.5

Zur Kontrolle

Regel 1: Richtige Person
Regel 2: Richtiges Medikament
Regel 3: Richtige Dosierung/Konzentration
Regel 4: Richtige Applikationsart
Regel 5: Richtiger Zeitpunkt
Regel 6: Richtige Dokumentation

Richtiges Medikament in richtiger Arzneimittelverpackung?	Regel
Sind die Angaben in der Bewohnermappe (Medikamentenblatt) erfasst?	Regel
Rektal, oral?	Regel
Richtiges Medikamententablett, Übereinstimmung des Bewohnernamens mit der Verordnung?	Regel
Form = Einfach-, Depot- oder Retardform?	Regel
Einnahme am Morgen, Mittag oder Abend?	Regel
Tropfen oder Tabletten?	Regel
Präparatename = Verordnungsname (oft ähnliche Namen, z. B. ASS oder ACC)?	Regel
Stärke = z. B. 2 mg, 5 mg oder 10 mg; 1 % oder 10 %?	Regel

TIPP!

Je nach Autorin werden bis zu 10-R-Regeln formuliert (Richtige Person, Medikament, Dosis, Applikationsart und -stelle, Zeitpunkt, Anwendungsdauer, Aufbewahrung, Risikomanagement, Dokumentation und Entsorgung.

Vertiefung

➢ APH 29.1.3

a) Ihnen fällt auf, dass eine Bewohnerin verschiedene Medikamente mit so genannten Namenszusätzen einnimmt, z. B. „Digimeck minor®". Bitte ordnen Sie die **Namenszusätze** den jeweiligen Bedeutungen zu, indem Sie die passenden Begriffe mit Strichen verbinden (➢ Abb. 29.1).

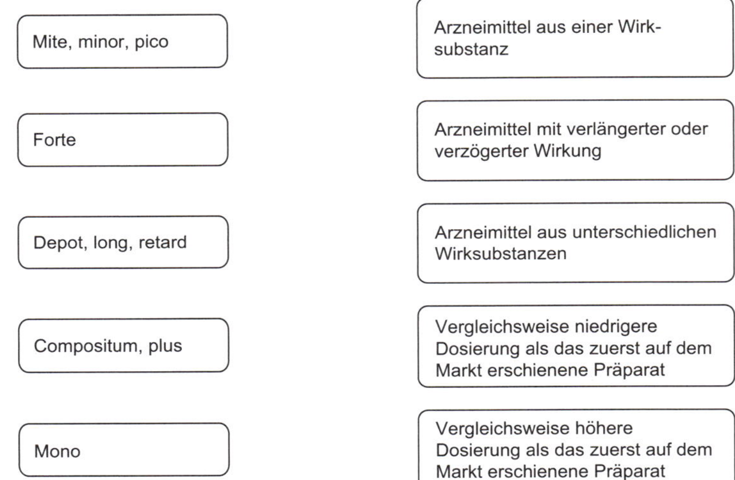

Abb. 29.1 Namenszusätze bei Arzneimitteln (nach J. Biller). [L143]

FALLBEISPIEL

Nach dem Stellen der Medikamente hat die Bewohnerin Frau Leydig noch eine Frage an Sie und die examinierte Kollegin. Sie berichtet, dass sie die Kapsel sehr schlecht schlucken kann und möchte wissen, ob sie diese öffnen darf. Außerdem will sie wissen, ob sie das Medikament vor oder nach dem Essen einnehmen soll.

➢ APH 29.1.5

b) Welche Darreichungsformen dürfen **nicht geteilt** werden?

____

____

➢ APH 29.1.5

c) Wie würden Sie Frau Leydig wegen der schwierig zu schluckenden Kapsel **beraten?**

____

____

➢ APH 29.1.6

d) Woher erhalten Sie Informationen über den geeigneten **Zeitpunkt** der Medikamenteneinnahme?

____

KAPITEL

30 Grundlagen der medizinischen Diagnostik und Behandlung

Grundlagen

a) Welche **medizinischen Probleme** tauchen bei älteren Menschen häufig auf (*Multimorbidität*)? Vervollständigen Sie die Abbildung (> Abb. 30.1). > APH 30.1.1 > APH Abb. 30.2

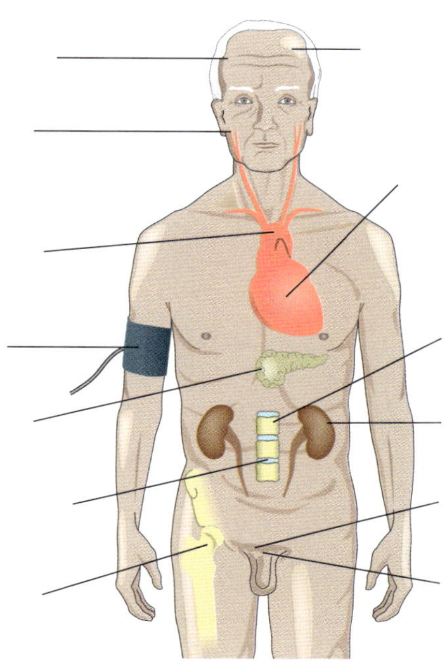

Abb. 30.1 Multimorbidität. [L190]

b) Was sind **geriatrische Syndrome?** > APH 30.1.2

---

c) Erklären Sie den Begriff **Differenzialdiagnose.** > APH 30.2

➢ APH 30.2.3

d) Erklären Sie folgende Begriffe der **körperlichen Untersuchung.**

Inspektion	
Palpation	
Perkussion	
Auskultation	

➢ APH 30.2.8

e) Muss eine **Sonografie** in den Röntgenpass eingetragen werden? Begründen Sie.

Vertiefung

Knifflig!

➢ APH 30.3.3

a) **Grenzen** Sie die Begriffe voneinander ab.

Physikalische Therapie	
Physiotherapie	

➢ APH 30.2.4
➢ APH Tab. 30.1

b) Welche Fragen/Untersuchungen gehören zum **geriatrischen Screening nach Lachs?** Kreuzen Sie an.

1. Einschätzung des Körpergewichts	☐
2. Können Sie sich selbst anziehen?	☐
3. Haben Sie Lust zum Leben?	☐
4. Konnten Sie in letzter Zeit nicht singen?	☐
5. Leiden Sie häufig unter Schmerzen?	☐

➢ APH 30.2.6

c) Warum wird ein **Belastungs-EKG** immer unter ärztlicher Aufsicht durchgeführt?

Transfer

➢ APH 30.1.1

a) Stellen Sie für eine Ihnen bekannte Pflegebedürftige mit mehreren Diagnosen den Zustand der **Multimorbidität** in einem Mindmap dar. Verwenden Sie dafür ein Extrablatt.

KAPITEL

31 Durchführung ärztlicher Verordnungen

Grundlagen

a) Ergänzen Sie den Lückentext. ➢ APH 31.1

Die Übernahme ärztlicher Verordnungen durch Pflegefachpersonen setzt ein ____________ und ____________ Fachwissen voraus. Bei der Delegation ärztlicher Tätigkeiten tragen die Beteiligten Verantwortungen für ihr Handeln. Der Arzt trägt die ____________. Die Pflegefachpersonen trägt die ____________.

b) Welche Angaben muss eine **ärztliche Verordnung** enthalten? ➢ APH 31.1.1

c) Die Anordnung muss grundsätzlich schriftlich vorliegen. Wann sind **Ausnahmen** erlaubt und wie müssen Altenpflegerinnen darauf reagieren? ➢ APH 31.1.1

d) Pflegende haben eine **Durchführungsverantwortung.** Welche Anforderungen müssen erfüllt werden? ➢ APH 31.1.2

e) Was versteht man unter einem **Medizinprodukt?** Unterscheiden Sie **aktive** und **nichtaktive Medizinprodukte.** ➢ APH 31.2

f) Welche **rechtlichen Grundlagen** regeln den Umgang mit Medizinprodukten? ➢ APH 31.2.1
➢ APH 31.2.2

> APH 31.4.2

g) Beschreiben Sie die Handlungskette für eine **subkutane Injektion.**

> APH 31.6.3

h) Erläutern Sie die **Phasen der Wundheilung.**

Exsudationsphase	
Proliferationsphase	
Reparationsphase	

> APH 31.8.1

i) Welche Eigenschaften sollte eine **optimale, individuelle Stomaversorgung** haben?

Tab. 31.1 Eigenschaften einer optimalen Stomaversorgung

Stichwort	Erläuterung
Geruch	
Geräusche	
Hautverträglichkeit	
Beschaffung	
Halt	
Handhabung	

Vertiefung

a) Dürfen Pflegende sich weigern, **ärztliche Verordnungen** auszuführen? Erläutern Sie anhand eines Beispiels.

➢ APH 31.1.2

FALLBEISPIEL

Altenpflegerin Katja stellt beim Verteilen der Medikamente fest, dass sie die Medikamentenbecher von Frau Schmidt und Frau Müller vertauscht hat. Beide haben die Medikamente bereits eingenommen.

b) Wie sollte Katja jetzt **handeln?**

➢ 31.1.2

c) Reflektieren Sie Vor- und Nachteile der **künstlichen Ernährung.**

➢ APH 31.3

Vorteile	
Nachteile	

d) Darf man einem Bewusstlosen im **Notfall** eine Injektion verabreichen, auch wenn dieser sein Einverständnis nicht geben kann?

➢ APH 31.1.1

Knifflig!

e) Warum sollte bei jeder Verletzung der **Impfstatus** überprüft werden?

➢ APH 31.4.4

f) Welche Aussage zur **Wundversorgung** trifft zu? Kreuzen Sie die richtigen Aussagen an.

➢ APH 31.6.7

Tab. 31.2 Aussagen zur Wundversorgung.

Aussage	Richtig?
1. Septische Wunden werden von außen nach innen gereinigt.	☐
2. Keimfreie Wunden werden immer nach infizierten Wunden versorgt.	☐
3. Eine alkoholische Lösung ist ein mildes, gut verträgliches Wunddesinfektionsmittel.	☐
4. Der Hydrokolloidverband bindet das Wundexsudat in Gelform.	☐

➢ APH 31.8 g) Unterscheiden und erklären Sie folgende Begriffe.

Tab. 31.3 Stomaformen.

Begriff	Erläuterung
Enterostoma	
Ileostoma	
Tracheostoma	
Urostoma	

Transfer

➢ APH 31.3.1 a) Erläutern Sie anhand der folgenden Stichpunkte, was bei der Pflege von Menschen mit **Gastroduodenalsonde** zu beachten ist.

Gesüßte Tees, Obstsäfte	
Fehlende Kautätigkeit	
Schonatmung	

➢ APH 31.4.2 b) Prüfen Sie, welche Regelung in Ihrer Einrichtung bei der Frage der **Hautdesinfektion bei Insulininjektionen** gilt.

➢ APH 31.8 c) Recherchieren Sie in Ihren Einrichtungen, welche Formen von Stomata vorhanden sind und wer die Beratung und Versorgung bei dieser Pflegeintervention übernimmt.

KAPITEL

32 Case-Management, Schnittstellenmanagement und Pflegeüberleitung

Grundlagen

a) Definieren Sie **Case-Management** mit eigenen Worten. > APH 32.1.1

b) Was sind die **Ziele** des Case Managements? Streichen Sie die falschen Aussagen. > APH 32.1.1

- Bestehende Ressourcen sollten genutzt werden
- Krankenhäuser sollten optimal ausgelastet werden
- Expertenhandeln statt unvernünftiger Eigenaktionen
- Gesamtkonzept von therapeutischen und pflegerischen Hilfeleistungen
- Optimale Lebensqualität von Pflegebedürftigen.

c) Erklären Sie die **Aufgaben** der Überleitungspflege. > APH 32.1.1 > APH 32.1.2

Beratung	
Organisation	
Sicherstellung	
Dokumentation	
Herstellung	

Vertiefung

a) Welche **Kriterien der Diagnosestellung** strukturieren das Assessment der Übergangspflege nach *E. Böhm?* > APH 32.2.3

APH 32.2.4 **b)** Welche **Funktion** hat der Nationale Expertenstandard „Entlassungsmanagement in der Pflege“ für die Überleitungspflege (Beispiele)?

___

___

___

TIPP!
Der *„Expertenstandard Entlassungsmanagement“* ist 2019 zum zweiten Mal aktualisiert worden.

APH 32.3.1 **c)** Nennen Sie je vier Beispiele für **interne** bzw. **externe Schnittstellen** (aus der Sicht einer stationären Pflegeeinrichtung).

Interne Schnittstellen	
Externe Schnittstellen	

APH 32.3.1 **d)** Im Gesundheitssystem gibt es verschiedene **Versorgungsketten.** Ergänzen Sie die fehlenden Begriffe in der Abbildung (Abb. 32.1).

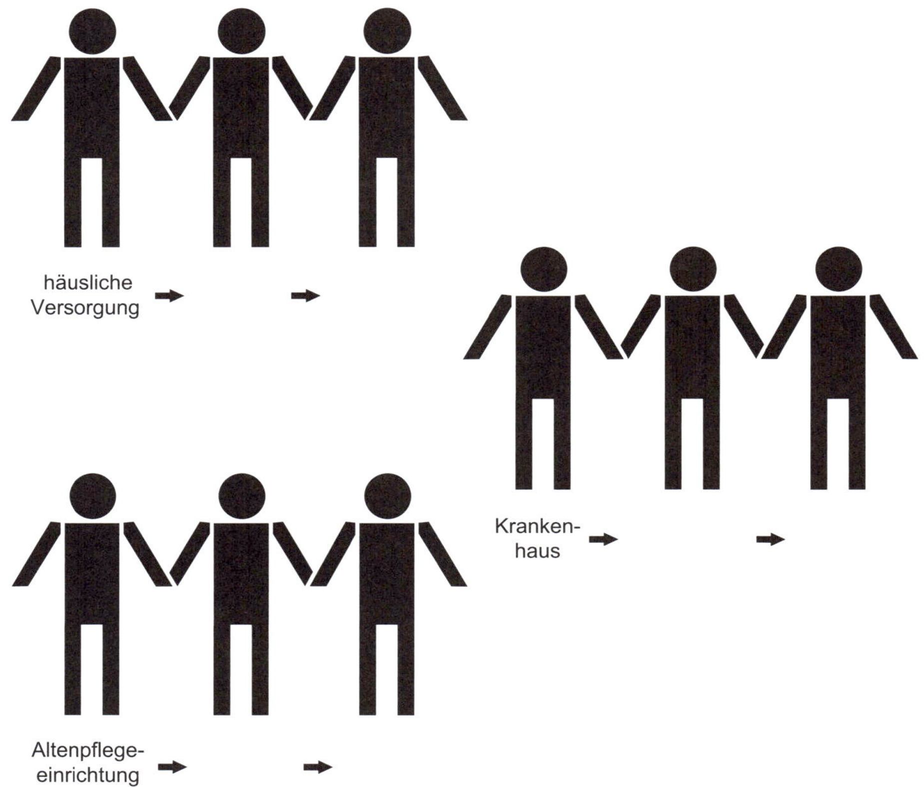

Abb. 32.1 Versorgungsketten.

e) Welche **Aufgabe für das Fallmanagement** wurde mit dem Pflegeweiterentwicklungsgesetz zum 01.01.2009 verpflichtend eingeführt? ➢ APH 32.3.1

___

f) Welche drei pflegerischen Anteile des Entlassungsmanagements werden in dem Begriff **Pflegeüberleitung** zusammengefasst? ➢ APH 32.3.3

___

___

___

Transfer

a) Reflektieren Sie, ob der Bogen ➢ APH Abb. 32.4 aus folgenden Perspektiven ergänzungsbedürftig ist. ➢ APH 32.2 ➢ Abb. 32.4

Perspektive des Krankenhauses	
Perspektive des ambulanten Dienstes	
Perspektive des Pflegebedürftigen/der Angehörigen	

KAPITEL

33 Qualitätsmanagement

Grundlagen

➢ APH 33.1.1 ➢ APH Tab. 33.1

a) Stellen Sie drei **qualitätsrelevante Paragrafen** aus dem SGB XI inhaltlich vor.

Tab. 33.1 Qualitätsrelevante Paragrafen des SGB XI

Paragraf	Inhaltliche Beschreibung
§ 113	
§ 114	
§ 117	

➢ APH 33.1.3

b) Erklären Sie die folgenden **Qualitätsebenen.**

Strukturqualität	
Prozessqualität	
Ergebnisqualität	

Vertiefung

➢ APH 33.1.3

a) Beschreiben Sie den Unterschied zwischen **Regelprüfungen** und **Wiederholungsprüfungen** des MDK.

Regelprüfungen	
Wiederholungsprüfungen	

Recherchieren Sie!

➢ APH 33.1.3

b) Verschaffen Sie sich einen Überblick über die kontroverse Diskussion bezüglich der **Pflegenoten** (www.pflegenoten.info).

___

___

___

c) Inwieweit trägt ein Leitbild zur **Qualitätsentwicklung** bei? ➢ APH 33.2.2

d) Welche Bedeutung haben die **Nationalen Expertenstandards** für das **Qualitätsmanagement** einer Pflegeeinrichtung bzw. eines ambulanten Dienstes? ➢ APH 33.2.2

Knifflig!

e) Warum sind die Expertenstandards **in Krankenhäusern** umzusetzen, obwohl nur das SGB XI (Geltungsbereich der Pflegeversicherung, gilt nicht für Krankenhäuser!) die Implementierung ausdrücklich vorschreibt? ➢ APH 33.2.2

f) Welche Bedeutung hat die **Fachaufsicht** im Qualitätsmanagement der Pflege? ➢ APH 33.2.7

Transfer

a) Nehmen Sie in Ihrer Praxisstelle Kontakt zum **Qualitätszirkel** auf. Vergleichen Sie seine Aufgaben mit den Aussagen im Buch. ➢ APH 33.2.5

b) Erkundigen Sie sich in Ihrer Einrichtung nach den Motiven für eine mögliche **Zertifizierung.** ➢ APH 33.2.6

c) Welche **Qualifikation** hat Ihre verantwortliche Fachkraft? Vergleichen Sie Ihr Ergebnis mit § 71 SGB XI. ➢ APH 33.2.7

Ausbildungsabschluss	
Berufserfahrung	
Weiterbildung	

KAPITEL

34 Dokumentation und Qualitätskontrolle

Grundlagen

➢ APH 34.1.1

a) **Vervollständigen** Sie den folgenden Lückentext und setzen Sie folgende Begriffe an die richtige Textstelle. Standards – „Immer-so-Beweis" – kleinschrittige – personenbezogenen – Einzelleistungsnachweis – Verfahrensanleitungen – handlungsleitend – Versorgungsqualität

Um die ______________________ prüfen zu können, müssen die ______________________, regelmäßig und gemeinsam vereinbarten Maßnahmen dargestellt werden. Diese sind ______________________, eindeutig und knapp im Maßnahmenplan zu beschreiben. Zu ______________________ oder ausufernde Formulierungen sind hier hinderlich. Auch Selbstverständlichkeiten müssen nicht mittels ______________________ dokumentiert werden. Hier gilt der sogenannte ______________________: Das bedeutet, dass auf bestehende ______________________ (z. B. Leitlinien, ______________________) für die wichtigsten wiederkehrenden Handlungen in der Pflege und Betreuung verwiesen werden kann.

➢ APH 34.1

b) **Markieren** Sie die richtigen Antworten.

1. Die Pflegedokumentation ist eine vertragliche Nebenpflicht, die im Behandlungsvertrag verankert ist, der zwischen dem Pflegebedürftigen und der Pflegeeinrichtung geschlossen wird.	☐
2. Der „Immer-so-Beweis" sollte auf keinen Fall im QM-Handbuch erscheinen.	☐
3. Bei der Dokumentation sind Symbole wie Smileys günstig.	☐
4. Leistungen, die am Pflegebedürftigen durchgeführt werden, müssen schriftlich, mit Datum und Handzeichen versehen, in einem eigens dafür vorgesehenen Dokumentationssystem festgehalten werden.	☐
5. Die Pflegedokumentation dient der Sicherung der intraprofessionellen Kommunikation.	☐

Vertiefung

➢ APH 34.1.3

a) Vervollständigen Sie die Übersicht zu den **Kriterien der Pflegedokumentation.**

Fachsprache …	
Handzeichen oder Unterschrift	
Ärztliche Anordnungen …	

Kontinuität …	
Zeitnähe …	
Wahrheit …	
Verständlichkeit …	

b) Warum kann ein Arzt einer Pflegefachkraft Tätigkeiten **delegieren,** obwohl er gar keinen Arbeitsvertrag mit ihr geschlossen hat? ➢ APH 34.2.4

Transfer

a) Untersuchen Sie, welche Bestandteile der **gesonderten Pflegedokumentation** in Ihrer Einrichtung oder Ihrem ambulanten Dienst verwendet werden. ➢ APH 34.1.2

b) Erkundigen Sie sich in Ihrer Praxisstelle, welche Dokumente wo und wie lange **aufbewahrt** werden müssen. ➢ APH 34.1.4

KAPITEL

35 Rechtliche Bedingungen altenpflegerischer Arbeit

Grundlagen

➢ APH 35.2.1

a) Was sind **Grundrechte** und durch wen werden sie garantiert?

➢ APH 35.2.1

b) Nennen Sie vier Rechtsbereiche, die zu den **Grundrechten** gehören.

➢ APH 35.2.1

c) Wie können Grundrechte **eingeschränkt** werden?

➢ APH 35.2.4

d) Welche Aussagen zur **Betreuung** treffen zu, welche nicht?

Tab. 35.1 Aussagen zum Betreuungsrecht.

	Richtig	Falsch
1. Eine Betreuung kommt nur für Volljährige in Frage, die ihre Angelegenheiten nicht mehr regeln können.	☐	☐
2. Betreuungsbedürftige Menschen sind gleichzeitig geschäftsunfähig.	☐	☐
3. Zur Betreuung gehört immer die Vermögenssorge.	☐	☐
4. Mit einer Vorsorgevollmacht kann eine Betreuung verhindert werden.	☐	☐
5. Das Betreuungsrecht ist ein Teil des Sozialrechts.	☐	☐

➢ APH 35.2.6

e) Nennen Sie fünf **Formen von freiheitsentziehenden Maßnahmen.**

f) Markieren Sie zum **Arbeitsrecht** gehörige Begriffe farbig.
Dauerauftrag – Mitarbeitervertretung – Manteltarifvertrag – Gesundheitsamt – Schulzeugnis – Kündigung – Pausenregelung – Freiheitsstrafe – Arbeitskleidung – Kaufvertrag – Schwellenbeschreibung

➢ APH 35.3

g) Wann begann die erste staatlich anerkannte **Altenpflegeausbildung** in Deutschland? Kreuzen Sie die richtige Lösung an.

➢ APH 35.4.1

1888	☐
1949	☐
1976	☐

h) Wie heißt die neue, auf die Pflege aller Lebensalter ausgerichtete **Pflegeausbildung?** Kreuzen Sie die richtige Lösung an.

➢ APH 35.5

Tab. 35.2 Die neue Pflegeausbildung.

Begriff	Richtig
Integrative Pflegeausbildung	☐
Generalisierte Pflegeausbildung	☐
Altersintegrierte Pflegeausbildung	☐
Generalistische Pflegeausbildung	☐

i) Ordnen Sie die **Zahlen und Begriffe der neuen Pflegeausbildung** zu passenden Paaren.
2.500 Stunden – 3 Jahre – 2.100 Stunden – 150 –200 Stunden – 5 Jahre
Theoretischer Unterricht – praktischer Unterricht – Vollzeit – Teilzeit – Themenbereich IV

➢ APH 35.5.4
➢ APH 35.6.1

j) Welche Eckpunkte regelt das **Patientenrechtegesetz** (u. a.)?

➢ APH 35.6.6

Vertiefung

a) Was bedeutet der Begriff **Rechtfertigender Notstand?**

➢ APH 35.2.6

Knifflig!

b) Wie **unterscheiden** sich die Begriffe?

➢ APH 35.2.6

Freiheitsberaubung	
Freiheitsbeschränkung	
Freiheitsentziehung	

➢ APH 35.2.7 c) Warum ist das **Haftungsrecht** für Altenpfleger so bedeutsam?

Recherchieren Sie!

➢ APH 35.2.7 d) Welche **Versicherung** ist wofür zuständig?

Betriebshaftpflichtversicherung	
Privathaftpflichtversicherung	

TIPP!

Günstige Berufshaftpflichtversicherungen werden über *Berufsverbände* (z. B. *DBfK*) angeboten.

➢ APH 35.2.7 e) Nennen Sie Beispiele für **haftungsrelevante Handlungen** im Pflegebereich.

➢ APH 35.2.8 f) Interpretieren Sie das Sprichwort im Zusammenhang mit der **Schweigepflicht:** *„Schweigen wie ein Grab bis zum Grab."*

➢ APH 35.2.8 g) In welchen Fällen könnten Sie die **Schweigepflicht verletzen** ohne dafür belangt zu werden?

➢ APH 35.3.4 h) Was ist der Unterschied zwischen einem **einfachen** und einem **qualifizierten Zeugnis?**

➢ APH 35.3.5 i) Machen Sie je zwei Beispiele für **abgestufte Rechte des Betriebsrats.**

Mitbestimmung	
Mitwirkung	

j) Welche Absicht steckt hinter der Gliederung der generalistischen Pflegeausbildung in **Kompetenzbereiche?** ➢ APH 35.6.1

Transfer

a) Der Einsatz freiheitsentziehender Maßnahmen zur Erleichterung der Pflege ist nicht zulässig. Erstellen Sie einen **Fragenkatalog** mit Regeln zur Abwägung der Notwendigkeit freiheitsentziehender Maßnahmen (➢ Abb. 35.1). ➢ APH 35.2.6

Fragenkatalog zum Umgang mit freiheitsentziehenden Maßnahmen (FEM)	☑
•	☐
•	☐
•	☐
•	☐
•	☐
•	☐
•	☐
•	☐

Abb. 35.1 Fragenkatalog mit Regeln zum Umgang mit Freiheitsbeschränkung (nach S. Rommel). [L143]

b) Schreiben Sie in Stichworten auf, welche Regelungen in Ihrem **Ausbildungs**- oder **Arbeitsvertrag** stehen. Orientieren Sie sich an der Liste im ➢ Kapitel 35.3.1. ➢ APH 35.3.1

c) Wie sind in Ihrem Arbeitsbereich folgende Regelungen aus den **Unfallverhütungsvorschriften** *(UVV)* umgesetzt? ➢ APH 35.3.6

Einmalhandschuhe	
Arbeitskleidung	
Schuhe	
Fingernägel	
Persönliche Hygiene	

d) Reflektieren Sie Vor- und Nachteile des Abschlusses als Pflegefachfrau gegenüber dem früheren Abschluss als Altenpflegerin. ➢ APH 35.5.1

KAPITEL

36 Rechtliche Bedingungen kinderkrankenpflegerischer Arbeit

Grundlagen

➢ APH 36.1.1

a) Was bedeutet das „EACH" bei der **EACH-Charta?**

➢ APH 36.1.2

b) Die **UN-Kinderrechtskonvention** macht Aussagen über die Rechte aller Kinder. Machen Sie je ein Beispiel, wie folgende Aussagen im Gesundheitswesen eingehalten werden können.

Tab. 36.1 UN-Kinderrechtskonvention und Beispiele.

Recht	Beispiel
Achtung des Privatlebens und der Würde	
Recht auf Bildung und Ausbildung	
Recht auf Geborgenheit	

➢ APH 36.4.1

c) Was gilt für die **Einwilligungsfähigkeit bei Kindern** ab 14 Jahren?

➢ APH 36.5

d) In welcher **Einrichtung** sollte eine Schwangere mit erwartetem Frühgeborenen mit einem geschätzten Geburtsgewicht unter 1250 Gramm oder mit einem Gestationsalter kleiner 29 + 0 Schwangerschaftswochen (SSW) versorgt werden?

Tab. 36.2 Geburtseinrichtungen und Perinatalzentren.

Einrichtung	Richtig
Perinatalzentrum Level 1 (Versorgungsstufe 1)	☐
Perinatalzentrum Level 2 (Versorgungsstufe 2)	☐
Perinataler Schwerpunkt (Versorgungsstufe 3)	☐

➢ APH 36.8

e) Welche **Frist bei einem Schwangerschaftsabbruch** gilt bei einer kriminologischen Indikation? Markieren Sie die richtige Frist farbig.

3 Wochen – 6 Wochen – 9 Wochen – 12 Wochen – 18 Wochen – 24 Wochen

f) **Arzneimittel bei schwangeren und stillenden Frauen** – ergänzen Sie die Lücken im Text mit den korrekten Begriffen.
chronischen Krankheiten - dringend erforderliche Medikamente - Erfahrungswissen - kontraindiziert - schwangeren - stillenden

➤ APH 36.11.1

Bei ______________ und ______________ Frauen gilt grundsätzlich, dass Arzneimittel im Zweifelsfall ______________ sind. Studien können ohne Gefährdung für Mutter und Kind nicht durchgeführt werden, und so fehlen valide Daten. ______________ spielt in diesem Zusammenhang eine bedeutende Rolle. Ausnahmen hierzu bilden ______________, z. B. bei ______________ wie Asthma oder Diabetes mellitus.

g) Ergänzen Sie die **Symptome bei Kindesmisshandlung** in der Tabelle.

➤ APH 36.14.1
➤ APH Tab. 36.1

Tab. 36.3 Symptome bei Kindesmisshandlung.

Formen	Symptome
Körperlich	
Psychisch	
Vernachlässigung	
Sexuell	
Münchhausen-Stellvertreter-Syndrom	

Vertiefung

a) Welches ist ein wichtiger Grundsatz, wenn ein **Kind ins Krankenhaus** soll (EACH-Charta Artikel 1)?

➤ APH 36.1.1

____

____

b) Welche **Verpflichtung für Pflegepersonen** besteht auch dann, wenn die Eltern als Begleitpersonen im Krankenhaus mitaufgenommen sind?

➤ APH 36.2

____

c) Wer der Elternteile darf bei geschiedenen Eltern in eine Behandlung eines Kindes wirksam **einwilligen?** Kreuzen Sie die richtige Lösung an.

➤ APH 36.4.1

Tab. 36.4 Wirksame Einwilligung.

	Richtig
Der geschiedene Vater auf keinen Fall	☐
Nur das Jugendamt	☐
Derjenige, der zur Personensorge berechtigt ist	☐

APH 36.6 d) Wo bekommt man das **gelbe Vorsorgeheft** und wieviel kostet es?

APH 36.9 e) **Erläutern** Sie die folgenden Begriffe.

Lebendgeburt	
Totgeburt	
Fehlgeburt	

APH 36.13 f) Was besagt das **Masernschutzgesetz** und warum gibt es dieses Gesetz?

Transfer

APH 36.3 a) Unterhalten Sie sich mit Ihrer Praxisanleitung über Bedingungen und Begleiterscheinungen des **Rooming-in.** Welche Faktoren sind förderlich, welche eher hinderlich?

APH 36.10 b) Wie werden die **Bestimmungen des Mutterschutzgesetzes** in verschiedenen Arbeitsbereichen umgesetzt? Finden Sie Gemeinsamkeiten und Unterschiede.

APH 36.12 c) Bereiten Sie als Lernaufgabe eine **Impfberatung** vor. Auf welche Aspekte legen Sie besonderen Wert?

KAPITEL

37 Träger, Dienste und Einrichtungen im Gesundheits- und Sozialwesen

Grundlagen

a) Erklären Sie die Begriffe in **eigenen Worten** und geben Sie je ein Beispiel.

➢ APH 37.1.1
➢ APH 37.1.2

Wohlfahrtsorganisationen	
Private Träger	
Offene Altenhilfe	

b) Das System der **Sozialversicherungen** in Deutschland steht auf fünf „Säulen". Tragen Sie die **Namen der gesetzlichen Sozialversicherungen** ein (➢ Abb. 37.1).

➢ APH 37.2
➢ APH Abb. 37.1

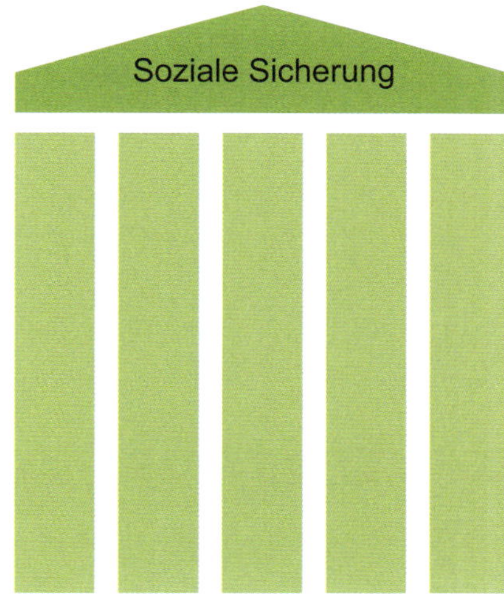

Abb. 37.1 Sozialversicherungen.

Recherchieren Sie!

c) Recherchieren Sie, wann die jeweiligen **Sozialversicherungen** ins Leben gerufen wurden und schreiben Sie das entsprechende Jahr in die oben stehende Abbildung (➢ Abb. 37.1).

➢ APH 37.2
➢ APH Abb. 37.1

➢ APH 37.2.1

d) In welchen **sechs Bereichen** müssen Menschen auf Dauer, mindestens aber für sechs Monate der Hilfe bedürfen um pflegebedürftig zu sein?

➢ APH 37.2.3

e) Was versteht man unter folgenden Prinzipien bei der **Sozialhilfe?**

Individualisierungsprinzip	
Nachrangigkeitsprinzip	

Vertiefung

➢ APH 37.1

a) Wie hängen **Altenhilfe** und **Altenpflege** zusammen?

➢ APH 37.1.2
➢ APH Tab. 37.2

b) Was ist ein **geriatrisches Krankenhaus?**

➢ APH 37.1.2

c) Welchen Aufgabenschwerpunkt hat ein **Hospiz?**

Recherchieren Sie!

➢ APH 37.1.1

d) Gehen Sie auf die Website eines der **großen Wohlfahrtsverbände** (vgl. APH ➢ Tab. 37.1) und verschaffen Sie sich einen Überblick über dessen **Leitbild.** Fassen Sie es kurz zusammen.

➢ APH 37.2.1

e) Warum ist die **Pflegeversicherung** so viel jünger als die anderen Sozialversicherungen?

➢ APH 37.2.1

f) Wer nimmt die **Aufgaben der Pflegekassen** wahr?

g) Was bedeuten folgende Abkürzungen?

➢ APH 37.2.1

MDK	
PKV	

h) Aussagen zu den **Pflegegraden** – welche Aussage stimmt, welche müssen Sie korrigieren?

➢ APH 37.2.1

Tab. 37.1 Aussagen zu Pflegegraden.

Aussage	stimmt	Korrektur
Pflegegrad 1: geringe Beeinträchtigung der Selbstständigkeit (12,5–26,5 Punkte)	☐	
Pflegegrad 2: mäßige Beeinträchtigung der Selbstständigkeit (27–47,5 Punkte)	☐	
Pflegegrad 3: schwere Beeinträchtigung der Pflegebedürftigkeit (48–69,5 Punkte)	☐	
Pflegegrad 4: schwerste Förderung der Selbstständigkeit (70–89,5 Punkte)	☐	
Pflegegrad 5: schwerste Beeinträchtigung der Selbstständigkeit mit besonderen Anforderungen an die pflegerische Versorgung (90–100 Punkte)	☐	

i) Unterscheiden Sie **Pflegegeld** und **Pflegesachleistungen.**

➢ APH 37.2.1

___

___

___

j) Welches ist der grundlegende Unterschied zwischen den **Sozialversicherungen** und der **Sozialhilfe?**

➢ APH 37.2

___

___

Transfer

a) Befassen Sie sich mit den **landesheimrechtlichen Bestimmungen Ihres Bundeslandes**. Recherchieren Sie, für welche der unten stehenden Einrichtungen die Bestimmungen gelten.

➢ APH Tab. 37.2

Stationäre Pflegeeinrichtungen	☐
Krankenhäuser	☐
Kurzzeitpflegeeinrichtungen	☐
Stationäre Hospize	☐

b) Welche **Leistungen** im ambulanten Bereich werden nach **SGB V** bzw. nach **SGB XI** vergütet? Machen Sie je zwei Beispiele.

➢ APH 37.2.1
➢ APH 37.2.2

SGB V	
SGB XI	

KAPITEL

38 Demografischer Wandel und interkulturelle Aspekte

Grundlagen

➢ APH 38.1.1 a) Die **demografische Entwicklung** wird vor allem von drei Faktoren bestimmt. Ergänzen Sie die Tabelle.

Tab. 38.1 Die demografische Entwicklung und beeinflussende Faktoren.

Faktor	Erläuterung

➢ APH 38.2 b) Ergänzen Sie die **Grundbegriffe** von interkultureller Pflege im Kreuzworträtsel (➢ Abb. 38.1).

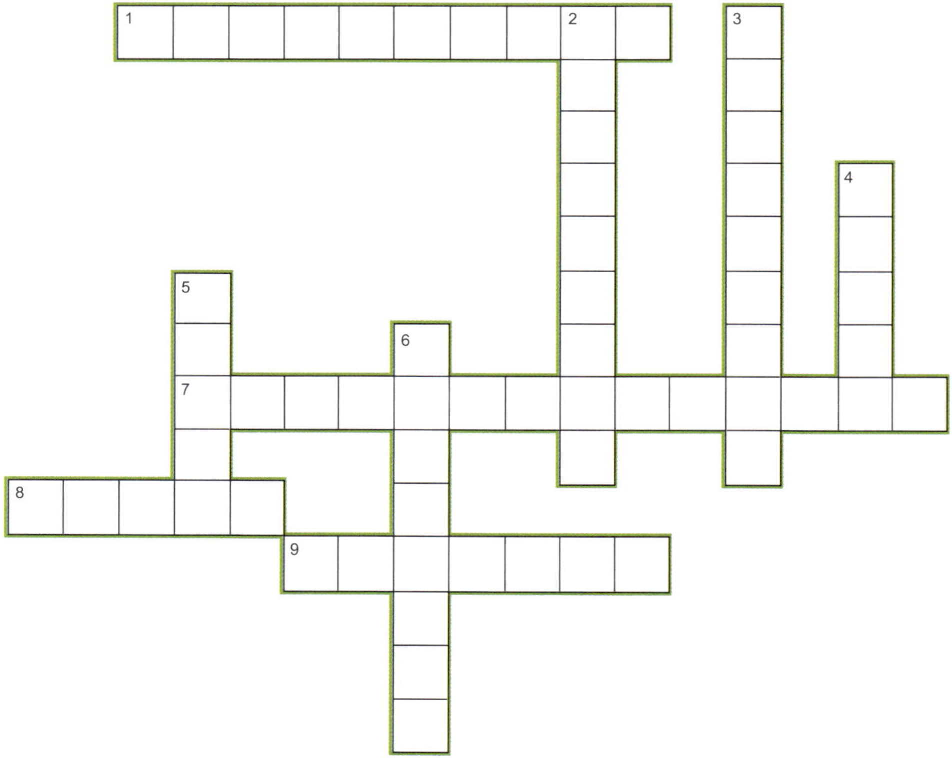

Abb. 38.1 Kreuzworträtsel „Interkulturelle Pflege". [L143]

Horizontal
1 Bei welcher Kostform können individuelle religiöse Bedürfnisse am besten berücksichtigt werden?
7 Wenn die Pflege die Lebenshintergründe und Gewohnheiten aller Menschen berücksichtigt, nennt man sie …
8 Wie heißt der „böse Blick" auf Türkisch?
9 Anderes Wort für „Zusammenhang"

Vertikal

2 Wie wird bei Muslimen und Juden das Schlachten von Tieren nach rituellen Vorschriften genannt?
3 Eine Frau, die nach Deutschland eingewandert ist, bezeichnet man als …
4 Welches Ritual führen Muslime vor und nach jeder Mahlzeit durch? Das Waschen der …
5 Wohin sollen muslimische Gläubige einmal in ihrem Leben pilgern?
6 In welcher Weltreligion außer dem Islam verzichten streng gläubige Menschen auf Schweinefleisch?

c) Welchen Bedingungen ist die **Lebenswirklichkeit von Migranten** unterworfen. Erläutern Sie drei Bedingungen.

➢ APH 38.2.3

Tab. 38.2 Beeinflussung der Lebenswirklichkeit von Migranten.

Bedingungen	Erläuterung

TIPP!
Ein beeindruckender Film zum Thema Belastungsfaktoren bei Migranten ist R.W. Fassbinders Film *„Angst essen Seele auf"* (Deutschland 1974).

Vertiefung

Betrachten Sie die **Auswirkungen** des demografischen Wandels auf die Gesellschaft und überlegen Sie Folgen für die **Pflege.**

➢ APH 38.1.2

a) hinsichtlich der **sozialen Sicherungssysteme?**

b) hinsichtlich der **Berufstätigen** in der Pflege?

Transfer

➢ APH 38.1.2

a) Um den Herausforderungen der demografischen Entwicklung begegnen zu können, werden verschiedene **Lösungen in der Politik** diskutiert, z. B. sollen die Sozialversicherungsbeiträge erhöht werden, die Renten gekürzt, das Renteneintrittsalter oder die Zuwanderung erhöht werden. Überlegen Sie sich **Pro- und Kontra-Argumente** für die unterschiedlichen Strategien. Welche dieser Maßnahmen würden Sie aktuell, welche in etwa 40 bis 50 Jahren akzeptieren? Diese Aufgabe eignet sich gut zur Diskussion in einer Gruppe.

Pro	
Kontra	

FALLBEISPIEL

Im Team diskutieren die Kollegen. Die Sprache kommt auf demografische Entwicklungen in Deutschland. Manche Kollegen vertreten die Meinung, die demografischen Trends gingen die Altenpflege nichts an.

➢ APH 38.1.2

b) Nehmen Sie begründet Stellung zu den Äußerungen im Team bezüglich der Auswirkungen der **demografischen Entwicklung.**

c) Nennen Sie zwei mögliche **Reaktionen** auf den durch die demografische Entwicklung bedingten Pflegenotstand.

KAPITEL

39 Ökonomische und ökologische Bedingungen

Grundlagen

a) Was ist der Unterschied zwischen **Ökonomie und Ökologie?** ➢ APH 39.1.1

b) Was hat der **Mindestlohn** mit der Ökonomie von Pflegeeinrichtungen zu tun? ➢ APH 39.1.2

c) Was wird unter dem **Vollzeitäquivalent** verstanden? Kreuzen Sie die richte Antwort an. ➢ APH 39.2.1

Tab. 39.1 Der Begriff Vollzeitäquivalent.

Erläuterung	richtig
1. Ein zurzeit arbeitsunfähiger Mitarbeiter	☐
2. Eine Nachtwache, die im Tagdienst arbeitet	☐
3. Eine rechnerische Vollzeitstelle	☐

Vertiefung

a) Welche vier Größen machen den **Unterschied zwischen Brutto- und Nettoarbeitszeit** aus? Markieren Sie die richtigen Begriffe farbig. ➢ APH 39.2.1
Delegation – Pause – Arbeitsunfähigkeit – Umkleidezeit – Feiertage – Kündigung – Fortbildung – Einkommensteuer – Arbeitslosigkeit – Urlaub

b) Tauschen Sie sich in Ihren Lerngruppen aus, ob es in Ihren Einrichtungen **Umweltmanagementsysteme** gibt. ➢ APH 39.3.1

Transfer

➢ APH 39.2

a) Recherchieren Sie in Ihrem ambulanten Einsatz, welche **Leistungspakete** für die Kunden angeboten werden.

____

____

➢ APH 39.3.2

b) Untersuchen Sie in Einrichtung, mit welchen Konzepten Nachhaltigkeit realisiert wird. Beachten Sie dabei u. a. die Begriffe **Speisenversorgung, Müllvermeidung und -entsorgung** sowie **Wasserverbrauch/-verschmutzung.**

____

____

____

KAPITEL

40 Pflegewissenschaft und Pflegeforschung

Grundlagen

a) Ordnen Sie die folgenden Aussagen den beiden **Forschungsansätzen** zu. ➢ APH 40.2.2

A: deskriptive Forschung **B:** experimentelle Forschung

1. Hypothesen werden beschrieben.
2. Eine Intervention findet statt und das Geschehene wird beschrieben.
3. Die Personen werden in eine Untersuchungs- und eine Kontrollgruppe eingeteilt.
4. Interviews und systematische Umfragen gehören zu den typischen Methoden der Datenerhebung.

Lösung:

A: ______________________________

B: ______________________________

b) Vergleichen Sie **qualitative und quantitative Forschung,** indem Sie die Tabelle ergänzen. ➢ APH 40.2.2

Tab. 40.1 Qualitative und quantitative Forschung.

Datenerhebung	Zahl der untersuchten Personen	Datenauswertung	Beispiel
Qualitativ			
Quantitativ			

c) Welche Inhalte werden bei der **Grounded Theory** zur Datenerhebung vorzugsweise benutzt? ➢ APH 40.2.3

____

____

Vertiefung

a) Warum werden **ethische Kriterien** für die Pflegeforschung aufgestellt? ➢ APH 40.2.4

____

____

____

b) Welche Strukturelemente gehören zu einem **Forschungsbericht?** Markieren Sie farbig. ➢ APH 40.2.5

Titel – Konkret – Abstrakt – Einleitung – Hauptgang – Ergebnisse – Dessert – Diskussion – Empathie

➢ APH 40.2.5

c) Erläutern Sie drei statistische Angaben aus der **quantitativen Forschung.**

Tab. 40.2 Statistische Angaben aus der quantitativen Forschung.

Begriff	Bedeutung
Zahl	
Mittelwert	
Korrelation	

Transfer

➢ APH 40.1.4

Recherchieren Sie!

a) Welche **Fachzeitschriften** könnten im Pflegedienst „Ambulante Pflege Bogendorf" bereitliegen? Nennen Sie mindestens drei Titel.

➢ APH 40.1.4

b) Welche **Experten** könnten Sie zum Thema **Schluckstörungen** befragen?

Eigenständige Vertiefung

Befassen Sie sich anhand von pflegewissenschaftlichen Artikeln mit den Merkmalen und Aussagen von **qualitativen** bzw. **quantitativen Studien.**

KAPITEL

41 Vorbehaltsaufgaben, Professionalisierung und Karriere

Grundlagen

a) Welche vier Kriterien weisen auf die **fortschreitende Professionalisierung** in der Altenpflege hin? ➤ APH 41.1.1

b) Erläutern Sie die Begriffe **Fortbildung** und **Weiterbildung.** ➤ APH 41.2.2

Fortbildung	
Weiterbildung	

Vertiefung

a) Beschreiben Sie, warum Pflegende nach der abgeschlossenen Altenpflegeausbildung in *Patricia Benners* „Stufenmodell der Pflegekompetenz" nur die Stufe **„Fortgeschrittener Anfänger" (Stufe 2)** erreichen. Welche Aspekte sind charakteristisch für Stufe 2? ➤ APH 41.1.2

b) Welche **Karrieremöglichkeiten** gibt es für Altenpflegerinnen? Bitte ergänzen Sie je drei Beispiele in der Tabelle. Verwenden Sie ein Zusatzblatt. ➤ APH 41.2.2

➤ APH Tab. 41.1

Tab. 41.1 Karrieremöglichkeiten in der Pflege.

Pflegemanagement	Pflegelehre	Pflegepraxis	Wissenschaft (nach Studium)	Weitere Möglichkeiten

KAPITEL

42 Wissensmanagement und lebenslanges Lernen

Grundlagen

➢ APH 42.1.3

a) Welche vier **Lerntypen** werden (nach *Vester*) unterschieden?

____

____

____

____

TIPP!

Lernen Sie Ihren Lerntyp kennen und machen Sie online einen kostenlosen *Lerntypen-Test.*
http://arbeitsblaetter.stangl-taller.at/TEST/HALB/Test.shtml

➢ APH 42.1.4

b) Ordnen Sie folgende **Lernblockaden** den Erklärungen zu.
Affektive Hemmung – Ähnlichkeitshemmung – Assoziative Hemmung – Retroaktive Hemmung

Ein Grund dafür, dass bereits Bekanntes beibehalten wird, auch wenn das Neue sachlich korrekter ist.	
Starke emotionale Erregung beeinträchtigt die Lernleistung.	
Wenn ich etwas gelernt habe, können zuvor gelernte Inhalte unterdrückt und weniger präzise erinnert werden.	
Wenn ein Lernstoff einem anderen gleicht, wird das zuerst Gelernte oft unterdrückt.	

Vertiefung

➢ APH 42.2.1

a) Ergänzen Sie die Anfangsbuchstaben der **Begriffe des effektiven Lesens (SQ3R)** und erklären Sie diese.

S	
Q	

R	
R	
R	

b) Was ist der Gewinn beim Führen eines **Lerntagebuchs?** ➢ APH 42.2.3

c) Nennen Sie fünf **Entspannungsmöglichkeiten** vor Prüfungen. ➢ APH 42.5.5

Transfer

a) „Lernen“ Sie folgende zehn Begriffe in einer Minute. ➢ APH 42.3.3
Flasche – Trauer – Sputum – Öl – Urin – Herz – Körper – Kreuz – Lunge – Hund
Wenden Sie dabei folgende Techniken nacheinander an:

- Alphabetisches Aneinanderreihen
- Logische Zusammenhänge bilden
- Assoziationen bilden.

b) Mit welcher Technik konnten Sie die Begriffe **am besten** behalten? ➢ APH 42.3.3

c) Analysieren Sie, wie Sie in Klausuren und schriftlichen Prüfungen vorgehen (Zeitmanagement, Aufgabenlösung) und vergleichen Sie Ihre Strategien mit den Hinweisen aus Ihrem Lehrbuch. ➢ APH 42.5.5

KAPITEL

43 Berufstypische Belastungen und Strategien zur Kompensation

Grundlagen

➢ APH 43.1

a) Nennen Sie fünf **berufstypische Stressfaktoren** und geben Sie zu jeder Art ein Beispiel.

Tab. 43.1 Berufstypische Stressfaktoren.

Stressfaktor	Beispiel

➢ APH 43.2.2

b) Die Belastungsfolgen im **psychovegetativen Bereich** werden in vier **Reaktionsbereiche** aufgeteilt. Nennen Sie zu jedem Bereich zwei Beispiele.

Psychosomatisch	
Psychisch-emotional	
Sozialverhalten	
Sonstige individuelle Reaktionen	

➢ APH 43.2.5

c) Erklären Sie, was man unter dem **Burn-out-Syndrom** versteht.

____

____

➢ APH 43.2.5

d) Beschreiben Sie kurz die sechs **Burn-out-Phasen** aus APH, recherchieren Sie die 12 Phasen der Burn-Out-Erschöpfung nach *Vinzenz Mansmann* und vergleichen Sie beide in der Übersicht.

1. Phase	1.
2. Phase	2.
3. Phase	3.
4. Phase	4.
5. Phase	5.
6. Phase	6.
	7.
	8.
	9.
	10.
	11.
	12.

e) Was bedeuten die **beiden Stressformen** für einen Menschen? ➢ APH 43.3.2

Eustress	
Distress	

f) Bilden Sie aus den Silben vier **Methoden der Entspannung.** Beachten Sie, dass auch ein Begriff hinzugefügt sind, der keine gesunde Entspannung fördert. ➢ APH 43.4.1
Al – Au – den – di – es – Fel – ga – gen – hol – ko – krais – Me – ning – ta – tion – to – Trai – Yo

g) Was sagt das **Pareto-Prinzip** in Bezug auf das Zeitmanagement aus? ➢ APH 43.5.2

h) Beschreiben Sie die **ABC-Analyse.** Was nützt sie für den Pflegealltag? ➢ APH 43.5.2

A	
B	
C	
Nutzen für den Alltag	

i) Nennen Sie vier weitere typische **Zeitfresser** und geben Sie je ein Beispiel aus der Pflege. ➢ APH 43.5.2

1. Schwierigkeit „nein" zu sagen	
2.	
3.	
4.	

5.	

Vertiefung

Knifflig!

➢ APH 43.2.3
➢ APH 43.2.4

a) Erklären Sie:

Innere Kündigung	
Äußere Kündigung	

➢ APH 43.2.7

b) Aus welchen Fragen besteht der **„Filter des Sokrates“** und was kann er bewirken?

➢ APH 43.3.3

c) Betrachten Sie ➢ Abb. 43.6 in Altenpflege heute und stellen Sie Vermutungen an, was die Kollegen und die Pflegebedürftigen über die **„perfekte Pflegefachperson“** denken.

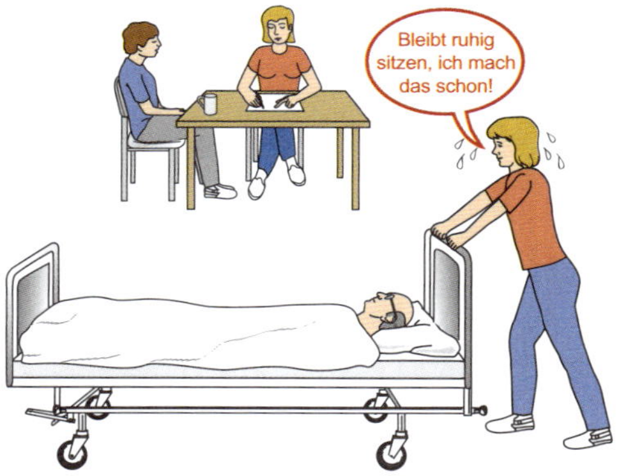

Abb. 43.6 Die perfekte Pflegefachperson.

Kollegen	
Pflegebedürftige	

d) Nennen Sie vier **bildhafte Fragen** die man sich stellen kann, um sich Zeichen einer Überlastung bewusst zu machen. ➢ APH 43.3.3

e) Warum wird die **Zigarettenpause** als gesundheitsförderlich angesehen, obwohl Rauchen objektiv für die Gesundheit schädlich ist? ➢ APH 43.4

f) Entwickeln Sie zu feststehenden **Glaubenssätzen** des **persönlichen Arbeitsstils** Gegenpositionen, die Ihnen einen besseren Umgang mit Ihrer Zeit erlauben. Tragen Sie zu jedem Glaubenssatz zwei bessere Alternativen in die rechte Spalte ein. ➢ APH 43.5.2 ➢ APH Tab. 43.8

Tab. 43.2 Glaubenssätze des persönlichen Arbeitsstils.

Glaubenssatz (Antreiber)	Erlaubnis für den besseren Umgang mit meiner Zeit
Sei immer perfekt!	
Strenge dich immer an!	
Sei immer anderen gefällig!	
Beeil dich immer!	
Sei immer stark!	

Transfer

a) Erstellen Sie eine Liste von **berufstypischen Belastungen** in Ihrer Arbeitsstelle. Ordnen Sie die Belastungen in einem Mindmap an (Extrablatt) und überlegen Sie sich, welche Belastung Sie am schwersten empfinden und wie eine Lösung aussehen könnte. ➢ APH 43.1

b) Lesen Sie die Informationen über den **Gesundheitszirkel** und überlegen Sie, welche Aufgaben ein solcher Zirkel in Ihrer Praxiseinrichtung zuerst angehen müsste. ➢ APH 43.3.1

➢ APH 43.3.1

c) Tauschen Sie sich in Ihrer Klasse aus und vergleichen Sie **Angebote der betrieblichen Gesundheitsförderung**, die Ihre Ausbildungsstellen anbieten. Was wäre für Sie besonders attraktiv?

➢ APH 43.5.3, Fallbeispiel

d) Bearbeiten Sie die Situation im Fallbeispiel ambulante Altenpflege. Wie könnte die **Zeitstruktur in der Pflege** verbessert werden?

➢ APH 43.5.3

e) Schreiben Sie Ihre **Betätigungen** über eine Woche lang auf. Schätzen Sie den Anteil (in Prozent) der Betätigungen mit den Schwerpunkten …

Freizeit, Hobbies, Sozialkontakte	
Lernen	
Haushalt, Körperpflege	
Arbeit	
Schulbesuch	

KAPITEL

44 Geschichte der Pflegeberufe

Grundlagen

a) Füllen Sie das Kreuzworträtsel mit Begriffen aus der **Geschichte alter Menschen** vom Mittelalter bis ins 18. Jahrhundert (> Abb. 44.1).

> APH 44.2
> APH 44.3

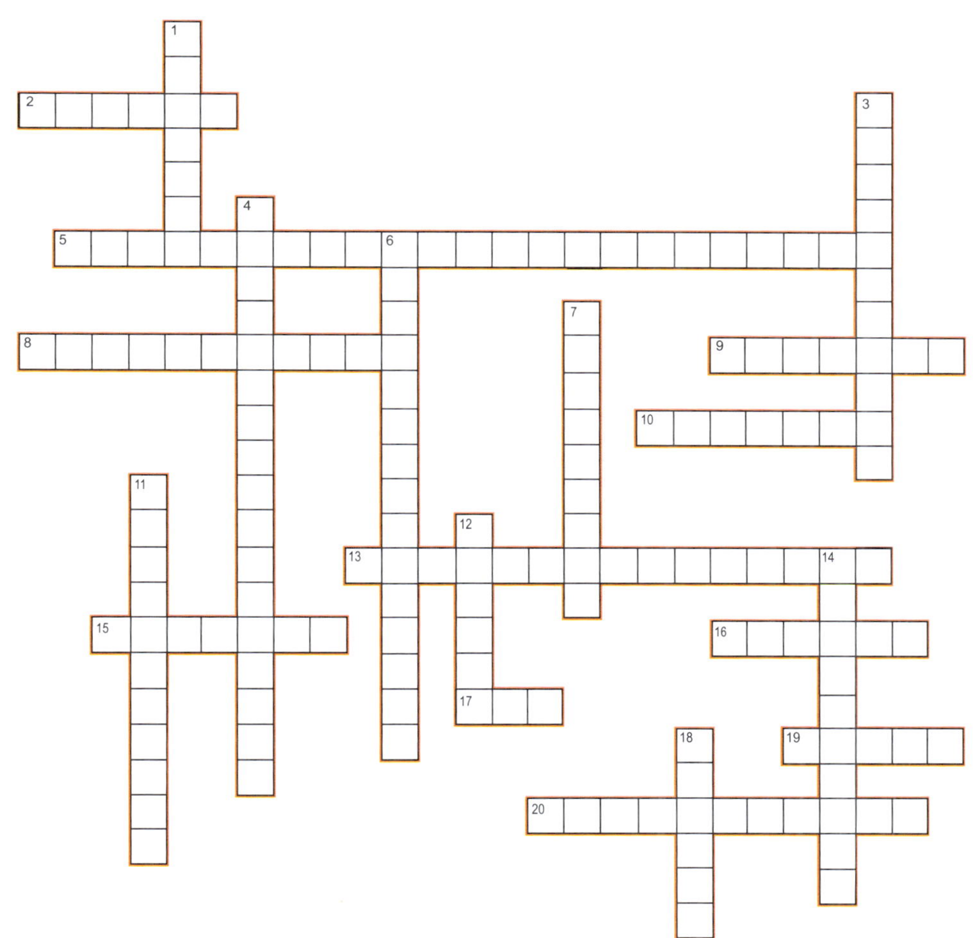

Abb. 44.1 Kreuzworträtsel „Mittelalter bis 18. Jahrhundert". [L143]

Horizontal
2 Was ist nach den Seuchen und dem 30-jährigen Krieg „verroht", also schlimmer geworden?
5 Welche Geschichte wurde lange Zeit gleichgesetzt mit der Geschichte der Altenpflege?
8 Welcher Mythos fand nur in wohlhabenden Familien statt?
9 Wohin wurden adlige oder bürgerliche unverheiratete Töchter geschickt, um deren Unterhalt zu sichern?
10 Was ist der Oberbegriff für nicht behandelbare Krankheiten wie die Pest, die sehr verbreitet auftraten?
13 Welcher Begriff kennzeichnet das Alter, das damals in etwa erreicht werden konnte?
15 Welche einzige Einkommensquelle hatten Alte oder Arme im Mittelalter?

16 Was kann als Vorform des Altenheims bezeichnet werden?
17 Wann endete das Arbeitsleben eines Handwerkers im 12. Jahrhundert in der Regel?
19 Wer geht nach einem biblischen Gleichnis durch ein Nadelöhr?
20 Was wurde durch Martin Luther ausgelöst?

Vertikal

1 Wie werden freiwillige Gaben (z. B. zur Erlangung des Seelenheils) genannt?
3 Was hat sich durch die Erblichkeit von Lehen gebildet?
4 Der Anteil der über 60-Jährigen an der … lag im Mittelalter nur bei ca. 1–2 %.
6 Was (anderes Wort für Auskommen) musste selbst bestritten werden, um nicht als bedürftig angesehen zu werden?
7 In welchem Zeitraum des 20. Jahrhunderts wurde die Altenpflege ein eigenständiger Beruf?
11 Im Mittelalter erreichten viele Menschen nicht das Erwachsenenalter, sondern starben bereits im …
12 Wobei starben in der Vergangenheit viele jüngere Frauen?
14 Womit wurde früher für alte Bauern die „Rente" gezahlt?
18 Wie wurden in den Spitälern die Betreuer der Armen, Kranken, „Irren" und Alten genannt?

➢ APH 44.4.1

b) Was kennzeichnete den **medizinischen Fortschritt** im 19. Jahrhundert?

___

___

___

➢ APH 44.4.2

c) Welche **Folge** hatte der Erste Weltkrieg für die meisten Menschen in Europa?

___

➢ APH 44.4.3

d) Warum war das Leben alter und kranker Menschen im **Nationalsozialismus** auch direkt bedroht?

___

___

➢ APH 44.5.2

e) Welche zwei Gründe führten dazu, ab den 1960er Jahren **ungelernte Hilfskräfte** in Alten- und Pflegeheimen zu qualifizieren?

___

___

___

___

➢ APH 44.5

f) Welche **Aussage** trifft zu? Kreuzen Sie die richtigen Antworten an.

1. Der erste deutsche Berufsverband für Altenpflege wurde bereits 1957/58 gegründet.	☐
2. Durch die Einführung der Pflegeversicherung wurde die Bedeutung der stationären vor der ambulanten Pflege betont.	☐
3. Mit Einführung des Heimgesetzes 1975 wurde die Versorgung in Altenheimen wesentlich verbessert.	☐
4. Sinkende Geburtenraten kennzeichnen die Bevölkerungsentwicklung im 21. Jahrhundert in Deutschland.	☐

g) Was bedeutet es, wenn man im 21. Jahrhundert nicht mehr von „den Alten“ sprechen kann?

➢ APH 44.5.3

Vertiefung

a) Beziehen Sie Stellung zum Thema **„gesellschaftliche Anerkennung alter und kranker Menschen“.** Schließen Sie sich eher der Meinung von Janine Guter oder der von Till Sonnenborn an?

➢ APH 44, Fallbeispiel

KAPITEL

45 Berufspolitische Entwicklung, Berufsverbände, Berufsorganisationen

Grundlagen

➢ APH 45.1.1

a) Welche allgemeinen Aufgaben haben **Berufsverbände** für die Pflege? Markieren Sie die zutreffenden Begriffe.
Öffentlichkeitsarbeit – Lohnfortzahlung – Rentenversicherung – Organisation von Veranstaltungen – Beratung der Mitglieder – Konkurrenz zu anderen Berufsständen – Förderung der Aus-, Fort- und Weiterbildung

Recherchieren Sie!

➢ APH 45.1.2

b) Mit welchen Argumenten wird die Bedeutung der **Registrierung beruflich Pflegender** begründet (vgl. http://www.regbp.de/index.php/warum.html)?

____

____

____

____

Vertiefung

➢ APH 45.3

a) Welche Vorteile hätten Sie, wenn Sie Mitglied einer für die Pflege zuständigen **Gewerkschaft** wären?

____

____

____

____

Recherchieren Sie!

➢ APH 45.3

b) Befassen Sie sich mit der neu gegründeten **Pflegegewerkschaft** *„Bochumer Bund"* (https://www.bochumerbund.de).

____

____

____

____

Lösungen

L1 Spezielle Aspekte des Alterns

Grundlagen

a) Alter schützt vor Torheit nicht; Alter vor Schönheit; Einen alten Baum verpflanzt man nicht; Alte Leute sind zwei Mal Kinder; Alt werden will jeder, älter werden niemand; …

b) ➤ Tab. L1.1

Tab. L1.1

Situation	Älterer Mensch	Jüngerer Mensch
… kann das Etikett auf der Lebensmittelpackung kaum entziffern	×	
… verbringt die Hälfte seiner Zeit bei der Arbeit		×
… kann mit dem Hörgerät nicht umgehen	×	
… viele Freunde sind schon gestorben	×	
… denkt nicht an den Tod		×

c) Ab dem 65. Lebensjahr

d) **Gerontologie:** Wissenschaft, die sich mit dem Altern des Menschen, seinen Ursachen und Auswirkungen befasst. Hauptziel der Gerontologie ist es, Alternsprozesse zu optimieren.

Gerontopsychiatrie: Teilgebiet der Entwicklungspsychologie, das sich mit den Veränderungen menschlichen Verhaltens und Erlebens im Alter beschäftigt, z. B. Wahrnehmung, Lernen, Kommunikation.

Geriatrie: Lehre von den Krankheiten des alternden und alten Menschen, ihrer Vorbeugung und Behandlung.

e) **Fähigkeiten,** die im Alter – individuell verschieden – **abnehmen:**

- Sehvermögen, Hörfähigkeit, Tastsinn
- Reaktionstempo
- Merkfähigkeit
- Muskelkraft und körperliche Leistungsfähigkeit
- Beweglichkeit
- Koordination.

Fähigkeiten, die im Alter – individuell verschieden – **zunehmen:**

- Urteilsvermögen
- Erfassen von Sinnzusammenhängen
- Selbststeuerung
- Verantwortungsbewusstsein und Zuverlässigkeit
- Kommunikationsfähigkeit.

f) Individuelle Antwort; Beispiel: „Ich bin nicht nur gesund, wenn ich wieder arbeitsfähig bin."

g) Personen, die gesundheitlich bedingte Beeinträchtigungen der Selbstständigkeit oder der Fähigkeiten aufweisen **(Grund)** und deshalb der Hilfe durch andere bedürfen **(Auswirkung).** Es muss sich um Personen handeln, die körperliche, kognitive oder psychische Beeinträchtigungen oder gesundheitlich bedingte Belastungen oder Anforderungen nicht selbstständig kompensieren oder bewältigen können **(Lebensbereiche in Satz 2).** Die Pflegebedürftigkeit muss auf Dauer, voraussichtlich für mindestens sechs Monate, und mit mindestens der in § 15 festgelegten Schwere bestehen **(Dauer).**

h) Der Begriff **Religion** bezeichnet die Überzeugung einer Gruppe von Menschen, die sich auf Dinge jenseits der rationalen Erfahrung richtet. Religion ist meist verbunden mit einem Wertekanon sowie tradierten Ritualen. Diese sind überwiegend in Schriften niedergelegt, die als grundlegend verstanden werden. Religion umfasst beinahe immer den Glauben an eine Gottheit

i) Menschen versuchen eine Orientierung für ihr Leben und ihr Zusammenleben zu finden. **Religion** bietet dazu ein geschlossenes Werte- und Erklärungssystem, das auf dem Glauben an eine göttliche Kraft basiert. Im Gegensatz dazu versucht **Ethik** die Fragen in offener, wissenschaftlicher Weise zu klären

j) Wenn Ereignisse die Menschen aus ihrer gewohnten Bahn werfen, z. B. bei **Schicksalsschlägen**

k) **Sozialisation** beginnt für die meisten Menschen in der Familie. Hier erlebt das Kind Vertrauen, Selbstwertgefühl und setzt sich mit anderen Menschen auseinander. Moralisches Bewusstsein und Leistungsverhalten (Werte) werden geprägt

l) Hausgemeinschaft, Wohngemeinschaft, ehrenamtliche Helfer, Nachbarschaft

Vertiefung

a) **Alter** wird nicht mehr als ein fester Lebensabschnitt gesehen, sondern als ein individueller Prozess; das Selbstbewusstsein der Alten ist gestiegen; Alter wird insgesamt positiver gesehen

b) **Bildung und Gesundheit:** Menschen aus höheren Bildungsschichten haben größere Chancen, lange gesund zu bleiben und selbstständig alt zu werden.

Emotionale Intelligenz: Soziale Fähigkeiten und Fertigkeiten, die ein Mensch im Laufe seines Lebens entwickelt hat (wie auch die Intelligenz der Gefühle), bestehen auch im Alter fort und können sogar weiterentwickelt werden.

Ausstieg aus dem Berufsleben: Damit beginnt für die meisten Betroffenen von einem Tag zum anderen ein völlig neues Leben, es handelt sich um einen Bruch in der Biografie.

c) **Disengagement-Theorie:** Der alte Mensch hat das Bedürfnis nach Nichtstun. Zufriedenheit entsteht durch Nachlassen von Aktivitäten und Verpflichtungen; **Aktivitätstheorie:** Aktive Teilnahme an kulturellem und gesellschaftlichem Leben, Heime werden stadtnah erbaut, Angebot von verschiedenen Aktivitäten auch im Tagesablauf eines Seniorenheims

d) **Gesund:** o.k.; gut; ausgeglichen; friedlich; stark; relaxed; in Ordnung; rosig; fit; einfach; fröhlich

Krank: schlecht; gereizt; heimatlos; schwach; gestresst; dünn; blass; bleich; erkältet; schmerzgeplagt; hungrig; einigermaßen; fröstelnd

e) **B:** 71 %

f) Bei dem **Modell SOK** geht man davon aus, dass sich der alte Mensch mit seinen geistigen und körperlichen Fähigkeiten so anpasst, dass er für sich zufriedenstellende Leistungen erbringt. **Unterschied:** Hier ist der Ausgangspunkt nicht der agile, aktive alte Mensch, sondern die noch vorhandenen Ressourcen werden individuell eingesetzt, um für sich zufrieden zu sein

g) **Sal¯at:** Das regelmäßige Gebet zu Allah. Es wird zu festgelegten Zeiten fünf Mal am Tag durchgeführt; **Saum:** Das Fasten findet alljährlich im Monat Ramadan statt; **Zak¯at:** Das Almosengeben ist eine Pflicht von gesunden freien Erwachsenen zur finanziellen Beihilfe von Armen

h) Bluttransfusionen sind erlaubt, da die Rettung von Menschenleben alle Gebote und Verbote im Judentum aufhebt

i) ➢ Tab. L1.2

Tab. L1.2

Aussage	Religion
1. Der Koran ist das unverfälschte Wort Gottes.	**Islam**
2. Insekten sollten nicht getötet werden, weil die Seele eines verstorbenen Menschen darin leben kann.	**Buddhismus**
3. In der Fastenzeit vor Ostern wird oft auf Alkohol oder Süßigkeiten verzichtet.	**Christentum**
4. Das irdische Leben steht im Mittelpunkt des Glaubens.	**Judentum**

j) ➢ Tab. L1.3

Tab. L1.3

Anlass	Hygienische Maßnahme	Mittel
Tägliches Gebet	Dreimal Hände waschen, dreimal Mund spülen, dreimal Nase putzen, dreimal Gesicht waschen, dreimal die Arme bis zum Ellenbogen waschen, dann die Ohren waschen, den Hals kühl abwischen mit den Händen, ein Viertel des Kopfes mit der Hand befeuchten und die Füße waschen	Fließendes Wasser
Nase putzen		Linke Hand
Wasser lassen oder Stuhl absetzen	Danach nass oder trocken reinigen	Waschlappen, fließendes Wasser, Toilettenpapier, linke Hand
Achselhaare entfernen	Rasur	Linke Hand
Schamhaare entfernen	Rasur	Linke Hand
Während der Menstruation	Tgl. einmal die Zähne putzen, einmal die Genitalien und die Füße waschen	Fließendes Wasser, linke Hand
Nach der Menstruation	Rituelle Reinigung (Ganzkörperwaschung): Nachdem der Unterkörper gewaschen ist, muss man über den Kopf dreimal Wasser fließen lassen. Dreimal über die rechte Schulter und dreimal über die die linke Schulter, der ganze Körper muss von Kopf bis Fuß gewaschen werden; Hände waschen	Fließendes Wasser
Nach dem Geschlechtsakt	Nachdem der Unterkörper gewaschen ist, muss man über den Kopf dreimal Wasser fließen lassen, dreimal über die rechte Schulter und dreimal über die linke Schulter, der ganze Körper muss von Kopf bis Fuß gewaschen werden; Hände waschen	Fließendes Wasser

k) **Merkmale des Erziehungsstils:** Der Erziehungsstil war generell autoritärer; **Auswirkungen:** Alte Menschen mussten erst lernen, was demokratisches Denken heißt. Sie haben es schwer, sich von den Gesetzen und Erfahrungen ihrer Kindheit und Jugend zu befreien
l) Wenn pflegende Angehörige sich von professionell Pflegenden (und auch von den Pflegebedürftigen!) verstanden und wertgeschätzt fühlen, erhalten sie dadurch Ausgleich und Kraft und können ihrerseits den Pflegebedürftigen gegenüber mehr Verständnis aufbringen

Transfer

a) Beide sind krankheitsbedingt eingeschränkt. Frau Vogt ist eher **optimistisch,** während Frau Esser das Alter eher **negativ** erlebt
b) **Ostern:** Auferstehung Jesu Christi. Der **„Heilige Wochentag"** im Islam ist der Freitag, an dem das Mittagsgebet eine zentrale Stellung hat.
c) Individuelle Antwort, z. B. Informationen durch Angehörige
d) Individuelle Antwort, möglich sind Hausbesuche in der Einrichtung, Besorgungen, Begleitung bei Spaziergängen oder Konzertbesuchen, gemeinsame Freizeitgestaltung
e) Individuelle Antwort, möglich sind Kurse, Beratungs- und Freizeitangebote
f) Individuelle Antwort
g) Individuelle Antwort

L2 Konzepte, Modelle und Theorien in der Pflege

Grundlagen

a) Person; Umwelt; Gesundheit; Pflege
b) Bedürfnismodelle sagen aus, dass pflegerisches Handeln dann notwendig wird, wenn Bedürfnisse vom Betroffenen nicht mehr angemessen befriedigt werden können
c) ➢ Abb. L2.1

Pflegediagnostik
Sammeln von Informationen zu Pflegebedarf und Ressourcen und Erstellen einer Pflegediagnose
Pflegeplanung
Festlegen von immanenten Pflegezielen und pflegetherapeutischen Maßnahmen
Durchführung
der pflegetherapeutischen Maßnahmen
Pflegevaluation
Einschätzen der Pflegetherapie und Neuanpassung der Pflege
Beziehung

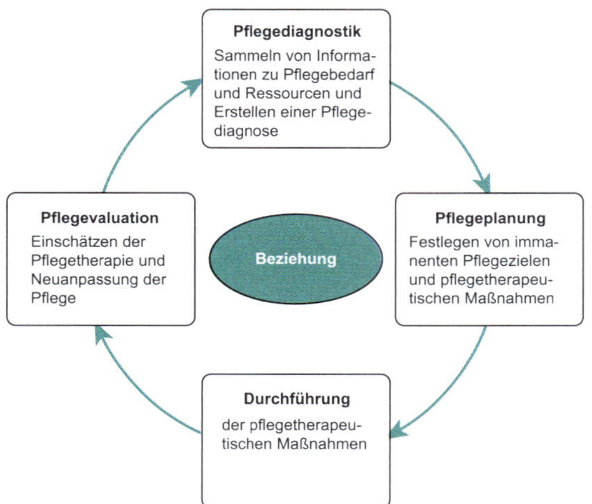

Abb. L2.1 Pflege als Problemlösungs- und Beziehungsprozess. [L143]

Die Methodik der Pflegeprozessschritte bietet die Voraussetzung für eine optimale Problemlösungsstrategie. Gleichzeitig ist eine tragfähige und wertschätzende Pflegebeziehung unabdingbar, da nur so Individualität und Ganzheitlichkeit in der Pflege gewahrt werden können
d) Methode aus der Gerontologie, die über Lebenserfahrungen eines Menschen einen Zugang sowie Verständnis für seine Persönlichkeit ermöglicht
e) z. B. leichteres Kennenlernen und Schaffen von Vertrauen; verbesserte Kommunikation; individuellere Planung und Gestaltung von Pflege und Therapie; Erhöhung der Bereitschaft des alten Menschen, aktiven Anteil an seiner Versorgung zu nehmen; Abbau von aggressivem Verhalten, Ängsten und depressiven Verstimmungen

Vertiefung

a) Wissenschaftler vertreten unterschiedliche Meinungen, verwenden Begriffe unterschiedlich und mehrfach und auch voneinander abweichend. Dazu kommen Ungenauigkeiten und Fehler beim Übersetzen von Fachliteratur
b) Alltagssprachlich: Plan, Vorgehensweise. Pflegewissenschaftlich: Verschiedene Annahmen als gedanklicher Entwurf zur Erklärung eines Phänomens
c) Konzeptuelle Modelle geben den Pflegenden und der Öffentlichkeit eine grundsätzliche Orientierung darüber, welche Aufgaben, Zuständigkeiten und Verantwortungen die Berufsangehörigen der Disziplin Pflege haben. Sie bieten nicht nur systematische Strukturen für die wissenschaftliche Arbeit, sondern ebenso für das praktische Pflegehandeln
d) ➢ Tab. L2.1

Tab. L2.1

Stichworte	Pflegetheoretikerin 1	Pflegetheoretikerin 2
Name	Hildegard Peplau	Virginia Henderson
Entstehungszeit	1952	1955
Titel des Modells	Psychodynamische Krankenpflege	Grundprinzipien der Krankenpflege
Person	Selbstbestimmtes Wesen, strebt nach stabilem Gleichgewicht	Individuum, Gesamtheit aus Körper und Geist, Einheit mit seiner Familie
Umgebung	Beziehungen besonders bedeutsam	Äußere Bedingungen beeinflussen den Menschen
Gesundheitszustand	Voraussetzung für Entwicklung und Wachstum	Physiologisches und emotionales Gleichgewicht
Pflegerische Aufgabe	Entwicklungsförderung	Hilfeleistung zur Erlangung der Unabhängigkeit

e) **Existenzfördernde Erfahrungen** – eigennützige pflegerische Ziele – ABCDL – **indirekte Pflege** – Managementschulung – **Phasenmodell der WHO** – **Ressourcen** – schwierige Klienten

f) ➤ Abb. L2.2

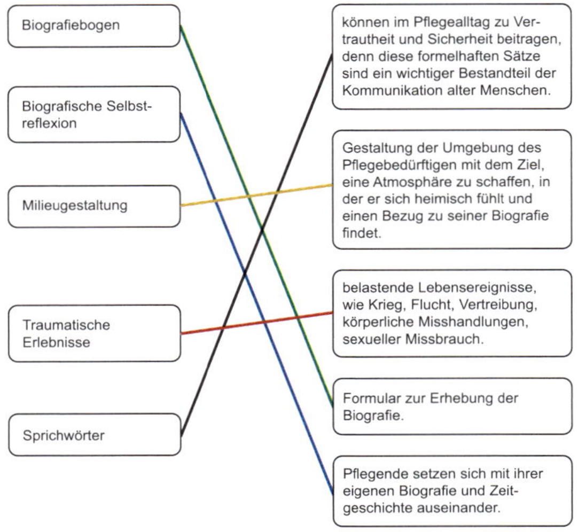

Abb. L2.2 Biografiearbeit. [L143]

Transfer

a) Individuelle Antwort

b) Individuelle Antwort

c) Glaubensfragen können existenziell bedeutsam sein (fördernd, belastend, Erfahrungen, welche die Existenz fördern oder gefährden können)

d) Irritation, Genervtsein, Ärger, …

e) Hinlauftendenz aufgrund von Vorstellungen, Frau Arnold müsse etwas erledigen (z. B. für die Familie kochen)

f) Tag-Nacht-Umkehr; oft vorzufinden bei Demenz; möchte helfen, fühlt sich vielleicht unausgelastet, will sich nützlich fühlen, sucht Sicherheit durch menschlichen Kontakt

g) **Für Markus:** mehr Verständnis für die Situation und das Verhalten von Frau Arnold; Ansätze zum Einbezug ihrer Aktivitäten; **Für Frau Arnold:** kann individueller betreut werden; ihr Verhalten wird vielleicht mehr akzeptiert bzw. können andere, ebenfalls passende Alternativen gegeben werden

h) **Tipps:** sich Zeit nehmen für Frau Arnold; biografisch orientierte Gespräche führen; Ansätze suchen, die Frau Arnold in ihren Bedürfnissen nach nächtlicher Aktivität ernst nehmen; gleichzeitig Grenzen setzen und diese deutlich, aber freundlich gegenüber Frau Arnold zum Ausdruck bringen

L3 Pflegeprozess, Assessmentinstrumente, Pflegediagnosen

Grundlagen

a) Lösung siehe b)

b) ➤ Tab. L3.1

Tab. L3.1

Schritte der Reiseplanung	Pflegeprozessschritte (6 Phasen nach Fiechter/Meier)	Pflegeprozessschritte (4 Phasen nach WHO)
1. Infos über Reisedaten sammeln: wer will wohin, wo gibt es welche Unterkünfte, wann und wie lange hat die Gruppe Zeit usw.	1. Informationssammlung	1. Einschätzung (Assessment)
1. Schwierigkeiten/zu lösende Aufgaben erkennen, z. B. die Gruppe hat unterschiedliche Erwartungen: die einen wollen eine Städtereise, die anderen nur an den Strand; es gibt keine einheitlichen Urlaubszeiten usw.	2. Probleme und Ressourcen erkennen	
1. Die Gruppe einigt sich auf gemeinsame Urlaubsziele, z. B. die Reise kostet maximal 1.000 € oder die Buchung ist in drei Wochen erfolgt	3. Pflegeziele festlegen	2. Planung
1. Je nach Ziel, plant die Gruppe ihr Vorgehen; sie legt fest, wer was macht, z. B. in Reisebüros Angebote einholen usw.	4. Pflegemaßnahmen planen	
1. Je nachdem, was die Gruppe geplant hat, wird dies nun umgesetzt, schließlich soll die Reise in drei Wochen gebucht sein und unter 1.000,- € kosten	5. Durchführung	3. Durchführung
1. Nach der Buchung der Reise prüft die Gruppe, ob sie an alles gedacht hat	6. Evaluation (Aus-/Bewertung)	4. Evaluation

c) **Informationssammlung:** Stammblatt, Biografiebogen, Ärztliche Verordnungen, Pflegebericht; **Pflegediagnose:** Sturzrisikoerfassung, Assessment des Dekubitusrisikos, Pflegeplanungsblatt; **Pflegeziele:** Pflegeplanungsblatt; **Pflegemaßnahmen:** Pflegeplanungsblatt; **Durchführung:** Pflegebericht, Trinkprotokoll, Leistungsnachweis; **Evaluation:** Pflegebericht, Pflegeplanungsblatt

d) Beispiel für eine sinnvolle Reihenfolge (kann je nach Vorgehen unterschiedlich sein oder Schritte erfolgen parallel):

- Gespräch mit pflegebedürftiger Person, Angehörigen/Betreuer(-in) führen
- Pflegebedürftige Person, Angehörige/Betreuer(-in) fragen: Was bewegt Sie im Augenblick? Was brauchen Sie? Was können wir für Sie tun?
- Pflegebedürftige Person beobachten
- Gewohnheiten bei der Körperpflege erfragen
- Pflegerelevante Informationen sammeln
- Informationen vom Arzt einholen
- nach ABEDL oder Themenfeldern 1–6 (SIS®) strukturieren
- Informationen dokumentieren
- Relevante Risiken und Phänomene pflegefachlich einschätzen.
- nach ABEDL strukturieren

e) Wahrnehmung/Beobachtung; Kommunikation mit dem Pflegebedürftigen; Arztinformationen; Geschriebenes; Aussagen von Dritten (z. B. Angehörigen, …)

f) **Fokus/Thema:** Informationen beziehen sich auf ein bestimmtes Thema**; Individuelle Sicht:** Perspektive des pflegebedürftigen Menschen; **Historischer Verlauf (Anamnese):** Pflegebezogener Zustand eines Menschen wird in der Vergangenheit erhoben, was zum besseren Verständnis für die aktuelle Lage beiträgt; **Zustand in Gegenwart und Zukunft (aktueller Status):** Statuserhebung für die momentane und zukünftige Situation des Pflegebedürftigen (bildet die Grundlage für die Pflegeplanung); **Ressourcen, Kompetenzen, Fähigkeiten, Motivation:** Positive Bewertung des pflegebezogenen Zustands; **Einschränkung/Defizit:** Negative Bewertung des pflegebezogenen Zustands; **Gewohnheiten, Vorlieben:** Oft hilfreiche Aussagen, sind häufig nicht themenspezifisch; **Häufigkeit und Dauer:** Wie häufig oder seit wann tritt ein bestimmter Zustand auf? **Körperstelle:** In welcher Lage und an welcher Stelle tritt ein Zustand auf? **Folgen/Auswirkungen:** Welche Folgen und Auswirkungen sind bezüglich des Pflegethemas zu erwarten? **Wahrscheinlichkeit, Risiko, Gefahr:** Einschätzung, wie wahrscheinlich ein bestimmter Zustand in der Zukunft eintritt; **Medizinische Diagnosen oder Therapie:** Medizinische Diagnosen sind Bezugsthemen oder Ursachen für pflegebezogene Zustände; **Ursachen (bei Pflegediagnosen: beeinflussende Faktoren):** Welche Ursachen kommen in Bezug auf ein pflegerisches Thema in Frage?

g) **P**roblem („Was hat der Pflegebedürftige?"); **E**tiology („Warum hat er es?"); **S**ymptom („Wie zeigt es sich?"); **R**essource („Welche Fähigkeiten, welches Potenzial hat der Pflegebedürftige?") Bei der SIS® hat die Kundenperspektive oberste Priorität, dazu kommt die pflegefachliche Einschätzung. Beides kommt in einem Verständigungs- und Aushandlungsprozess zusammen

h) ➤ Tab. L3.2

Tab. L3.2

Besteht ein Pflegeproblem?	ja	nein	Begründung
1. Herr Schulz ist schwerhörig auf dem linken Ohr. Mit seinem Hörgerät kann er Gesprächen gut folgen. Er setzt sein Hörgerät selbst ein, reinigt es und sorgt für dessen Wartung.		×	Herr Schulz ist zwar schwerhörig, er trägt aber ein Hörgerät, mit dem er selbstständig umgehen kann und dass die Schwerhörigkeit kompensiert.
2. Frau Beier trägt aufgrund der Schwerhörigkeit im rechten Ohr ein Hörgerät. Da sie sehr unter starken Gelenkschmerzen an beiden Händen leidet, wurde das Einsetzen des Hörgeräts zu Hause von ihrem Ehemann übernommen. Nun lebt sie in einer Pflegeeinrichtung.	×		Frau Beier kann aufgrund ihrer eingeschränkten Beweglichkeit nicht selbstständig mit dem Hörgerät umgehen und ihr Mann kann ihr nicht mehr täglich dabei helfen, da sie nun in einer Pflegeeinrichtung lebt.
3. Herr Vollmond erzählt morgens bei der Körperpflege, dass er nachts nicht schlafen kann. Er steht bis zu dreimal auf, da er zur Toilette muss. Danach kann er wieder einschlafen. Morgens um 7:00 Uhr ist die Nacht für ihn vorbei, er hat, wie er sagt, ausgeschlafen. Er stand schon immer gegen 7:00 Uhr auf.		×	Herr Vollmond fühlt sich durch die nächtlichen Unterbrechungen nicht belastet oder behindert; er kann wieder einschlafen, selbstständig nachts auf die Toilette gehen und fühlt sich morgens ausgeschlafen.

i) Standardisiertes Schema zur strukturierten und eindeutigen Erfassung von Informationen zu einem Pflegethema
j) **A** und **D** sind richtig
k) **1.** Pflegediagnosetitel und Definition; **2.** Ätiologische oder beeinflussende Faktoren; **3.** Kennzeichen oder bestimmende Merkmale

Vertiefung

a) Der Pflegeprozess ist ein eigenverantwortlicher Aufgabenkreis der Pflegefachkräfte, er trägt zur Professionalisierung und Qualitätssicherung/-entwicklung bei, stellt ein effektives Arbeitsinstrument dar (systematisches, zielgerichtetes Vorgehen, Transparenz von Pflegeleistungen und Fachlichkeit der Umsetzung, Sicherung einer kontinuierlichen Pflege, Wirksamkeitskontrolle)
b) ICD – **NANDA** – DRG – **ICNP**
(ICD ist die internationale Klassifikation der Krankheiten, gilt im Gesundheitswesen eher für Medizin, weniger für Pflege; DRG sind diagnosebezogene Fallpauschalen zur Abrechnung im Krankenhaus)
c) Der **Mini-Mental-Status-Test** ist ein Screeningverfahren zur Feststellung kognitiver Defizite, das **RAI** ist sehr viel umfangreicher und ermittelt Bedürfnisse, Potenziale und Ressourcen von hilfe- und pflegebedürftigen alten Menschen.

Transfer

a) **Fieber:** Exsikkosegefahr, Obstipationsgefahr; **Halbseitenlähmung:** Kontrakturgefahr, Thrombosegefahr; **Missbrauch von Abführmitteln:** Darmträgheit, habituelle Obstipationsgefahr (durch psychische Gewöhnung)
b) Individuelle Antwort

L4 Pflegeprozesse und Pflegeplanung in der stationären Langzeitpflege, in der akut- und teilstationären Pflege und ambulanten Pflege

Grundlagen

a) **B** und **D** sind richtig
b)
- Der Verlauf muss erkennbar sein.
- Die Beschreibung der Reaktionen des Patienten sollte wertfrei sein.
- Es sollte Fachsprache verwendet werden.
- Doppeldokumentationen sollten vermieden werden.
- Ebenso sollten ungenaue Beschreibungen nicht verwendet werden.

c) **Personzentrierung** dient der Kontaktaufnahme, dem Beziehungsaufbau, der Vermittlung von Wertschätzung und Einbezogenwerden in die eigene Pflege sowie dem Abbau von Ängsten beim Pflegebedürftigen
d) **Mobilität/Bewegung:** Gefahr von Dekubitus; **Ernährung:** Gefahr von Flüssigkeitsdefizit und Mangelernährung; **Ausscheidung:** Inkontinenzgefahr; **Vitale Funktionen:** Gefahr von RR-Entgleisungen und hypertensiver Krise
e) **Feld B: Zusätzliche Leitfrage:** „Was bringt Sie zu uns?"; **Feld C1 Themenfeld 6**
„Erhalt/Förderung von Alltagsfähigkeiten. Sicherstellung von Rückzugsbedürfnissen"

Vertiefung

a) Bei der Kurzzeitpflege handelt es sich um eine Versorgung in einer stationären Einrichtung für eine **begrenzte Dauer,** daher sollte die Entlassung frühzeitig in den Fokus genommen werden.
b)
- **In der Risikomatrix werden die häufigsten Pflegerisiken erfasst.**
- Das Grundprinzip in der Risikomatrix ist das dreistufige Assessment.
- **Informationen aus dem Themenfeldern weisen auf das Pflegerisiko hin.**
- **Die in der Risikomatrix vorgegebenen Pflegerisiken sind immer zu erfassen.**
- Assessmentinstrumente wie die Bradenskala ersetzen die Risikomatrix.

c) Nach **§ 7a SGB XI** haben Pflegebedürftige Anspruch auf Pflegeberatung. Ziel dieser Beratung ist die Orientierung und situationsgerechte Auswahl und Inanspruchnahme von Sozialleistungen und Hilfsangeboten. Darüber hinaus dienen die Beratungsbesuche nach **§ 37,3 SGB XI** als Qualitätssicherungsbesuche für Pflegegeldleistungsempfänger (Ziele: Sicherung der Qualität der häuslichen Pflege, regelmäßige Hilfestellung und praktische pflegefachliche Unterstützung der pflegenden Angehörigen).

Transfer

a) Beispiele (jeweils individuell erläutern):
1. Die Einrichtung erstellt einen Pandemieplan, der die Wahrung der Würde der Person mit Pflegebedarf in den Mittelpunkt stellt
2. Die Einrichtung ermöglicht in Kooperation mit den externen Leistungserbringern den Zugang zu bedarfsgerechten Angeboten der Gesundheitsversorgung
3. Die inhaltliche Ausgestaltung und Dauer der Quarantäne erfolgt auf Basis einer individuellen Risikoeinschätzung
4. Die Bewohnerinnen und Bewohner erhalten individuell abgestimmte Angebote zur Beziehungsgestaltung

5. Die Bewohnerinnen und Bewohner erhalten Angebote zur sinnstiftenden Alltagsgestaltung.

b) Qualifizierte Begleitung bei Umwälzungen: individuelle Antwort

c) Individuelle Antwort

L5 Kinder und Jugendliche: Entwicklung und Besonderheiten der Pflege

Grundlagen

a) ➤ Tab. L5.1

Tab. L5.1

Altersstufe	Definition bzw. Dauer
Neugeborenenperiode	1.–4. Lebenswoche
Säuglingsalter	1. Lebensjahr (auch als 1.–4. Trimenon bezeichnet)
Kleinkindalter	2.–6. Lebensjahr
Frühes Schulalter	6.–10. Lebensjahr
Pubertät	Zeitraum vom ersten Auftreten der sekundären Geschlechtsmerkmale bis zur Geschlechtsreife (Mädchen: Beginn mit 8–14 Jahren, Abschluss mit 14–18 Jahren; Jungen: Beginn mit 10–15 Jahren, Abschluss mit 16–20 Jahren)
Adoleszenz	Zeitlich nicht einheitlich definierter Lebensabschnitt zwischen Beginn bzw. Ende der Pubertät und dem Abschluss des Körperwachstums; Dauer bis etwa 20. Lebensjahr

b) ➤ Tab. L5.2

Tab. L5.2

Alter	Kriterien für normale Sprachentwicklung
Bis 7. Woche	**Spontane Artikulation von Kehllauten**
6. Woche bis 6. Monat	Erste Lallperiode mit Lippenschlusslauten
6.–9. Monat	• **Zweite Lallperiode mit R-Ketten, Silbenketten und Silbenverdopplung** • **Jauchzt vor Vergnügen und protestiert durch Laute**
8.–9. Monat	• Erstes Sprachverständnis: unterbricht Tätigkeit, wenn es seinen Namen hört, reagiert auf Lob und Verbote („Nein!") • Ahmt Tonfolgen nach
9.–12. Monat	• **Bildet erste Wörter** • **Benennt bekannte Gegenstände**
13.–15. Monat	Versteht die Bezeichnung von Körperteilen
15.–18. Monat	• **Einwortsätze** • **Gebraucht Wörter, um Wünsche zu äußern**
18.–24. Monat	• Zweiwortsätze • Ungeformte Mehrwortsätze • Stellt erste Fragen
mit 2 Jahren	• **Versteht zusammenhängende Sätze** • **Nennt sich selbst beim Namen** • **Gebraucht mindestens 20 Wörter sinngemäß**
mit 3 Jahren	• Geformte Mehrwortsätze • Benutzt Personalpronomen richtig • Benutzt Singular und Plural richtig
mit 4 Jahren	• **Erzählt Erlebnisse** • **Kann sich mit anderen unterhalten** • **Gebraucht ca. 1.500 Wörter**
mit 5 Jahren	• Spricht praktisch fehlerfrei • Zählt bis 10 • Fragt nach Wortbedeutungen

c) Neugeborenes - Säugling - Kleinkind - Jugendlicher - Erwachsener - Spitzmaus

d) 3-R-Regel: **R**ückenlage, **R**ichtige Schlafumgebung, **R**auchfrei

e) **KUSS-Skala:** Skala zur genauen Verhaltens- und Verlaufsbeobachtung bei Schmerzen von Kindern bis 3 Jahren. Bei der **NRS** geht es um die Selbstauskunft des Betroffenen

Vertiefung

a) Die **Knochenreife** des Kindes lässt sich durch eine Röntgenuntersuchung der linken Hand erfassen. Das Knochenalter wird durch den Vergleich mit Aufnahmen alters- und geschlechtstypischen Bildern bestimmt.

b) **Vergleichsmaß** für Messgrößen wie Körpergewicht, Körpergröße und Kopfumfang. Zeigt an, ob sich ein Kind normal und gesund entwickelt.

c) ➤ Tab. L5.3

Tab. L5.3

Aussage	Richtig
1. Die Steuerung der Herzfrequenz ist bei Kindern nur unvollständig ausgebildet.	
2. Das Herz von Kindern muss schneller schlagen, weil sie noch wachsen.	
3. Kinder reagieren stärker auf Belastungen aller Art.	x
4. Das Herz von Kindern ist anatomisch ganz anders aufgebaut als bei Erwachsenen.	

d) Ein **höherer Apgar-Score** bezeichnet keine bis geringe Adaptionsstörungen des Neugeborenen.

Transfer

a) Bei Kindern spielt die **richtige Manschettengröße** bzw. -breite eine besonders wichtige Rolle, da bei falscher Größe die ermittelten Werte verfälscht werden und somit nicht aussagekräftig sind. Zwei Drittel der Extremitäten sollten durch die Manschette bedeckt sein.
b) Sollte ohne Alkohol, Duft- und Konservierungsstoffe sein, da die erhöhte Durchlässigkeit der Haut beim Säugling zu einer erhöhten Resorption von chemischen Stoffen führen
c) Individuelle Antwort

L6 Gesundheitsförderung, Prävention und Prophylaxen

Grundlagen

a) **Prävention:** Gesundheitsgewinn durch Zurückdrängen von Risikofaktoren für eine Krankheit; **Gesundheitsförderung:** Gesundheitsgewinn durch Verbesserung der Bedingungen für Gesundheit
b) ➢ Tab. L6.1

Tab. L6.1

Aussage	Wahr	Falsch
1. Zur **Primärprävention** gehören alle Maßnahmen, die das Wiederauftreten einer Krankheit verhindern.		×
2. Unter **Sekundärprävention** versteht man die Krankheitsfrüherkennung bzw. Früherkennung von Risikofaktoren einer Krankheit.	×	
3. **Tertiärprävention** versucht zu vermeiden, dass eine bestehende Krankheit sich verschlimmert.	×	

c) Zur **Primärprävention** gehören alle Maßnahmen, die das Neuauftreten einer Krankheit verhindern. Gesundheitsschädigende Situationen sollen vermieden und der Mensch in der Krankheitsverhütung unterstützt werden. Dies ist auch das Ziel der **Prophylaxen.**
d) ➢ Tab. L6.2

Tab. L6.2

Risikofaktor	Beispiele
Verminderte Positionswechsel	Immobilität, Bettlägerigkeit, Ruhigstellung durch Medikamente
Eingeschränkte Wahrnehmung von Druck und Schmerz	Schlaganfall, Nervenschädigungen bei Diabetes mellitus, Multiple Sklerose
Durchblutungsstörungen	Herzinsuffizienz mit Ödemen, Anämie, chronisch venöse Insuffizienz, Diabetes mellitus
Geschädigte Haut	Schwitzen, chron. Hauterkrankungen, Altersveränderungen der Haut
Längere Druckeinwirkung auf die Haut	Kachexie, Abwehrschwäche, Falten, Krümel, Sonden, Katheter, Schienen, Gipsverbände

e) ➢ Abb. L6.1

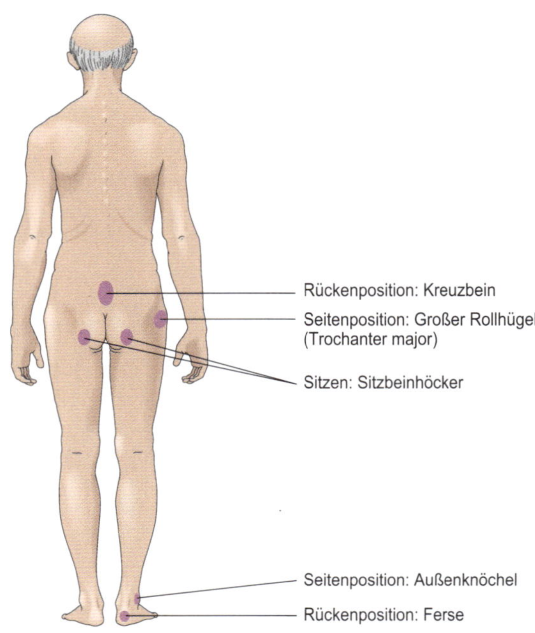

Abb. L6.1 Dekubitusgefährdete Körperstellen. [L190]

f) Schäden der Gefäßinnenwand; erhöhte Gerinnungsneigung; verringerte Fließgeschwindigkeit des Blutes
g) **Kontraktur:** unumkehrbare Bewegungseinschränkung durch Verkürzung verschiedener Gelenkstrukturen bis zur Gelenkversteifung; **Spitzfuß:** Bewegungseinschränkung im Sprunggelenk durch Streckung des Vorderfußes durch Verkürzung der Muskeln/Sehnen im Wadenbereich
h) Eingeschränkte Bewegungsabläufe; Wahrnehmungsstörungen; eingeschränkte Orientierung; verlangsamte Reaktion; Gleichgewichtsstörungen; hormonelle/neurologische Ursachen; Medikamente; Demenz; Flüssigkeitsmangel; Schmerzen
i) **Verminderung der Abwehrkraft** – Kaugummikauen – **Fasten** – **unzureichende Mundhygiene** – Mundspülungen – Zitronengeschmack – **Atmen mit offenem Mund** – übermäßiges Schlucken
j) **Altersbedingte, körperliche Ursachen:** nachlassendes Immunsystem, Wissensdefizit, Fehl-/Mangelernährung, Erkrankungen, erhöhte Verletzungsgefahr; **Psychische Ursachen:** Angst, Unzufriedenheit, Depression, Lebenskrisen; **Umgebungsbedingte Ursachen:**

ungewohnte Umgebung führt zu Stress mit Schwächung des Immunsystems, überhitzte Räume

k) **niedrige Körpertemperatur** – Mattigkeit – Schwellungen – **freie Atmung** – **körperliche Fitness** – **Bettlägerigkeit**

l) Richtig ist: **Eine Lungenentzündung bei Menschen mit bestehenden, zusammenwirkenden Erkrankungen.**

m) Psychische Schädigung infolge unzureichender körperlicher und emotionaler Zuwendung im Rahmen der Langzeitpflege mit evtl. tödlichem Ausgang

Vertiefung

a) § 3 AltPflG weist die Mitwirkung bei Prävention/Gesundheitsförderung als Aufgabe für Altenpflegerinnen aus („Gesundheitsvorsorge einschließlich der Ernährungsberatung")

b) „Lokal begrenzte Schädigung der Haut bzw. des darunterliegenden Gewebes durch Druck sowie Scherkräfte. Es gibt eine Reihe weiterer Faktoren, die einen Dekubitus begünstigen oder verursachen können; ihre Bedeutung ist noch zu klären. Betroffen sind meist Hautbezirke, unter denen unmittelbar knöcherne Vorsprünge liegen." (internationale Definition der *NPUAP/EPUAP*, 2014)

c) **Gefährdete Körperstellen werden so positioniert, dass kein Druck auf ihnen ruht:** Hohlpositionierung; **Mit Hilfe spezieller Matratzen wird der Auflagedruck auf eine große Fläche verteilt:** Weich- bzw. Superweichpositionierung; **Die Druckverweildauer wird in regelmäßigen Zeitabständen verkürzt:** Positionswechsel

d) ➢ Tab. L6.3

Tab. L6.3

Maßnahme	Wirkung
Kompressionsstrümpfe anziehen	Druck von außen erhöht die Wirkung der Muskelpumpe und steigert die Fließgeschwindigkeit
Heparin spritzen	Medikamentöse Herabsetzung der Gerinnung
Zum tiefen Durchatmen anleiten	Der Unterdruck im Thorax setzt sich bis in die Hohlvene fort und übt eine Sogwirkung in den Beinvenen aus
Beine hochlagern	Schnelleres Zurückfließen des Blutes zum Herzen durch erhöhte Positionierung der Beine
Bewegungsübungen	Aktivierung der Muskelpumpe, Vertiefung der Atmung
2 Liter Flüssigkeitsaufnahme	Fließgeschwindigkeit des Blutes wird durch höheren Flüssigkeitsanteil des Blutes verbessert

e) Die Wirksamkeit kontrakturprophylaktischer Maßnahmen ist wissenschaftlich nicht erwiesen; manche Interventionen (z. B. passive Bewegungsübungen) sind eher kontraindiziert

f) ➢ Tab. L6.4

Tab. L6.4

Lose Teppiche	Beseitigen oder Fixieren
Badewanne mit hohem Einstieg	Rutschfeste Matten verwenden
Lose Kabel	So legen und fixieren, dass sie nicht gefährden
Niedrige Toilette	Sitz erhöhen, Haltegriffe anbringen
Viele Medikamente	Den Arzt bitten, die Medikation zu überprüfen (z. B. auf mögliche Wechselwirkungen)

g) Positionierung in stabiler Seitenlage; Vitalzeichenkontrolle; Maßnahmen der ersten Hilfe einleiten; Hilfe anfordern (Klingel); Notarzt rufen (lassen); Bewohner nicht alleine lassen; Dokumentation

h) ➢ Tab. L6.5

Tab. L6.5

Mundpflegemittel	Wirkweise
Glandosane®	Anfeuchtung des Mundraums, evtl. Verstärkung einer Mundtrockenheit
Mundpflegestäbchen	Erfrischung, austrocknende Wirkung, greift Zahlschmelz an
Meridol CHX®	Desinfektion des Mund- und Rachenraums

i) ➢ Tab. L6.6

Tab. L6.6

	Bedeutung	Mögliche Maßnahmen
L	Lungenbelüftung verbessern	Mobilisation, Atemübungen, atmungserleichternde Positionierungen, atemstimulierende Einreibung
I	Infektion vermeiden	Mund- und Nasenpflege, aseptisches Arbeiten beim Absaugen
S	Sekret verflüssigen, lösen und entleeren	Flüssigkeitszufuhr, Inhalation, Einreibung mit ätherischen Ölen, Brustwickel und -kompressen, produktives Abhusten, Drainagepositionierungen
A	Aspirationsprophylaxe	mögliche Maßnahmen APH 11.3.2

j) ➢ Abb. L6.2

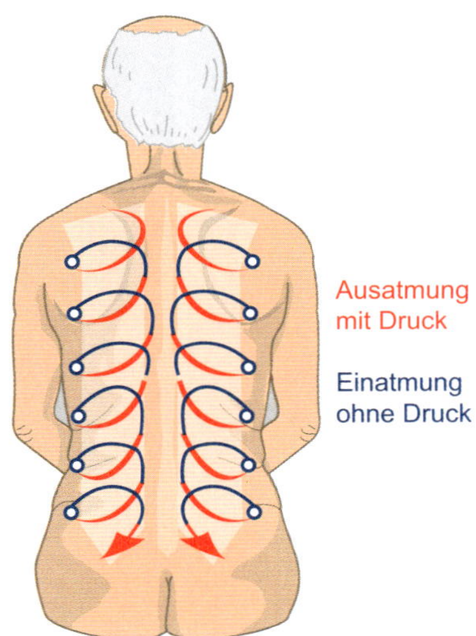

Abb. L6.2 Atemstimulierende, rhythmische Einreibung. [L138]

k) **Dampf:** Mund- und Nasenhöhle, Rachen bis zum Kehlkopf; **Aerosole:** Trachea, Bronchien; **Nebel:** bis zu den Alveolen
l) Anregende Gestaltung des Zimmers: Bilder oder Mobile aufhängen, Fotos aufhängen oder aufstellen; Pflegebett so aufstellen, dass der Bewohner auf Tür/Fenster schauen kann; Medien einsetzen zum Kontakt mit der Umwelt (Radio, TV, Zeitung)
m) An Biografie orientieren; Angehörige einbeziehen; Beschäftigungsangebote zur Strukturierung des Tages gezielt einsetzen
n) Aufmerksames Beobachten; medizinische Untersuchungen; Angehörige befragen, um Vergleiche ziehen zu können

Transfer

a) Ergebnisoffen, je nach persönlichen Umständen, oft ergeben sich grundlegende Parallelen; Beispiel: Umgang mit Belastungen bei der Arbeit – gesundheitsförderndes Verhalten ist oft auf Entspannung oder körperlichen und seelischen Ausgleich ausgerichtet
b) Individuelle Antwort
c) Individuelle Antwort
d) Individuelle Antwort, z. B. Kissen, Rollen, Schaumstoff
e) Individuelle Antwort, es sollten die Sturzrisikofaktoren bestimmt werden
f) Beispiele: zu tiefer Ein- und Ausatmung anleiten; Kontaktatmung; Ausatmen gegen einen mäßigen Widerstand; SMI-Atemtrainer; Strohhalm in ein Wasserglas stellen und hineinpusten

L7 Macht und Machtmissbrauch

Grundlagen

a) Aktive und passive Vernachlässigung; körperliche, psychische und soziale Misshandlung
b) Freiheitsbeschränkung und Freiheitsentziehung unterscheiden sich in der Intensität des Eingriffs. **Freiheitsbeschränkung** (kein Straftatbestand): liegt vor, wenn die Fortbewegung zwar erschwert, aber nicht unmöglich gemacht wird. Sie bedarf keiner richterlichen Genehmigung; **Freiheitsentziehung:** bedarf der richterlichen Genehmigung
c) Medikamentöse Ruhigstellung; Fixierung; Bettseitenteil; Rollstuhltisch; Trickschlösser
d) Lassen sich die Ursachen für das aktuelle Problem mit anderen Maßnahmen beheben? Überwiegt der Nutzen der Freiheitsbeschränkung deren Nachteile?

Vertiefung

a) Steigerung von leichten Formen der Vernachlässigung bis schlimmstenfalls zur Tötung; Unterbrechung durch Prävention, Intervention, Mitspracherecht, Vertrauensperson
b) z. B. Reduzierung der freiheitsentziehenden Maßnahmen, Einsetzung eines spezialisierten Verfahrenspflegers, Vor-Ort-Analyse, detaillierte Abwägung zwischen dem Sturzrisiko und den Folgen der Fixierung

Transfer

a) **A)** Individuelle Antwort; **B)** Individuelle Antwort
b) Individuelle Antwort. Der Begriff Bettgitter wird wegen der Nähe zu Gitter = Gefängnis zum Teil problematisch gesehen, wird aber häufig immer noch verwendet.

L8 Grundlagen der Anatomie, Physiologie, Chemie und der biologischen Alterung

Grundlagen

a) ➢ Abb. L8.1

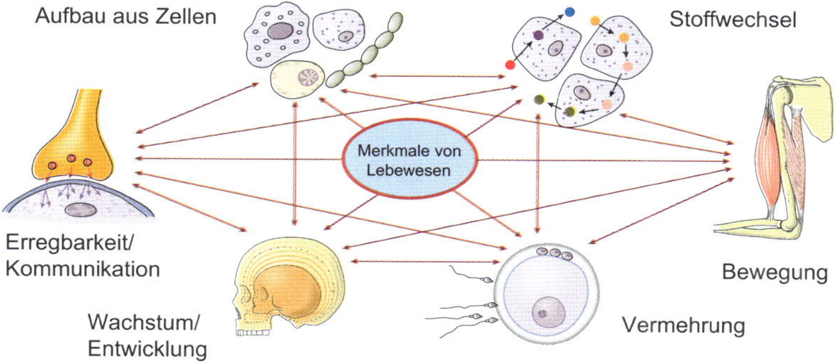

Abb. L8.1 Die sechs Merkmale von Lebewesen. [L190]

b) **Atome:** kleinste chemische Bausteine des Körpers; **Moleküle:** Atomverbände; **Zellorganellen:** Zusammenschluss vieler chemischer Verbindungen mit definierter Funktion; **Zellen:** Grundeinheit des Körpers, Zusammenschluss mehrerer Organellen; **Gewebe:** Verbände von Zellen und Zwischenzellsubstanz mit ähnlichem Bau und Funktion; **Organe:** Zusammenschluss von mehreren Geweben mit gemeinsamer Funktion; **Organsysteme:** mehrere Organe, die in Beziehung zueinander stehen und gemeinsame Funktionen ausüben

c) **Kranial:** kopfwärts; **Distal:** von der Rumpfmitte weg; **Von der Mitte weg, seitwärts:** lateral; **Temporal:** schläfenwärts; **Auf das Innere des Körpers zu:** zentral; **Links:** sinister; **Nasenwärts:** nasal

d) ➢ Tab. L8.1

Tab. L8.1

Physikalische Größe	SI-Einheit	Korrektur, falls nötig
Länge	Meter [m]	stimmt
Masse	Kelvin [K]	Kilogramm [kg]
Zeit	Ampere [A]	Sekunde [s]
Stromstärke	Sekunde [s]	Ampere [A]
Temperatur	Kilogramm [kg]	Kelvin [K]
Lichtstärke	Candela [Cd]	stimmt
Stoffmenge	Mol [mol]	stimmt

e) ➢ Tab. L8.2

Tab. L8.2

Einheit	Physikalische Größe
m2	Fläche
m3	Volumen
kg/m3	Massenkonzentration
V	Elektrische Spannung
N	Kraft
Pa	Druck
J	Energie
W	Leistung
Hz	Frequenz

f) **Wasser** – Sauerstoff – Cadmium – **Schweiß** – **Feuer** – Schwefel – Wasserstoff – **Äther**– Kalium – Chlor

g) **Gewebe:** Muskelgewebe, Epithelgewebe; **Organe:** Lunge, Leber; **Organsysteme:** Atmungssystem, Verdauungssystem

Vertiefung

a) Aus Atomen oder kleineren Molekülen werden größere gebildet *(synthetisiert)*. So werden auch Riesenmoleküle (körpereigene Eiweiße) gebildet

b) Ausgezeichnetes Lösungsmittel; ermöglicht den Transport in jede Körperzelle; unverzichtbarer Reaktionspartner bei vielen chemischen Reaktionen; sehr gutes Isolationsmittel und Wärmespeicher; Hauptbestandteil von Schleimstoffen; dient als Schmiermittel

c) Magenmilieu (pH-Wert 1,8), im Dünndarm ist die Magensäure weitgehend neutralisiert

d) **Herz-Kreislauf-System:** geringere Herzkraft, Abnahme der maximalen Herzfrequenz; **Atmungssystem:** verminderte Brustkorbbeweglichkeit, Verlust von Lungenbläschen; **Nervensystem und Sinne:** Abnahme der Gehirndurchblutung, veränderte Schlafmuster

Transfer

a) Richtig ist: **Bruch des linken Oberarmknochens am körpernahen Teil**

b) Enzyme helfen dabei, chemische Reaktionen im Stoffwechsel zu ermöglichen und zu beschleunigen

c) Schließmuskel, der willkürlich gesteuert werden kann

d) Künstliche Vitaminzufuhr ist mittlerweile sehr kritisch zu sehen und nur bei extremen Avitaminosen angebracht; mit künstlicher Vitaminzufuhr sind auch Risiken verbunden (z. B. Erhöhung des Krebsrisikos)

L9 Kognition und Kommunikation

Grundlagen

a) **Kommunikation:** bedeutet Verständigung untereinander und meint die Fähigkeit, etwas ausdrücken, mitteilen und signalisieren und dabei gleichzeitig Nachrichten und Signale anderer empfangen, interpretieren und darauf reagieren zu können; **Kognitive Kompetenz:** umfasst die Prozesse der Wahrnehmung, des Gedächtnisses und des Denkens; Wahrnehmung wird hier neben der sensorischen Verarbeitung von Reizen auch als Beurteilung und Einordnung des Wahrgenommenen in Bedeutungszusammenhänge verstanden; Voraussetzung hierfür ist das Gedächtnis; damit neu aufgenommene Reize eine Bedeutung erhalten, müssen sie mit bereits bekannten und verarbeiteten Gedächtnisinhalten abgeglichen und in diese integriert werden; dieser Vorgang wird als Denken bezeichnet

b) **Wahrnehmen:** Zufällige ungezielte Aufnahme von Sinneseindrücken aus der Umwelt (äußere Wahrnehmung) und aus dem Inneren (innere Wahrnehmung) sowie die integrative Verarbeitung von Umwelt- und Körperreizen durch das Nervensystem; **Beobachten:** Gezielte Aufnahme von Informationen und deren Beurteilung

c) **Empfinden:** Unsortierte Reize strömen über die Sinneszellen und Nervenbahnen zum Gehirn; **Organisieren:** Ausblenden einiger Informationen zugunsten anderer Selektion, Zusammenfügen einzelner Reize durch vertraute Ergänzungen (vertraute Inhalte); **Interpretieren:** Verknüpfung strukturierter Informationen, Vergleich mit bekannten Informationen; **Einordnen:** Die Information erhält eine Bedeutung und man erkennt, was zu tun ist

d) Unter **sensorischer Deprivation** versteht man die Unterversorgung mit Reizen. Folgen sind gesundheitliche Schäden. Beispiel: bettlägerige Menschen, wenn sie lange nur sich selbst oder weiße Wände wahrnehmen. Sie erleben zu wenig Stimulation, das Gehirn beginnt eigene Impulse zu produzieren z. B. schwarze Pünktchen, die als Insekten wahrgenommen werden

e) ➢ Tab. L9.1

Tab. L9.1

Sinnesorgan	Sinnesfunktion
Augen	Sehen
Ohren	Hören
Nase	Riechen
Zunge	Schmecken
Haut	Fühlen

f) ➢ Tab. L9.2

Tab. L9.2

Rezeptortyp	Sinnessystem
Photorezeptoren	Gesichtssinn (Hell-, Dunkel-, Farbensehen)
Thermorezeptoren	Temperatursinn
Mechanorezeptoren	Mechanischer Sinn für Berührungen und Druck; Gehörsinn (Tonhöhen); Statokinetischer Sinn (Körperlage, Körperempfinden, Kraftempfindung)
Chemorezeptoren	Geruchssinn; Geschmackssinn
Nozizeptoren	Schmerzsinn

g) ➢ Abb. L9.1

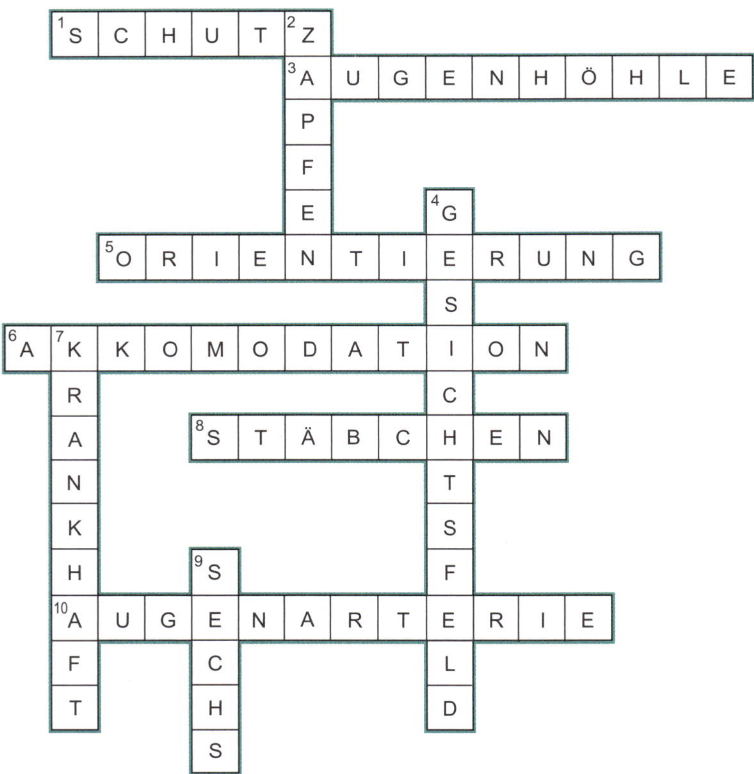

Abb. L9.1 Kreuzworträtsel „Begriffe rund um's Auge". [L143]

h) Die „Gerstenkorn" genannte, akute eitrige Infektion der Liddrüsen, meist hervorgerufen durch Staphylokokken

i) Es treffen zu: 2; 3; 5

j) **Haare:** Schutzfunktion, Tastfunktion; **Hautdrüsen (Talg-, Schweiß-, Duftdrüsen):** Talgproduktion (Säureschutzmantel), Schweißproduktion (Temperaturregulation), Duftsekret (Körpergeruch); **Nägel:** Greiferleichterung, Schutzfunktion, Tastverstärkung

k) Eine Rhagade ist ein spaltförmiger Hauteinriss durch Dehnung ausgetrockneter oder stark verhornter Hautareale (z. B. am Mundwinkel)

l) ➢ Tab. L9.3

Tab. L9.3

Beschreibung	Schätzung
1. Anteil der Menschen im mittleren Lebensalter, die unter einer behandlungsbedürftigen psychischen Erkrankung leiden.	20–25 %
2. Anteil der älteren Menschen, die unter einer behandlungsbedürftigen psychischen Erkrankung leiden.	ebenfalls 20–25 %
3. Wahrscheinlichkeit für eine Demenz bei über 90-jährigen alten Menschen.	Hälfte bis zwei Drittel
4. Anteil der schweren Depressionen bei alten Menschen in Pflegeeinrichtungen.	ca. ein Drittel

m) Notwendigkeit zur Anwendung spezifischer Assessments zur Begründung besonderer Pflegebedarfe; Anwendung forschungsbasierter Interventionen; Häufigkeit der psychiatrischen Erkrankungen vor allem im hohen Alter

n) Das Delir ist ein psychiatrischer Notfall und bedarf umgehender ärztlicher Klärung.

o) Zwar wird in beiden Zuständen etwas erlebt, was „in Wirklichkeit" nicht vorhanden ist, doch im ersten Fall handelt es sich um eine festgefahrene gedankliche Überzeugung, im zweiten Fall um eine erlebte sinnliche Wahrnehmung

p) Individuelle Antwort

Vertiefung

a) **Alte Frau** nach vorne blickend – **junge Frau** sich abwendend

b) Bei den Sinneswahrnehmungen handelt es sich nicht um reine Tätigkeiten der Sinnesorgane (z. B. Auge). Verschiedene Faktoren beeinflussen die Wahrnehmung entscheidend: **Aktuelle Bedürfnisse.** Je nachdem, wie stark das eigene aktuelle Bedürfnis ist, wird auch die Wahrnehmung darauf gerichtet sein. **Aktueller emotionaler Zustand.** Stimmungen haben erheblichen Einfluss auf die Wahrnehmung, z. B. Wut, Freude. **Motivation.** Je motivierter der Mensch eine Sache angeht, desto eher nimmt er die positiven Aspekte wahr. **Biografie und Lebenserfahrung.** Eigene Erlebnisse lenken die Wahrnehmung in eine bestimmte Richtung. **Interesse, persönliche Einstellungen und Werte**

c)

- Schwerpunkte evtl. auch auf andere Wahrnehmungs- und Ausdrucksmöglichkeiten als die Sprache, z. B. Berührungen als Ausdruck von Gefühlen zu setzen
- Biografie und den Krankheitsverlauf des alten Menschen zu kennen und in den täglichen Umgang einzubeziehen
- Die eigene Art des Wahrnehmens und Denkens nicht zum Maßstab für eine korrekte Wahrnehmung zu erheben, sondern auch andere Verhaltensweisen und Interpretationen der Wirklichkeit zuzulassen
- Den Menschen trotz seiner Einschränkungen ernst zu nehmen und ihn nicht mit einem oberflächlichen Etikett zu stigmatisieren
- Offen zu sein im Umgang mit technischen Hilfsmitteln.

d) Für ein ausgewogenes Mittelmaß an Reizen sorgen, z. B. Zimmergestaltung mit persönlichen Gegenständen wie Fotos (Biografiebezug wichtig) und Tagesgestaltung. Eine Reizüberflutung (sensorische Überstimulation) vermeiden, die zu Nervosität, Aggressivität oder Orientierungsstörungen führen kann

e) Selbstpflegefähigkeit oder Pflegebedürftigkeit einschätzen können; Wünsche und Bedürfnisse eines Pflegebedürftigen zu erkennen; Veränderungen festzustellen und zu beschreiben; Pflegebedürftigen zu überwachen und drohende Probleme, Gefahren und Komplikationen festzustellen; Therapieerfolge festzustellen; notwendige Daten für die Einschätzung der Pflegebedürftigkeit nach § 112 ff. SGB XI zu liefern; für die Abrechnung der DRGs die erforderliche und gewünschte Qualität der Leistungen zu erhalten. Wichtig: Auf die Beobachtung erfolgt immer eine Konsequenz!

f) ➢ Abb. L9.2

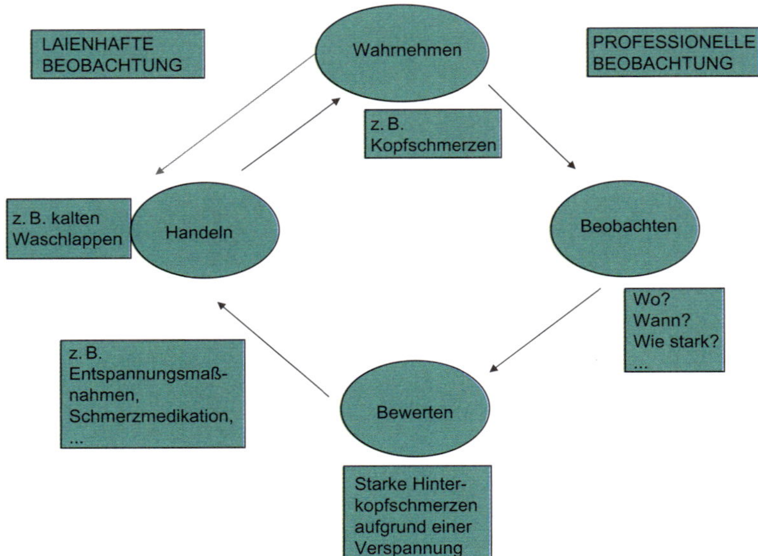

Abb. L9.2 Beobachtungsprozess

g) Das gezielt Beobachtete wird nach der Aufnahme der Informationen in einen Vergleich zu bekannten Situationen gesetzt (z. B. Vitalwertvergleich mit der Dokumentation). Es wird beurteilt, ob eine Veränderung vom Normalwert vorliegt

h) Mangelndes Vorwissen und Vorkenntnisse (Erfahrungswerte); eigenes Befinden, z. B. Müdigkeit; Konzentration und Aufmerksamkeit; Prozesshaftigkeit (ist das Phänomen neu oder bekannt?); Einstellung zum Betroffenen (Sympathie und Antipathie); bisheriger Verlauf der Beobachtung (Erwartungen, Vorurteile)

i) Blutdruckmessung, Pulsmessung, Messung der Körpertemperatur

j) **Verbale Kommunikation:** Muttersprache, hören, sprechen, Wortschatz, intakte Sprechorgane, Pflegedokumentation, Stimmmodulation; **Nonverbale Kommunikation:** Mimik, lächeln, Gestik, äußere Erscheinung, Körperhaltung, Körpersprache, Kleidung, Berührungen

k) **Hören:** Schwerhörigkeit, letzter Arztbesuch, Hilfsmittel (Hörgerät), Gebärdensprache, soziale Kontakte eingeschränkt? **Sehen:** Sehfähigkeit, letzter Augenarztbesuch, Hilfsmittel (Brille, Kontaktlinsen, Augenprothese), Verletzungen durch häufiges Anstoßen, z. B. an der Tischkante? **Riechen, Schmecken, Tasten:** Veränderungen des Riechens und Schmeckens, fades Essen? Appetit, Gewichtsverlust? Veränderungen des Tastempfindens, Empfinden von Temperaturunterschieden; **Schmerzen:** akute Schmerzen, chronische Schmerzen (Lokalisation, Häufigkeit), Körperhaltung, Schmerztagebuch? **Kognitive Kompetenz:** Orientierung (zur Zeit, zum Ort, zur Person, zur Situation), Vergesslichkeit; **Sprache, Körpersprache:** Muttersprache, Sprachstörungen? Mimik, Gestik, Ausdrucksfähigkeit, Körperhaltung

l) Individuelle Antwort

m) Vgl. APH ➤ Kap. 9.4.1 (Auszug Pflegeplanung)

n) Themenfeld 1 *Kognition* und *Kommunikation*

o) An Oberlippe, Nase und Wangen erfolgt der venöse Abfluss zu Venen an der Hirnbasis. Bei Ausdrücken eines Furunkels können Komplikationen wie eine Sinusthrombose, eine Hirnhautentzündung oder eine Gehirnentzündung entstehen

p) **A:** 2; **B:** 4; **C:** 1; **D:** 3

q) Antidementiva, Antidepressiva, Anxiolytika, Neuroleptika, Stimmungsstabilisatoren

r) Störungen des Langzeitgedächtnisses, zunehmende Orientierungsstörungen und deutlicher Verlust von Alltagskompetenzen; beginnende Hilfs- und Aufsichtsbedürftigkeit; ein unabhängiges Leben ist nicht mehr möglich, wohl aber noch einfache Tätigkeiten und damit ein Teil der Alltagsaktivitäten

s) Individuelle Antwort; Beispiel: „Haben Sie das Gefühl wertlos zu sein?" oder „Finden Sie es schön am Leben zu sein?"

t) ➤ Tab. L9.4

Tab. L9.4

Frage	Antwortmöglichkeiten		
1. Wie lange brauchen Antidepressiva, bis sie wirken?	24–36 Stunden	3–5 Tage	**10–14 Tage**
2. Wie hoch ist das Abhängigkeitspotenzial von Antidepressiva?	Sehr hoch	Mittel	**Unbedeutend**
3. Bei welchen Beschwerden können Antidepressiva zusätzlich gegeben werden?	**bei starken Schmerzen**	bei Schluckauf	bei chronischer Obstipation

u) Bezugspflege ist die sinnvollste Pflegeorganisation. Wichtig sind verlässliche Beziehungen und klare, für den Pflegebedürftigen durchschaubare Regeln. Diese sollten von allen Pflegenden eingehalten werden
v) Jede Suizidankündigung ist primär erst einmal ernst zu nehmen

Transfer

a) Individuelle Antwort; alle Beobachtungen so früh und präzise wie möglich dokumentieren für die Verwendung im Team. Es geht darum, Veränderungen transparent zu machen, um adäquat darauf reagieren zu können und die weitere Pflege und Therapie anzupassen
b) ➢ Tab. L9.5

Tab. L9.5

	Ressourcen	Einschränkungen
Hören	Besitzt ein Hörgerät	Vermutlich Altersschwerhörigkeit, trägt das vorhandene Hörgerät nicht
Sehen	Besitzt eine Brille	Kurzsichtigkeit, trägt im Bett keine Brille, liegt die meiste Zeit des Tages im Bett
Riechen, Schmecken, Tasten	Fähigkeit zum Riechen ist vorhanden, empfindet Berührungen	Altersbedingtes Nachlassen ist möglich
Schmerzen	Schmerzäußerung durch nonverbale Kommunikation möglich, sowie durch unartikulierte Laute	Schmerzen sind aufgrund der Kontrakturen möglich
Kognitive Kompetenz	Orientierung zur Person ist erkennbar, Tochter ist immer anwesend	Orientierung ist in allen Bereichen eingeschränkt aufgrund der Demenz

c) Frau Zenker verhält sich kongruent, z. B. gemeinsames Lachen; sie achtet auf nonverbale Signale von Frau Hohm und reagiert angemessen; durch die basale Waschung erhält Frau Hohm Orientierung in Bezug auf ihre Körpergrenzen, die sie dringend benötigt, dadurch erfährt sie durch Frau Zenker Sicherheit; Frau Zenker hat engen Körperkontakt während des Transfers, Frau Hohm fühlt sich dadurch sicher und geborgen; Frau Zenker geht insgesamt wertschätzend und respektvoll mit der Pflegebedürftigen um
d) **Beispiele:** Beobachten der Verhaltensreaktionen, um Einschränkungen beurteilen zu können; prüfen, ob Hilfsmittel eingesetzt werden oder verordnet werden können; Blickkontakt; direkte Kommunikation; mit Berührungen arbeiten; Verletzungsrisiken minimieren; Orientierung in der Wohnumgebung erleichtern
e) Individuelle Antwort. Beispiele: **Zu 1.:** Fragen stellen, zu Entscheidungen anregen. **Zu 2.:** gleiche Bezugspflegepersonen, immer wieder auf die demenzkranken Menschen zugehen. **Zu 3.:** Feste wie früher feiern, Anregung persönliche Bilder an die Wand zu hängen. **Zu 4.:** Kurzzeitaktivierung, Aufforderung zum Tänzchen bei Musik aus dem Radio
f) Individuelle Antwort, z. B. Alkohol, Tabakprodukte, Benzodiazepine, flüchtige Lösungsmittel

L10 Mobilität und Beweglichkeit

Grundlagen

a)

- Bewegung bezeichnet die durch **Muskelkraft hervorgerufene Verlagerung von Körperteilen** oder des gesamten **Körpers,** die mit dem Verbrauch von **Energie** einhergeht.
- Beweglich zu sein bedeutet **Autonomie und Freiheit** für die Lebensführung zu besitzen. Der Verlust der Beweglichkeit kann eine **existenzielle Erfahrung** darstellen

b) ➢ Tab. L10.1

Tab. L10.1

Aussage	Richtig	Falsch
1. Bewegung ist elementar für das Leben.	x	
2. Bewegung ist Voraussetzung dafür, dass Menschen glücklich sind.		x
3. Durch Bewegung ist der Mensch in der Lage, die tiefsten Gedanken zu fassen.		x
4. Bewegung beugt zahlreichen Erkrankungen vor.	x	

c) **Geistige Beweglichkeit:** geistige Fähigkeit, Neues in die Gedanken einzubeziehen, Fähigkeit zum Mitdenken, Umdenken, Weiterdenken; **Mobilität durch Bewegung:** Mobilität ist die Fähigkeit, die durch Bewegung erreicht wird. Mit ihrer Hilfe lassen sich Aktivitäten des Lebens frei ausüben. Damit ist der Zugang zur Außenwelt gewährleistet und die Möglichkeit zur sozialen Interaktion gegeben. **Bewegung als Ausdruck seelischer Stimmungslagen:** Art, wie sich ein Mensch bewegt, lässt häufig Rückschlüsse auf seine momentane Stimmung und das innere Befinden zu. Vor allem der Wille zur Bewegung wird durch die seelische Verfassung beeinflusst. Bewegung ist ein Teil der nonverbalen Kommunikation. **Gangbild:** typische Art des gesamten Bewegungsablaufs. Gangbildstörungen können sowohl Ausdruck eingeschränkter Bewegungsfähigkeit und Erkrankungen als auch Ausdruck der seelischen Verfassung sein. **Haltung:** statisches Erscheinungsbild des Körpers; körperliche Haltung eines Menschen; ist individuell verschieden, abhängig von seiner psychischen Verfassung

d) Alle Bewegungsmöglichkeiten bleiben nur erhalten, wenn sie regelmäßig ausgeübt werden

e) Soziale Isolation; Gefühl der Machtlosigkeit

f) ➢ Tab. L10.2

Tab. L10.2

	Fachbegriff	Deutsche Übersetzung
1.	Cranium	Schädel
2.	Columna vertebralis	Wirbelsäule
3.	Thorax	Knöcherner Brustkorb
4.	–	Schulter- und Beckengürtel
5.	Freie obere Extremitäten	Arme
6.	Freie untere Extremitäten	Beine

Vertiefung

a) ➢ Tab. L10.3

Tab. L10.3

Erkrankungen des Bewegungsapparats	Erkrankungen des Nervensystems	Erkrankungen anderer Organsysteme
• Arthrose • Osteoporose • Chronische Polyarthritis • Morbus Bechterew • Gicht • Frakturen • Prellungen • Zerrungen • Amputationen	• Lähmungen, z. B. durch Apoplexie, Hirntumoren • Morbus Parkinson • Multiple Sklerose • Polyneuropathie bei Diabetes mellitus • Schädigung des Rückenmarks, z. B. Querschnittlähmung • Depression • Demenzerkrankung	• Erkrankungen, die mit Schmerzen einhergehen • Erkrankungen, die den Körper schwächen, z. B. Infektionen mit Fieber • Erkrankungen mit Atemnot • Chronische Durchblutungsstörungen der Beine • Schwindel • Bewusstseinseinschränkungen • Starkes Über- oder Untergewicht • Schilddrüsenfunktionsstörungen

b) **Gangbild:** Wie sieht der Gang aus: sicher, unsicher, schlurfend, schwankend, neigt sich auf eine Seite, trippelnd, zittrig, mit Hilfsmitteln? **Körperliche Verfassung:** Wie ist die körperliche Verfassung zu bezeichnen: gute oder schlechte Kondition, körperliche Schwäche? **Körpergewicht:** Besteht Über- oder Untergewicht? **Krankheitsfolgen, die die Bewegung beeinträchtigen:** Liegen Amputationen oder Lähmungen vor? **Hautfarbe:** Blässe, Zyanose, Rötung des Gesichts bei Anstrengung? **Welche Anforderungen können bewältigt werden?** Sind folgende Tätigkeiten möglich: Im Bett allein drehen? Allein auf die Toilette gehen? Sich allein waschen und anziehen? Allein vom Bett in den Sessel gelangen? Treppen steigen? Sich allein versorgen (kochen, einkaufen)? **Wie werden Bewegungen durchgeführt?** Unter Schmerzen, unkoordiniert, in Schonhaltung, zielgerichtet?

c) Schmerzäußerungen oder -zeichen, z. B. Schonhaltung der schmerzenden Körperregion, Hinken; eingeschränkte Gelenkbeweglichkeit; unkoordinierte Bewegungen; Dyspnoe bei Bewegungsausübung; Blässe, Zyanose oder Gesichtsröte bei körperlicher Anstrengung; fehlende Freude des alten Menschen, sich zu bewegen

d) Ab dem 40.–50. Lebensjahr nimmt die Muskelmasse pro Jahr um ca. 1 % ab, entsprechend werden Muskelkraft und -ausdauer geringer. Training verzögert diesen Prozess

e) **C1–C7:** 7 Halswirbel; **Th1–Th12:** 12 Brustwirbel; **L1–L5:** 5 Lendenwirbel

f) Eine Platte aus Muskeln und Bändern zur unteren Begrenzung des kleinen Beckens

g) Depression – **Schmerzen** – Müdigkeit – **Schwellung** – andauerndes Durstgefühl – **Bewegungs- und Funktionseinschränkung** – Glücksgefühle

h) **Rotation und Adduktion:** starke Rotation und Adduktion des operierten Beines vermeiden (z. B. Beine nicht übereinanderschlagen); **Sitzhöhe:** hohe, feste Sitzgelegenheit bevorzugen; **Hüftbeugung:** zu starke Hüftbeugung führt ggf. zu unerwünschten Rotationsbewegungen, evtl. teilweise Übernahme beim Anziehen von Strümpfen und Schuhen

i) ➢ Tab. L10.4

Tab. L10.4

Frakturzeichen	sicher	unsicher
Schwellungen		×
Durchgespießtes Knochenfragment	×	
Störungen der Beweglichkeit		×
Krepitation	×	
Schmerzen		×
Hämatome		×
Fehlstellung der Knochen	×	
Abnorme Beweglichkeit	×	

Transfer

a) **Gestaltung der Umgebung:** Umgestaltung des Badezimmers (ebenerdige Dusche, Haltegriffe, erhöhte Toilette, Sitzmöglichkeit in der Dusche, Spiegelhöhe anpassen); Gestaltung der Umgebung im Hinblick auf das Fahren mit dem Rollstuhl, Sturzgefahr und die Erreichbarkeit von für Frau Blume wichtigen Dingen; **Technische Hilfsmittel:** Geeignete Seh- und Hörhilfen; Transport- und Transferhilfen (Rollstuhl, Aufstehhilfe, Lifter, Drehscheibe …); Badewannenlifter; Strumpfanzieher; Knöpfhilfen

b) Diese Art des Hochziehens darf nicht bei Halbseitenlähmung nach einem Schlaganfall durchgeführt werden. Durch den fehlenden muskulären Widerstand im Schultergelenk entstehen Mikrotraumen im Gelenk und es kommt zu starken Schmerzen in dem betroffenen Arm.

c) Wenn die aktivierende Pflege sehr belastend wirkt. Wenn Frau Blume die aktivierende Pflege gezielt ablehnt

d) Individuelle Antwort

e) Individuelle Antwort

L11 Krankheitsbezogene Anforderungen und Belastungen

Grundlagen

a) Fundiertes Fachwissen, besondere Umsicht, Empathie, situationsgerechtes Handeln im pflegerischen Alltag

b) **Akute und massive Störungen der Vitalfunktionen** führen zu lebensbedrohlichen Notfällen, die sofortiger Erste-Hilfe-Maßnahmen bedürfen; **Chronische bzw. weniger akute Beeinträchtigungen der Vitalfunktionen** vermindern die Leistungsfähigkeit eines Menschen und seine Lebensaktivitäten

c) **Atmungssystem:** akute Bronchitis, chronische Bronchitis, Asthma bronchiale, Pneumonie, Bronchialkarzinom, Lungenödem, Tbc, Lungenemphysem; **Herz-, Kreislauf- und Gefäßsystem:** koronare Herzkrankheit, Herzinfarkt, Herzinsuffizienz, Herzrhythmusstörungen, Hypertonie, Lungenembolie, Varikosis, Thrombophlebitis, Phlebothrombose; **Andere:** Diabetes mellitus

d) ➢ Tab. L11.1

Tab. L11.1

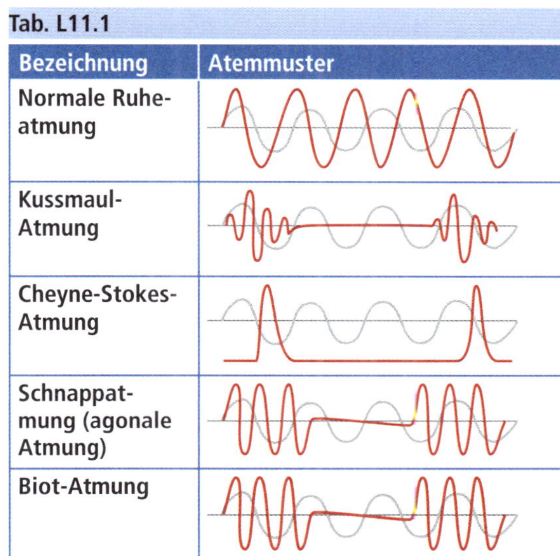

Bezeichnung	Atemmuster
Normale Ruheatmung	
Kussmaul-Atmung	
Cheyne-Stokes-Atmung	
Schnappatmung (agonale Atmung)	
Biot-Atmung	

e) Arzneimittel

f) Individuelle Antwort

g) Individuelle Antwort

h) Individuelle Antwort

i) Moderne Konzepte gehen davon aus, dass Gesundheit und Krankheit zwei Pole eines Kontinuums sind und fließend ineinander übergehen; was für den Einen gesund ist, gilt für den Anderen noch lange nicht

j) **Anamnese:** Krankheits(vor)geschichte; **Symptom:** Krankheitszeichen; **Diagnose:** Erkennung und Benennung einer Krankheit; **Prognose:** Vorhersage des voraussichtlichen Krankheitsverlaufs

k) ➢ Abb. L11.1

l) Ab einem Alter von 70 Jahren sind die Herzerkrankungen Herzinsuffizienz, Herzinfarkt und chronische KHK die häufigsten Todesursachen

m) Husten; Zyanose an Fingernägeln und Lippen; kaltschweißige Haut; Unruhe und Angst; Gewichtszunahme durch Ödeme; Nykturie (häufiges nächtliches Wasserlassen)

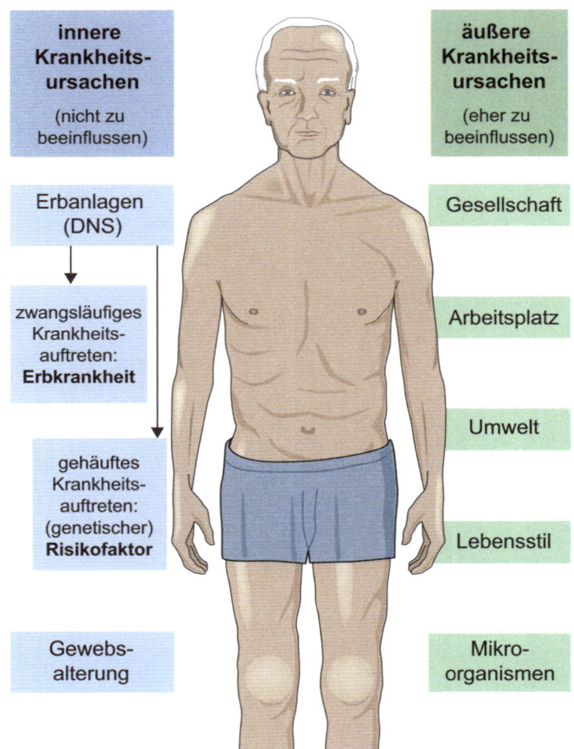

Abb. L11.1 Innere und äußere Krankheitsursachen. [L190]

n) ➢ Tab. L11.2

Tab. L11.2

Aussage	Wahr	Falsch
1. Die linke Segelklappe sieht aus wie eine Bischofsmütze.	x	
2. Die Herzscheidewand trennt den großen vom kleinen Kreislauf.	x	
3. Die vier Lungenvenen transportieren sauerstoffarmes Blut in den linken Vorhof.		x
4. Das Herz ist aus Endokard, Myokard und dem Herzbeutel aufgebaut.	x	
5. Das Herz schlägt im mittleren Lebensalter in Ruhe in 24 Stunden über 100.000 Mal.	x	
6. Der Radialispuls ist genau doppelt so schnell wie der Herzschlag.		x

o) Sie ermöglicht einen gleichmäßigen Blutstrom

p) **Stufe 1:** syst. 140–159 mmHg und/oder diast. 90–99 mmHg; **Stufe 2:** syst. 160–179 mmHg und/oder diast. 100–109 mmHg; **Stufe 3:** syst. ≥ 180 mmHg und/oder diast. ≥ 110 mmHg

q) Die Luft wird nicht gereinigt (Flimmerhärchen), nicht angefeuchtet und nicht erwärmt (Nasenschleimhaut)

r) ➢ Abb. L11.2

s) **1.** falsch; **2.** richtig; **3.** falsch

t) **Mechanisch-reflektorische Atemkontrolle:** bei starker Dehnung bzw. Verkleinerung werden durch Dehnungsrezeptoren Reize ausgesandt, die zu einer Gegenbewegung führen; **Atmungskontrolle durch die Blutgase:** O_2- und CO_2-Partialdruck sowie pH-Wert des Blutes werden durch Chemorezeptoren gemessen und im Atemzentrum des ZNS verarbeitet; **Beeinflussung der Atmung durch Schmerz etc.:** Schmerz, Temperaturreize, Muskeltätigkeit und psychische Faktoren beeinflussen die Atmung (z. B. wird die Atmung durch Kältereize reduziert)

u) **Immunsystem:** hochentwickeltes Abwehrsystem, das den Menschen vor schädlichen Mikroorganismen der Außenwelt, aber auch vor abnormen Zellen des eigenen Körpers schützt; **Passivimpfung:** Übertragung von spezifischen Antikörpern gegen bestimmte Erreger oder Toxine, die von einem anderen Organismus gebildet worden sind; **Infektion:** Übertragung, Haftenbleiben, Eindringen und Vermehrung von Mikroorganismen oder Parasiten im menschlichen Körper; **Pandemie:** Ausbreitung einer Krankheit über einen Kontinent oder die ganze Welt; **Sepsis:** „Blutvergiftung“, systemische Entzündungsantwort des Organismus durch eine All-

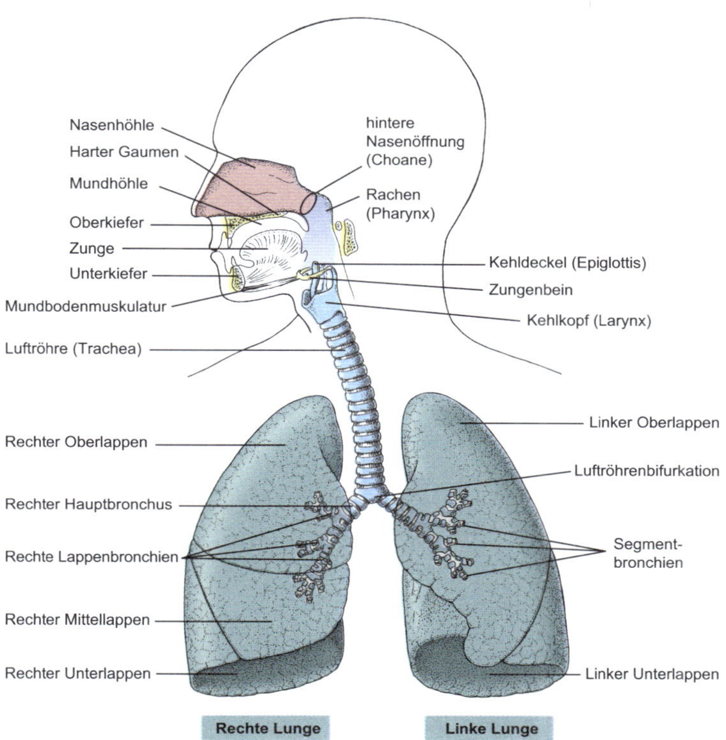

Abb. L11.2 Das Atmungssystem. [L190]

gemeininfektion; **Inkubationszeit:** zeitlicher Abstand zwischen Ansteckung und Krankheitsausbruch; **nosokomiale Infektion:** Krankenhausinfektion; **Antibiotika:** Medikamente gegen bakterielle Infektionen; **multiresistente Erreger:** gegenüber mehreren Antibiotika unempfindliche Bakterien; **Virostatika:** Medikamente gegen virale Infektionen; **Candidose:** Erkrankung durch Hefepilze der Gattung Candida; **Antimykotika:** Medikamente gegen Pilzinfektionen; **Antiinfektiva:** Medikamente gegen Infektionserreger; **Parasit:** Lebewesen, das in oder auf einem anderen Organismus (Wirt) lebt und sich auf dessen Kosten von Körpersubstanz, Körpersäften oder Magen-Darm-Inhalt ernährt; der Wirtsorganismus wird dabei direkt oder durch Entzug von Nährstoffen in seiner Funktion beeinträchtigt

v) Epilepsie - **Hashimoto-Thyreoiditis** - Pneumonie - Morbus Parkinson - **Multiple Sklerose** - **Morbus Basedow** - **Diabetes mellitus Typ 1** - Diabetes mellitus Typ 2 - **Colitis ulcerosa** - Shigellose - Malaria

w) **Sie regulieren** Energiehaushalt und Stoffwechsel. **Sie halten** das innere Milieu konstant. **Sie passen** die Organleistungen Belastungen aller Art (z. B. Hunger, Stress) an. **Sie steuern** die Fortpflanzungsvorgänge. **Sie fördern** Wachstum und Entwicklung

x) **TSH:** regt die Bildung und Freisetzung der Schilddrüsenhormone an; **ADH:** fördert die Wasserrückresorption aus den Harnkanälchen der Niere ins Blut. Die Urinausscheidung sinkt; **ACTH:** stimuliert die Kortisolausschüttung in der Nebenniere

y) ➤ Tab. L11.3

Tab. L11.3

Glukokortikoide	Adrenalin und Noradrenalin
• Entzündungshemmung • Infektanfälligkeit, verminderte Immunabwehr • Fett- und Eiweißabbau • Blutzuckeranstieg • Konzentrations- und Schlafstörungen • Erschwertes Lernen	• Anstieg von Herzfrequenz und -schlagkraft • Blutdruckanstieg • Verbesserte Muskeldurchblutung • Verminderte Verdauungstätigkeit • Atemwegserweiterung • Erschwertes Denken

z) Antikoagulanzientherapie; gestörte sensorische Wahrnehmung; unvorsichtiger Gebrauch von scharfkantigen Gegenständen (z. B. Messer, Rasierklingen); reduzierte Muskelkoordination; fehlendes Wissen bezüglich der Risiken

aa) **Transportfunktion:** Beförderung von Sauerstoff und Nährstoffen zu den Zellen, Abtransport von Kohlendioxid und Stoffwechselprodukten; **Abwehrfunktion:** Bekämpfung von Krankheitserregern sowie entarteten oder infizierten körpereigenen Zellen; **Wärmeregulation:** Erhalt einer gleichbleibenden Temperatur von etwa 37 °C; **Abdichtung:** von Gefäßwanddefekten; **Pufferfunktion:** Ausgleich von pH-Wert-Schwankungen durch Puffersysteme

bb) Sie sind am Entzündungsprozess beteiligt und Bestandteil der körpereigenen Abwehr

cc) Durch ständiges Üben sollen die betroffenen Hirnzellen reaktiviert werden. Ist dies nicht mehr möglich, können ausgefallene Funktionen z. T. von anderen Teilen des Gehirns ersetzt werden

dd) Gestörte oder verlorengegangene Bewegungsabläufe sollen wieder erlernt werden, Normalisierung des Muskeltonus, Verbesserung der Körperwahrnehmung

ee) **A:** 2, **B:** 4, **C:** 1, **D:** 3

ff) **Ausfluss:** Ein leichter farb- und geruchloser Ausfluss ist physiologisch. Ursachen für krankhaften Ausfluss können sein: Infektionen oder Tumoren der weiblichen Geschlechtsorgane; **Juckreiz der Vulva:** Candidiasis, Parasiten, Diabetes mellitus, mangelnde bzw. übertriebene Hygiene, Östrogenmangel, Lichen sclerosus; **Blutungen nach der Menopause:** Entzündungen, bösartige Tumoren, Schleimhautverletzungen

gg) starker Harnstrahl - vorschneller Miktionsbeginn - sehr seltener Harndrang - **Harnwegsinfekte** - **später zunehmende Restharnbildung** - drängende Kontinenz - **zuletzt Harnstau mit Nierenschädigung**

hh) **1.** richtig; **2.** falsch; **3.** falsch; **4.** richtig; **5.** richtig; **6.** falsch

ii) Kurzes Waschen/Duschen, keine Pflegemittel im Bestrahlungsfeld anwenden (außer bei Anordnung), Hautbelastung (Scheuern, Pflaster, synthetische Materialien, Injektionen, Sonnenbestrahlung, etc.) vermeiden, Hautveränderungen bei der nächsten Bestrahlung melden

jj) **Mundschleimhaut:** Mundpflege mit weicher Zahnbürste, Mundspülung mit Tees, gegen Mundtrockenheit Kaugummis, genügend Flüssigkeit, wenig gewürzte, weiche Speisen anbieten, Mundschleimhaut beobachten; **Speiseröhre:** Pürierte Kost, evtl. enterale oder parenterale Ernährung anbieten, Schmerzmittel ggf. vor dem Essen verabreichen; **Magen-Darm-Trakt:** Medikamente gegen Übelkeit nach Arztanordnung geben, kleine Mahlzeiten nach Verträglichkeit über den Tag verteilen, auf Flüssigkeitszufuhr bei Erbrechen/Diarrhö achten; **Schädel/Gleichgewichtssinn:** Begleitung beim Aufstehen, Medikamente gegen Gleichgewichtsstörungen nach Arztanordnung verabreichen

Vertiefung

a) Bewusstsein; Atmung; Puls; Blutdruck

b) ➤ Tab. L11.4

Tab. L11.4

Vitalfunktion	Beobachtungskriterien	Normwerte
Atmung	• Atemfrequenz • Atemintensität • Atemrhythmus • Atemgeräusche • Atemgeruch • Atembeschwerden	• 16–20 Atemzüge/Min. • Angepasst • Regelmäßig • Geräuschlos • Geruchlos • Keine Beschwerden
Husten	• Qualität • Geräusche • Auslöser • Zeitpunkt und Dauer	• Kein Normwert • Kein Normwert • Bei Reizungen
Sputum	• Beimengungen • Farbe und Konsistenz • Geruch • Menge	• Keine Normwerte
Puls	• Pulsfrequenz • Pulsqualität • Pulsrhythmus	• 60–80 pro Min. • Kräftig, klar • Rhythmisch
Blutdruck	• Systole • Diastole • Blutdruckamplitude	• 90–145 mmHg • 60–90 mmHg • 40–60 mmHg
Körpertemperatur	• Kerntemperatur • Schalentemperatur	• 36,3–37.4 °C • Je nach Körperregion ca. 23–33 °C

c) ➢ Abb. L11.3

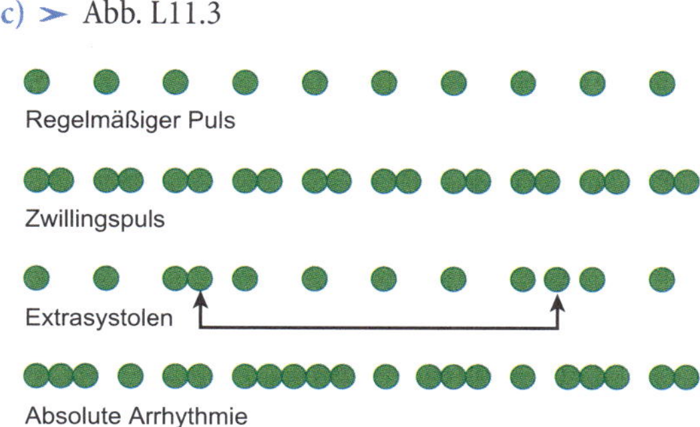

Abb. L11.3 Pulsrhythmen. [L231]

d) ➢ Tab. L11.5

Tab. L11.5

	Biomedizinisches Krankheitsmodell	Salutogenetisches Modell
Wie wird Krankheit gesehen?	Krankheit ist eine Abweichung.	Krankheit ist ein natürlicher Zustand.
Wie wird Krankheit bzw. Gesundheit betrachtet?	Entweder man ist gesund oder krank.	Krankheit und Gesundheit bewegen sich auf einem Kontinuum.
Mit welcher Frage beschäftigt sich das Modell?	Wann, warum, unter welchen Bedingungen entsteht Krankheit?	Warum bzw. wie bleiben Menschen gesund?

e) Schmerz; Rötung; Schwellung; Überwärmung; gestörte Funktion

f) Die **KHK** ist eine mangelhafte Durchblutung des Herzmuskels; der **Herzinfarkt** ist eine akute, schwere Manifestation der KHK mit umschriebener Nekrose des Herzmuskelgewebes

g) Eine Reduktion der Flüssigkeitszufuhr entlastet das ohnehin schwache Herz, es bilden sich weniger Ödeme

h) **Akute Beinschmerzen:** z. B. bei akutem Arterienverschluss; **Intermittierende Beinschmerzen:** Alarmsignal, z. B. bei *Claudicatio intermittens*

i) **Konsequente 30°-Lagerung zur Vermeidung von Druck – Streichung der Venen zu den Zehen hin** – Mobilisation und Kompressionsverbände zur Unterstützung der Venenfunktion – **leichte Fingergymnastik zur Vermeidung von Überanstrengung** – Heparinisierung – **Gedächtnistraining zur Anregung der Durchblutung**

j) **Dyspnoe:** Erschwerung der Atmung (Atemnot); **Orthopnoe:** extreme Dyspnoe, die nur in aufrechter Haltung unter Zuhilfenahme der Atemhilfsmuskulatur kompensiert wird; **Hämoptoe:** Aushusten größerer Blutmengen; **Schlafapnoe:** schlafbezogene Atemstörung

k) **CAP:** *community-acquired pneumonia,* ambulant (zuhause) erworbene Pneumonie; **HCAP:** *health-care-associated pneumonia,* im Kontakt zum Gesundheitswesen erworbene Pneumonie (z. B. bei der Dialyse, Im Pflegeheim)

l) **1.** falsch; **2.** richtig; **3.** richtig; **4.** falsch; **5.** falsch; **6.** richtig

m) Das Immunsystem besteht aus Knochenmark, Thymus, lymphatischem Rachenring mit Rachen-, Gaumen- und Zungenmandeln, lymphatischem Gewebe des Darms, Lymphknoten, Milz, Abwehrzellen im Blut und fast allen Organen

n) ➢ Abb. L11.4

o) Das Abwehrsystem kann in vier Teilsystemen beschrieben werden: Die **unspezifische Abwehr** steht von Geburt an gegen alle Erreger zur Verfügung. Sie ist sehr schnell, reicht aber nicht immer aus. Die gezielte **spezifische Abwehr** entwickelt sich erst nach der Geburt. Sie benötigt für jeden neuen Erreger bei der Erstinfektion eine Zeitspanne von etwa 1–3 Wochen. Dafür ist sie dann sehr effektiv und kann Monate, Jahre oder sogar lebenslang vor diesem Erreger schützen. Sowohl an der unspezifischen als auch an der spezifischen Abwehr sind **zelluläre Mechanismen,** also Abwehrzellen, und **humorale Faktoren,** d. h. nicht-zelluläre Abwehrstoffe in den Körperflüssigkeiten, beteiligt

p) **Steigerung von Fett- und Eiweißabbau** – Senkung des Blutzuckerspiegels – **Erhöhung des Zuckerspiegels im Urin** – **Neubildung von Glukose aus Aminosäuren** – gesteigerte Aufnahme von Glukose in die Zellen

q) ➢ Tab. L11.6

r) ➢ Tab. L11.7

s) ➢ Abb. L11.5

t) Regelmäßige Kontrollen von Puls und RR; Belastungen anpassen; ausreichende Pausen gewähren; langsame Positionswechsel vom Liegen in die Aufrechte; ausreichende Flüssigkeitszufuhr; ggf. Dekubitusprophylaxe

u) Weil die Hämophiliepatienten dieser Jahrgänge bereits gestorben sind

v) ➢ Tab. L11.8

w) Halbseitige Sensibilitätsstörungen und Kraftminderungen, Hemianopsie, Hemiparese (ggf. armbetont), Harninkontinenz, ggf. Aphasie, Apraxie, Neglect, Bewusstseinstrübungen

x) Die TIA (transitorische ischämische Attacke) ist ein durch Minderdurchblutung hervorgerufener, kurzzeitiger neurologischer Ausfall, der sich innerhalb von Sekunden bis Minuten vollständig zurückbildet

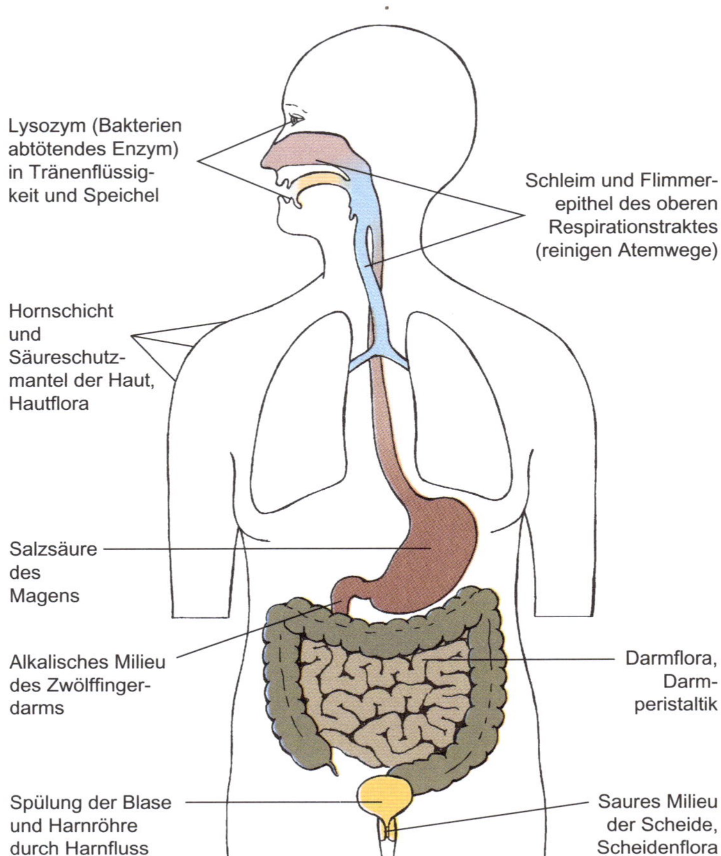

Abb. L11.4 Äußere Schutzbarrieren des menschlichen Körpers. [L190]

Tab. L11.6

Insulin	Wirkungsbeginn	Wirkungsdauer
Normalinsulin	15–30 Min.	4–6 Std.
Intermediärinsulin	1 Std.	12–20 Std.
Langzeitinsulin	Nachmehreren Std.	24 Std. und mehr
Mischinsulin	Keine Pauschalangaben	Keine Pauschalangaben

Tab. L11.7

Beobachtung	Hypoglykämischer Schock	Diabetisches Koma
Beginn	Rasch (Minuten)	Langsam (Stunden bis Wochen)
Leitsymptome	Heißhunger, oft neurologische Anfälle	Starker Durst, oft Exsikkose
Muskulatur	Tremor	Hypoton
Haut	Feucht	Trocken

y) Weil es sehr viele verschiedene Verlaufsformen und Kombinationen gibt (schubförmig, sekundär progredient, primär progredient, progredient schubförmig)

z) **1. Tonische Phase:** Vermeidung von Verletzungen, Beobachtung von Atemstörungen, Notarzt muss nur bei status epilepticus gerufen werden; **2. Klonische Phase:** wie bei 1.; **3. Terminalschlaf:** Lagern in stabiler Seitenposition, Atemkontrolle, ruhen lassen

aa) Häufiges erhöhtes Positionieren des Armes; regelmäßige Betätigung der Muskelpumpe am betroffenen Arm; keine Stauung am betroffenen Arm; möglichst wenig Hitze

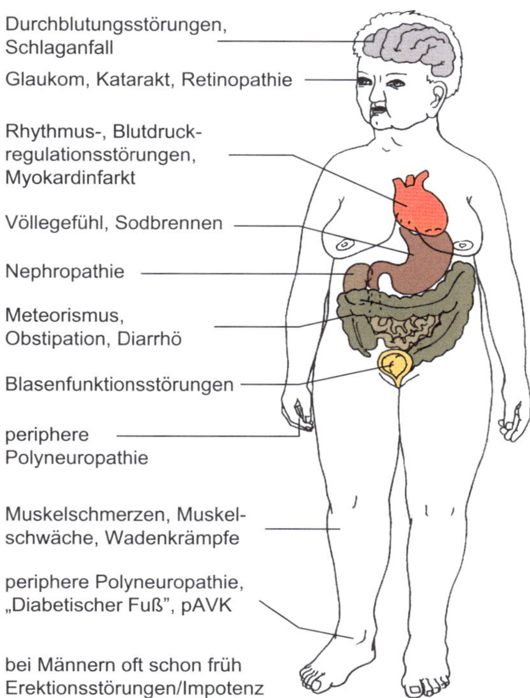

Abb. L11.5 Diabetische Folgeerkrankungen. [L215]

Tab. L11.8

	Richtig?	Erklärung
1. Aphasie	x	zentrale Sprachstörung nach abgeschlossener Sprachentwicklung und intakten Sprechorganen
2. Anosothie		
3. Akothie		
4. Anämie		
5. Alexie	x	Unfähigkeit zu lesen
6. Apraxie	x	Unfähigkeit, bestimmte Handlungen auszuführen

bb) **Haarausfall:** Anfertigung einer Perücke, bevor die Haare ausgefallen sind, Schutz der Kopfhaut vor starker Sonnenbestrahlung, wenn keine Perücke getragen wird; **ANE-Syndrom:** Antiemetika (abhängig vom verabreichten Zytostatikum) nach Arztanordnung vor dem Essen geben, kleine bekömmliche Mahlzeiten anbieten, Pflegebedürftigen aufklären, dass Nichtessen nicht gegen Übelkeit hilft; **Läsionen der Mundschleimhaut:** siehe Pflege bei Strahlentherapie/Mundschleimhaut; **Leukozytopenie:** Hygieneregeln (Küche, Toilette) beachten, Hände waschen, Menschenansammlungen, Kontakt zu infektiös Erkrankten sowie rohe, leicht verderbliche Speisen meiden, Umgang mit Haustieren in Absprache mit dem Onkologen, Frühzeichen einer Infektion kennen und beobachten, tägliche Temperaturkontrolle; **Thrombozytopenie:** weiche Zahnbürste verwenden, keine scharfkantigen Nahrungsmittel essen, Stuhl/Urin auf Blutbeimengungen untersuchen

Transfer

a) ➢ Abb. L11.6

b) Notarzt rufen; Vitalzeichen kontrollieren; Pflegebedürftigen in eine stabile Seitenlage bringen; bei Herz-Kreislauf-Stillstand Wiederbelebungsmaßnahmen einleiten

c) **Fibrose:** chronische Entzündungen, Ulcus cruris; **Ödem:** Herzinsuffizienz, Lymphabflussstörungen; **Nekrose:** Herzinfarkt, Erfrierung

d) Gestaute, erweiterte Halsvenen; Ödeme (Bauch, Unterschenkel, Füße); Gewichtszunahme; Aszites; Nykturie, Tachykardie bei Belastungen

e) Pflegeutensilien, Geräte und Instrumente, z. B. Inhalationsgeräte, Blutdruckmessgeräte; Textilien, z. B. feuchte Waschlappen und Handtücher; sanitäre Einrichtungen, z. B. Wasserhähne, Toiletten; Medikamente, z. B. Augentropfen, Infusionslösungen; Menschen, z. B. Personal, Besucher, Pflegebedürftige; mit der Luft beförderte Tröpfchen, z. B. durch Husten, Niesen

f) Individuelle Antwort; Beispiele: Katheterpflege an der Eintrittsstelle des Katheters in den Körper; Katheter und Schlauch nie trennen (diskonnektieren); Ablasshahn und Lasche nach dem Öffnen des geschlossenen Systems desinfizieren; Katheterbeutel immer senkrecht unter Blasenniveau hängen

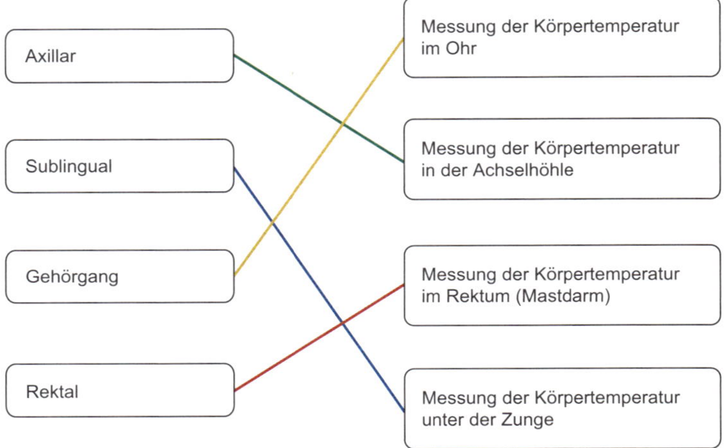

Abb. L11.6 Messmethoden Körpertemperatur (nach D. Weis-Krebs). [L143]

g) Individuelle Antwort; **Beispiele:** Druck auf das umliegende Gewebe, Wunde mindestens 10 Min. mit viruzidem Antiseptikum spülen. Nadel für evtl. Untersuchung sicherstellen, Meldung an Vorgesetzte, Betriebs-/Durchgangsarzt aufsuchen und Verletzung melden, Dokumentation im Verbandbuch, ggf. medikamentöse postexpositionelle Prophylaxe (PEP)
h) Weil ein grippaler Infekt in aller Regel viral bedingt ist, wo ein Antibiotikum nicht wirkt
i) Bei den meisten viralen Infekten ist lediglich eine symptomatische Behandlung sinnvoll
j) es liegt hier eine erhöhte Blutungsgefahr vor (Information wichtig z. B. vor Eingriffen)
k) Individuelle Antwort; Beispiele: **Essen und Trinken:** wenn möglich gleiche Kost anbieten wie Gesunden; **Sich bewegen:** krebsassoziierte Fatigue beachten, ggf. Schmerzen bei Bewegungen berücksichtigen; **Soziale Kontakte aufrechterhalten:** soziale Kontakte ermöglichen, Betroffene nicht ausgrenzen

L12 Selbstversorgung

Grundlagen

a) **Aufbau** von körperlichen Strukturen wie Zellen und Gewebe; **Energie** liefern für den Bedarf in Ruhe und bei körperlicher Aktivität; **Gleichgewicht** (Homöostase) halten durch aufeinander abgestimmte Regulationsmechanismen
b) **Appetit:** Empfindung, die auf der Lust aufs Essen basiert; **Hunger:** physiologisches Verlangen des Menschen nach Nahrung, der u. a. durch das Sinken des Blutzuckers entsteht und dem Körper zu verstehen gibt, dass er Nährstoffe benötigt
c) ➤ Abb. L12.1

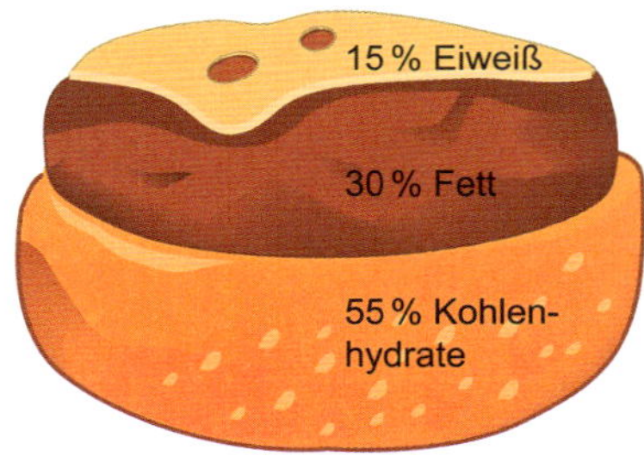

Abb. L12.1 Hauptbestandteile der Nahrung. [L138]

d) Körpergröße, Körpergewicht; hieraus wird der Bodymass-Index (BMI) berechnet (BMI [kg/m^2] = Gewicht [kg]/Größe [m] × Größe [m])
e) ➤ Tab. L12.1
f) Reinigende Ganzkörperwäsche, beruhigende Ganzkörperwäsche, belebende Ganzkörperwäsche, juckreizstillende Ganzkörperwäsche, scheißreduzierende Ganzkörperwäsche, Ganzkörperwäsche nach Bobath
g) **Integration** in den Tagesablauf: die Körperpflege ist ein markanter Punkt im Tagesablauf und sollte so bald

Tab. L12.1

Kriterium	Hypotone Dehydratation	Isotone Dehydratation	Hypertone Dehydratation
Wasser	Wasserverlust	Wasserverlust	reiner Wasserverlust
Elektrolyte	überdurchschnittlich hoher Verlust an Natriumionen	Verlust an Natriumionen ist ausgeglichen	kein Verlust an Natriumionen

wie möglich durchgeführt werden (individuelle Vorlieben berücksichtigen); **Möglichkeit** zum Gespräch: besonders bei Zeitmangel ergibt sich bei der Körperpflege die Möglichkeit, ein längeres Gespräch anzubieten; Einbruch in die **Intimsphäre:** die Waschung berührt durch die intimen Zonen und das Nacktsein das Schamgefühl der älteren Menschen und sollte daher behutsam und respektvoll ausgeübt werden; die Gestaltung der **Umgebung** hat einen starken Einfluss auf das Wohlbefinden bei der Körperpflege und trägt dazu bei, dass die Pflegehandlung unter dem Gesichtspunkt der Sicherheit durchgeführt werden kann; bei Waschungen wird der alte Mensch berührt, diese **Berührung** sollte gestaltet werden, da oft ein Berührungsdefizit besteht und eine bewusste Berührung zu einer guten Pflegebeziehung beiträgt. Dabei sollten die Grenzen der Berührung beachtet werden

h) Synthetische Detergenzien, flüssige waschaktive Lotionen mit einem neutralen oder sauren pH-Wert. Sie reinigen wie eine Seife, sind aber deutlich schonender in Bezug auf den Säureschutzmantel der Haut.

i) ➤ Tab. L12.2

Tab. L12.2

Hautpflegemittel	Vorteile	Nachteile
Wasser-in-Öl-Emulsionen (W/O)	guter Hautschutz, insbesondere bei trockener Haut	keine
Öl-in-Wasser-Emulsionen (O/W)	gut geeignet zur Pflege fettiger Haut	bei trockener Haut zusätzliche Hautaustrocknung; in Cremes enthaltene Emulgatoren können die Haut belasten
Fettpräparate	guter Hautschutz bei Feuchtigkeit	Gefahr von Wärmestau durch Verstopfen der Hautporen
Puder	begünstigt das Austrocknen der Haut in Hautfalten (bei sparsamer Verwendung)	Hautbelastung bei Verbindung mit Wundexsudat und Krümelbildung
Alkoholische Mittel	rasche Entfettung bei Neigung zu fettiger Haut, erfrischende Wirkung	zusätzliche Austrocknung der Haut, Schleimhautreizung, Gefahr bei Alkoholabhängigkeit

j) Alle drei Arten der Teilpflege sind bei gesunden Menschen nicht notwendig

k) ➤ Tab. L12.3

Tab. L12.3

Vorteile	Nachteile
schnelles Verbinden und Lösen von Verschlüssen	ggf. aus der Biografie nicht gewohnt
einfache Handhabung auch bei Halbseitenlähmung	Schwierigkeiten bei der Bedienung mit feinmotorischen Einschränkungen

l) ➤ Tab. L12.4

Tab. L12.4

Abschnitt des Verdauungstrakts	Menge des Verdauungssekrets	Verdauungsfunktion
Mund	1–1,5 Liter Speichel	Spaltung von Stärke, Speisebrei wird gleitfähig, Geschmacksstoffe werden gelöst
Magen	1,5–2 Liter Magensaft	Desinfektion des Speisebreis, Denaturierung und Spaltung der Eiweiße, Spaltung von Fetten
Dünndarm	1,5–2 Liter Pankreassaft, 2 Liter Dünndarmsekret	Neutralisierung des Speisebreis, Eiweiß-, Kohlenhydrat- und Fettspaltung
Gallenwege	0,5–1 Liter Galle	Feinstverteilung der Fette

m) Mangelnder Speichelfluss/Mundtrockenheit, Abwehrschwäche (z. B. bei Diabetes), Antibiotikabehandlung

n) **Ursache:** unzureichender Verschluss des unteren Ösophagussphinkters; **Folge:** chronische Entzündung der Speiseröhrenschleimhaut (Refluxösophagitis)

o) Beeinträchtigtes Allgemeinbefinden; trockene, schuppige, bräunlich-gelbe Haut; urämischer Fötor; renale Anämie

Vertiefung

a) ➤ Tab. L12.5

b) Die Obstsäure greift den Zahnschmelz an, dieser wird dann durch zu frühes Putzen beschädigt

c) Gefahr von Abschnürungen und Durchblutungsstörungen der Eichel (*Paraphimose*)

d) Erhöhte Darmperistaltik ca. 30 Minuten nach einer Mahlzeit

Tab. L12.5

Aussage	Stimmt?	Ggf. Korrektur
1. **Die Mundpflege sollte zuerst durchgeführt werden, sie verbessert die Wachheit des alten Menschen.**		Der Anfang der Körperpflege richtet sich nach individuellen Vorlieben.
2. **Pneumonie-, Kontraktur-, Thrombose-, Intertrigo- und Dekubitusprophylaxe sollten in die Körperpflege integriert werden.**	×	
3. **Es spricht nichts gegen die Körperpflege morgens um fünf Uhr durch die Nachtwache.**		Die Körperpflege sollte nicht nachts durchgeführt werden, da dies den alten Menschen aus seiner Tiefschlafphase reißen kann.
4. **Wenn möglich, sollte der Körper von oben nach unten gewaschen werden.**	×	(Allerdings ist die Regel flexibel zu handhaben.)

e) **Probleme „schlagen auf den Magen":** Mit Appetit essen zu können ist ein Zeichen inneren Wohlbefindens. Essen ist in der Regel nur dann Genuss, wenn Menschen innerlich ausgeglichen und zufrieden sind. Bei psychischen Problemen, z. B. Angst, Einsamkeit, Sorgen oder Stress schwindet häufig der Appetit. In der Pflegesituation kann dies sehr häufig vorkommen, z. B. Verlegungsstress, Abhängigkeitsgefühle
„Das Auge isst mit": Für den Genuss von Essen und Trinken ist die Wahrnehmung von großer Bedeutung. Appetitlich angerichtete Speisen steigern die Lust am Essen. Auch der Geruch und der Geschmack von Speisen beeinflussen den Appetit. Ältere Menschen haben häufig eingeschränkte Wahrnehmungsfunktionen der Sinnesorgane, deshalb können sie verschiedene Speisen und Getränke visuell und geschmacklich oft nicht mehr gut voneinander unterscheiden. Alles schmeckt irgendwie gleich

f)
- Hilfreich ist es, wenn der Pflegebedürftige ein Formular für ein Einfuhrprotokoll auf den Tisch oder neben das Bett bekommt, das er selbst nach Anleitung führen kann (erhöht die Motivation zum Trinken)
- Bei der Auswahl der Getränke die Vorlieben und Gewohnheiten des Pflegebedürftigen berücksichtigen, sofern sie nicht schädlich sind. Geeignete Getränke sind Wasser, Tee und verdünnte Fruchtsäfte. Ungeeignete Getränke sind schwarzer Tee in großen Mengen und Alkohol
- Dafür sorgen, dass Getränk sowie Trinkgefäße und Trinkhilfen entsprechend den Fähigkeiten und Gewohnheiten des Pflegebedürftigen in erreichbarer Nähe stehen

g) Beide Ausdrücke sind unangebracht und entwürdigend

h) Konzentrierter Urin, verminderte Urinausscheidung, trockene Schleimhäute, z. B. rissige Zunge, körperliche Schwäche, Bewusstseinseintrübung, Verwirrtheitszustände

i) Aspiration

j)

Aussage	Stimmt	Ggf. Korrektur
1. Mehrfach mit mittelfestem Druck von der Nase zur Oberlippe streichen.	x	
2. Danach leicht von der Kinnspitze zur Wange streichen.		Mittelfest von der Kinnspitze zur Unterlippe
3. Ein kräftiger Strich vom Jochbein zur Nasenwurzel.		Mittelfest vom Jochbein zum Mundwinkel
4. Mit den Fingerspitzen zur Lockerung die Wangenmuskulatur beklopfen.	x	

k) Weil ohne Antibiose Streptokokken-Folgeerkrankungen drohen, z. B. Endokarditis rheumatica mit Spätschäden, Streptokokken-Glomerulonephritis

l) **Herzinfarkt:** richtig, **Ekel:** richtig, **Gähnen:** falsch, **Vergiftungen:** richtig, **Orientierungsstörungen:** falsch, **Diabetes:** richtig

m) Während mindestens 12 Wochen in den zurückliegenden 6 Monaten wurden mindestens zwei der folgend aufgeführten Symptome beobachtet:
- Weniger als drei Stuhlgänge pro Woche
- Klumpiger oder harter Stuhl
- Starkes Pressen bei der Darmentleerung
- Gefühl der unvollständigen Darmentleerung
- Gefühl der Blockade im Enddarm
- Hilfe des Fingers als einzige Möglichkeit zur Entleerung des Enddarms

n) Weil hinter dem akuten Abdomen eine Vielzahl sehr ernster, z. T. lebensbedrohlicher Erkrankungen stehen können, z.B. Magenperforation, Harnverhalt, Lungenentzündung

o) Richtig sind die Aussagen 2, 3, 5 und 6

p) **Gemeinsamkeit:** wenig bis keine Urinausscheidung; **Unterschied:** bei Anurie ist die Blase fast leer, bei Harnverhalt ist die Blase voll

q) Die „Überwässerung" *(Wasservergiftung, hypotone Hyperhydration)* ist eine lebensbedrohliche Entgleisung des Wasser- und Elektrolythaushalts mit Hyponatriämie und Schwindel, Übelkeit, Erbrechen bei zu hoher Wasseraufnahme mit gleichzeitigem Salzverlust in kurzer Zeit

Transfer

a) Eiweiß, auch Wasser

b) Individuelle Antwort, vgl. APH ➤ Tab. 12.25 (Kostformen und Ihre Indikationen)

c) **Tremor beim Trinken:** Trinkbecher mit verengter Öffnung, Dysphagiebecher; **Halbseitenlähmung:** Tellerranderhöhung; **Taubheitsgefühle in den Händen:** Besteckhalterung

d) Blähende Nahrungsmittel (z.B. Kohl) vermeiden; Speisen langsam und gut kauen lassen; nach der Mahlzeit Wärmflasche auf den Bauch legen; Anis-Fenchel-Kümmel-Tee anbieten; mehrere kleine Mahlzeiten verabreichen; ggf. ärztliche Unterstützung anfordern (medikamentöse Therapie)

e) Der Pflegebedürftige sollte darüber informiert werden, dass er die Inkontinenz verstärken kann, wenn er zu wenig trinkt (Unzureichende Trinkmenge führt zu konzentriertem Urin, der die Blasenwand reizen und dadurch eine Dranginkontinenz hervorrufen kann)

f) Individuelle Antwort; Beispiele: Beine am Abend waschen oder an einem Tag die Beine waschen, am nächsten Tag gründlich einreiben

g) Individuelle Antwort; Beispiele: Aromaölbad in der Badewanne, warmes Fußbad bei kalten Füßen

h) Individuelle Antwort

i) Individuelle Antwort

j) Individuelle Antwort

k) ➤ Tab. L12.6

L13 Leben in sozialen Beziehungen

Grundlagen

a) **Körperliche Ursachen:** vermindertes Seh- oder Hörvermögen, Sprech- und Sprachstörungen, Rückgang der körperlichen Energie und Aktivität, chronische Erkrankungen (z.B. Diabetes mellitus, Morbus Parkinson), Schmerzen, Unfälle, Stürze, Verletzungen und Erkrankungen, die Bettlägerigkeit zur Folge haben, Harn- oder Stuhlinkontinenz, Stoma, verminderte geistige Beweglichkeit (z.B. Demenz); **Psychische Ursachen:** neurotische Störungen (z.B. Zwänge, Phobien), affektive Störungen (z.B. Depression, Manie, Aggression), psychiatrische Erkrankungen (z.B. Schizophrenie); **Soziale Ursachen:** räumliche Umgebung (z.B. bei Bettlägerigkeit), Wohnverhältnisse, Familienstand, familiäre Verhältnisse, soziales Umfeld (z.B. Freunde, Nachbarn), wirtschaftliche Verhältnisse (z.B. Altersarmut)

b) Herzinsuffizienz (Nykturie), Demenz, Arthrose (Schmerzen), Depression, Schlafapnoe

c) Allgemeinbildung; berufliche Bildung; persönliche Bildung

d) Freizeitbeschäftigung zur Pflege persönlicher Interessen, Neigungen oder Talente. Dazu gehören z.B. Lesen, Malen, Sport, Musizieren. Es stellt häufig einen Ausgleich zur beruflichen Arbeit dar

e) **Sexualität** (lat. *Geschlechtlichkeit*): Wichtiger Bestandteil der Gesamtpersönlichkeit. Dazu gehören soziale Kontakte, körperliche Liebe, Gefühle für Scham, Nähe, Zärtlichkeit und Erotik. Sexualität ist die Gesamtheit der leiblichen und seelischen Eigenschaften der beiden Geschlechter einschließlich der Fähigkeit zur Fortpflanzung. **Erotik:** Betrifft und sensibilisiert das seelische und körperliche Erleben und geht damit weit über die unmittelbare Bedürfnisbefriedigung hinaus

f) Moral, Sitte, Normen, Gesetze des jeweiligen Kulturkreises; Erfahrungen und Prägungen im Laufe des Lebens; Wissensdefizite in Bezug auf Sexualität; Vorurteile und Hemmungen durch sexualfeindliche Erziehung und übernommene Tabus

g) ➤ Tab. L13.1

Tab. L12.6

Laxanzien	Wirkweise	Beispiel
Quellmittel	Nicht resorbierbare Substanzen, die im Darm aufquellen, die Darmwand dehnen und reflektorisch die Darmperistaltik anregen.	Weizenkleie
Osmotische Laxanzien	Schwer resorbierbare Substanzen, die osmotisch Wasser im Darm zurückhalten. Sie wirken wie Quellmittel.	Macrogol (Movicol®)
Schleimhautreizende Laxanzien	Hemmen die Resorption von Elektrolyten und Wasser, vermehren das Stuhlvolumen und vermindern die Festigkeit des Stuhls.	Natriumpicosulfat (Laxoberal®)

Tab. L13.1

Aussage	wahr	falsch
1. Impotenz ist eine Folge des Alters.	x	
2. Eine 60-jährige Frau ist unfruchtbar.	x	
3. Männer sind im Alter sexuell aktiver als Frauen.		x
4. Nähe und Zärtlichkeit sind im Alter weniger wichtig.		x

h) ➢ Tab. L13.2

Tab. L13.2

Aussage	Richtig?
1. Der erst 1994 ersatzlos gestrichene §175 StGB stellte sexuelle Handlungen zwischen Personen männlichen Geschlechts unter Strafe.	x
2. Gendergerechte Pflege ist gleichbedeutend mit „geschlechtsneutraler Pflege".	
3. Gendersensible Pflege heißt, die kulturell geprägten Unterschiede von Männern und Frauen zu berücksichtigen.	x
4. Nach Schätzungen informiert ca. die Hälfte der homosexuellen Menschen aus Angst vor Diskriminierung das soziale Umfeld nicht über ihre sexuelle Orientierung.	x
5. Pflegeeinrichtungen in Deutschland besitzen die Kompetenz, auf die spezifischen Bedürfnisse homosexueller Menschen einzugehen.	

i) Eingeschränkte oder fehlende Fähigkeit oder Möglichkeit, den Tag zu strukturieren und sich befriedigend zu beschäftigen
j) Schlafen; Essen; Arbeiten
k) Regelmäßiges Gehirntraining erhält und steigert die Gedächtnisleistung, was zu einer Steigerung des Selbstwertgefühls beitragen kann. Die Durchblutung und der Stoffwechsel des Gehirns werden gesteigert
l) Die Zubereitung von Speisen ist eine bekannte, vertraute Tätigkeit (besonders bei weiblichen Senioren), sie fördert das Gefühl gebraucht zu werden sowie ein Gefühl der Gemeinschaft (soziale Integration) mit Erfolgserlebnissen
m) **1.** Bestandsaufnahme, **2.** Planung, **3.** Durchführung, **4.** Auswertung
n) Brettspiele, Würfelspiele, Geschicklichkeitsspiele, Denksport, Ratespiele, Pantomime, Kimspiele, PC-Spiele, elektronische Spiele
o) Keine rohen Eier verwenden; Speisen ausreichend erhitzen; Reste nicht länger warmhalten
p) Koordination und Geschicklichkeit verbessern; Muskeln kräftigen; Beweglichkeit fördern; positive Wirkung auf die seelische Gesundheit
q) Training der Koordination von Gehör und Körperbewegung; Erfahren von Spannung und Lösung, Befreiung und Selbstbestätigung; Förderung von Beziehung und Nähe zu anderen Menschen; Freude an der Bewegung
r) ➢ Tab. L13.3

Tab. L13.3

Medium	Funktion
Fernsehen	Information, Entspannung, Ablenkung, Konsum
Zeitungen, Zeitschriften	Information, Unterhaltung, Alltagsbeschäftigung
Radio	Unterhaltung, Entspannung, Information, Berieselung
Bücher	Beschäftigung, Entspannung, Bildung
Telefon, Handy	Kommunikation, moderne Funktionen wie Ortung

s) Feste bereiten nicht nur Spaß und Freude, sondern schaffen auch Gemeinschaft und soziale Kontakte und machen den Lauf der Zeit erlebbar
t) Sie informieren sich über Gewohnheiten, religiöse Regeln und Festbräuche sowie die jeweilige Bedeutung von Festen
u) Tätigkeit, die freiwillig, d. h. ohne Bezahlung (unentgeltlich) verrichtet wird
v) Das wachsende Interesse wird erklärt durch den Strukturwandel des Alters: deutliche Verlängerung des dritten Lebensabschnitts aufgrund der höheren Lebenserwartung sowie eine verbesserte Lebenssituation älterer Menschen (meist finanzielle Absicherung, verbesserte Gesundheitsversorgung) ermöglichen neue, sinngebende Betätigungen

Vertiefung

a) Durch Kenntnis der Biografie und des sozialen Umfelds des alten Menschen können Altenpflegerinnen erkennen, welchen Einfluss zwischenmenschliche Kontakte im früheren Berufsleben, in der Freizeit und in der Familie auf den alten Menschen ausgeübt haben, und inwieweit diese Beziehungen für den alten Menschen immer noch hilfreich gestaltet werden können
b) Art der Kommunikation; Kommunikationsstörungen; Störungen der Sinnesorgane; Stimmungen und Affekte; Konzentrationsfähigkeit; Belastungsfähigkeit; psychische Erkrankungen
c) 90 %

d) **Körperliche Krankheiten:** Erkrankungen der Geschlechtsorgane; Behinderungen, z. B. Lähmungen; Organerkrankungen mit Einschränkungen der Belastbarkeit; Demenzerkrankungen; Inkontinenz, Stomata; Schmerzen; unerwünschte Medikamentenwirkungen; **Seelische Störungen:** psychische Erkrankungen, z. B. Depression, Manie; posttraumatisches Belastungssyndrom (PTBS) nach Erfahrungen sexueller Gewalt; **Soziale Ursachen:** fehlende gesellschaftliche Akzeptanz, z. B. Homosexualität oder Sexualität im Alter; Einschränkungen im Privatleben und in der Intimsphäre, z. B. in Altenpflegeeinrichtungen

e) Sie unterstützte die Liberalisierung der öffentlichen Haltung gegenüber der Sexualität und befreite die Frauen von der Angst vor den Folgen des sexuellen Verkehrs (die sie bisher fast ausschließlich allein getragen hatten)

f) Verlust gewohnter Kontakte, z. B. durch Pensionierung; Verlust wichtiger Bezugspersonen durch Tod oder Umzug; Umgebungswechsel, z. B. Krankenhaus, Kur, Pflegeeinrichtung; eingeschränkte Kommunikationsfähigkeit; Störung des Selbstbilds, z. B. geringe Selbstachtung; erhöhte Anonymität in Städten, z. B. in Wohnblöcken, Neubauvierteln; vermehrter Fernsehkonsum als Ersatz für soziale Kontakte, verbunden mit Rückzugstendenzen; Rationalisierung bei sozialen und pflegerischen Diensten

g) **Gespräche:** durch Gespräche kann der alte Mensch Beziehungen aufbauen, in denen er sich verstanden und angenommen fühlt; **Gruppenarbeit:** alte Menschen, die zwischenmenschliche Beziehungen suchen und die noch etwas leisten wollen, schließen sich aus diesen Gründen gern einer Gruppe an

h) **1.** Verbesserung geistiger, psychischer und motorischer Fähigkeiten; **2.** Zufriedenheit des älteren Menschen, z. B. Entspannung oder Begeisterung; **3.** Tagesstruktur mit sinnvollen Betätigungen ist geschaffen; **4.** Verringerung von Unruhe, Getriebenheit, Verspannungen und Tremor; **5.** Verbesserung der Körperhaltung, Atmung und anderer Vitalfunktionen

i) **Beispiele:** Welche Spiele haben Sie früher gerne gespielt? Welchen Hobbies sind Sie nachgegangen? Hatten Sie früher eine Tageszeitung? Welches ist Ihr Lieblingslied?

j) **Textile Materialien:** Weben; **Farben und Papier:** Collagen; **Modelliermassen:** Salzteig; **Spiele:** Rätsel; **Lesematerial:** Zeitung, Querbücher

k) Beide Zuhörer können peinlich berührt sein, wenn solche unangemessenen (distanzlosen) Äußerungen getätigt werden (**Beispiele:** links: „Oh, wie peinlich!"; Vorne: „Zum meiner Zeit hat man sowas nicht in den Mund genommen.")

l) Das PTBS ist zwar keine sexuelle Störung, kann aber ein Leben lang die Beziehung zu Menschen und zur Sexualität erschweren oder verhindern

m) Menschen mit Demenz verlieren mit der Zeit das Gefühl, sich sinnstiftend und zielgerichtet zu beschäftigen. Eine feste Tagesstrukturierung schafft Orientierung und dadurch Sicherheit in einer als fremd erlebten Umgebung

n) ➢ Tab. L13.4

Tab. L13.4

Aussage	Richtig
1. Die Tagesstrukturierung für Senioren setzt sich im Wesentlichen aus den Komponenten Schlafen, Radiohören und Essen zusammen.	
2. Nachtaktive Bewohner sollten in „Nachtcafés" immer ein Plätzchen finden.	x
3. Durch psychische Veränderungen kann es im Alter zu Einschränkungen der Alltagskompetenz kommen.	x
4. Man sollte in der Grundpflege immer kreativ sein und mit den Pflegebedürftigen neue Varianten der Pflege ausprobieren.	
5. Eine Tischgemeinschaft kann sich positiv auf die Nahrungsaufnahme auswirken.	x
6. Es ist nicht gut, wenn die Pflegekraft mit am Tisch sitzt, sie lenkt die Bewohner zu sehr vom Essen ab.	

o) Gruppenangebote in Einrichtungen der Altenhilfe sind oft von den Themen wie auch von den Teilnehmern weiblich geprägt. Spezifische Angebote für Männer können die Lust an Aktivitäten in besonderem Maß wecken und werden den Bedürfnissen von Männern eher gerecht

p) Zeitung oder Gedichte vorlesen; Haare kämmen; bei der Hausarbeit helfen; Besuche mit Haustieren

r) Viele alte Menschen hatten früher kaum Zeit zum Spielen und verbinden diese Art der Tätigkeit mit kindlicher Beschäftigung

s) Es eignen sich vor allem Spiele, die auf kleinem Raum und mit wenigen Spielern zu spielen sind

t) Es können schmerzhafte Erinnerungen ausgelöst werden, daher auf einen geschützten Raum und eine vertrauensvolle Atmosphäre achten

u) Individuelle Antwort; Beispiele:
Zeitbedarf Vorbereitung: Vorbereiten der Ständer, je Ständer ca. 10 Min. Balsaholz grob vorformen, je 5 Min.
Zeitbedarf Durchführung: Erklärung: 10 Min., Zusammenfügen des Baums: 5 Min., Gestaltung des Baums: 30 Min.
Zahl der Treffen: Ein Vorbereitungstermin, 1–2 Treffen, je nach Belastbarkeit der Teilnehmer

v) Rollstuhltanz

w) Individuelle Antwort

x) Neue Medien werden immer wichtiger: sie schaffen Zugang zu vielen Funktionen (auch zu sozialen Aspekten wie das Halten von Kontakten), sie sind anpassbar an Bedürfnisse älterer Menschen, sie ermöglichen zum Teil Selbstbestimmtheit

y) Leichte, intuitive Bedienbarkeit; großes Display und große Tasten

z) Das ganze Jahr über Stoff sammeln; an Altbewährtem und Bekanntem anknüpfen; Einladungen rechtzeitig verteilen; möglichst alle Mitarbeiter, Ehrenamtliche, Freunde und Angehörige einbeziehen; Behinderungen der Senioren berücksichtigen

aa) Motive für freiwilliges Engagement älterer Menschen hängen möglicherweise mit dem Bedürfnis zusammen, neue interessante Menschen kennenzulernen

Transfer

a) Individuelle Antwort

b) Individuelle Antwort; Beispiele: finanzielle und soziale Sicherheit, Anerkennung, Zwang, Knochenarbeit, Selbstverwirklichung; **vgl. auch APH 13.1.3**

c) Kaum Freiräume durch festgelegte Tagesstruktur; Verlust der Privatsphäre, z. B. in Mehrbettzimmern; keine Rückzugsmöglichkeiten, weil Zimmer oft offen stehen oder beim Eintreten nicht angeklopft wird; negative Haltung des Pflegepersonals

d) Individuelle Antwort; Beispiele: klärendes Gespräch mit dem alten Menschen führen, zu zweit das Zimmer des alten Menschen betreten, auf die eigene Intimsphäre achten

e) Betterhöhung durch Möbelerhöhungsblöcke

f) Beispiele: Gartenarbeit, Mithilfe beim Abwasch, Hilfe beim Zubereiten von Nahrung, Hilfe beim Verteilen von Wäsche (alles biografie- und ressourcenorientiert)

g) Individuelle Antwort

h) Individuelle Antwort, Orientierung an APH ➢ Tab. 13.6

i) Individuelle Antwort

j) Individuelle Antwort

k) Einrichtungen können sich auf spezifische Angebote spezialisiert haben, die Angebotsvielfalt hängt von der Qualifikation und dem Interesse der anbietenden Mitarbeiter ab, ggf. stehen unterschiedliche Rahmenbedingungen (Räume, Materialien, …) zur Verfügung

l) Individuelle Antwort; Beispiel: Seniorenakademie, Lichtbildervorträge, Lesenachmittage

m) Kontrakturprophylaxe; Pneumonieprophylaxe; Obstipationsprophylaxe

n) Individuelle Antwort

o) Individuelle Antwort

p) Individuelle Antwort (Website beurteilen)

q) Individuelle Antwort, Beispiele: Essen muss vorbereitet werden (Lösungsansatz: einfache Speisen ohne großen Aufwand anbieten); Personaleinsatz für ein Fest sollte vorgeplant werden (Lösungsansatz: bei einem ganz spontanen Fest müsste auf die Hilfe von Angehörigen und Ehrenamtlichen zurückgegriffen werden); evtl. keine umfangreiche Dekoration vorhanden (Lösungsansatz: improvisierte Dekoration aus Naturelementen, einfach gehalten); es gibt kein vorbereitetes Programm (Lösungsansatz: günstig wäre hier ein Moderator, der die Veranstaltung spontan strukturiert)

r) Individuelle Antwort

s) Individuelle Antwort

L14 Wohnen und Haushaltsführung

Grundlagen

a) Organisation des Haushalts. Dabei spielt vor allem die Abstimmung der notwendigen Tätigkeiten, wie Einkaufen, Wohnung reinigen oder auch Kochen eine wesentliche Rolle

b) ➢ Tab. L14.1

Tab. L14.1

Sinn/Funktion	Funktionseinschränkung	Lebensraumgestaltung
Geistige Fähigkeiten	Orientierungsschwierigkeiten	Orientierungsfördernde Informationen
Verminderter Sehsinn	Weniger Farbwahrnehmung, verminderte Nahsicht	Kontrastreiche Farbgebung, ausreichend große Schriften und Informationen
Tastsinn	Vermindert	Mindestgröße bei Griffen, angeraute Oberfläche
Bewegungsapparat	Verminderte Muskelkraft, geringere Festigkeit der Knochen	Barrierefreiheit (Handläufe, Stützgriffe, Schwellenfreiheit), Stolperfallen beseitigen

c) Gestaltung von Lebensbereichen für behinderte Menschen, sodass sie in allgemein üblicher Weise ohne besondere Erschwernis und fremde Hilfe zugänglich und nutzbar sind

d) Die körperliche Unversehrtheit des Betroffenen im Haushalt sicherzustellen; einen geschützten Wohn- und Lebensraum für den Betroffenen zu ermöglichen; für einen sauberen Wohn- und Lebensraum (den Vorstellungen des Pflegebedürftigen entsprechend) zu sorgen

e) **Funktionsfähigkeit des Körpers:** Bewegungseinschränkungen und Schmerzprozesse führen zu Schwierigkeiten beim Säubern der Wohnung; Einkäufe, Aufräumarbeiten sind erschwert; **psychosoziale Entwicklung:** Zwangsstörungen, Depressionen, Demenz nehmen Einfluss auf die Organisation des eigenen Wohn- und Lebensraums; **Bedingungen der sozialen/wirtschaftlichen Lebensumwelt:** Bedürfnis nach sozialer und wirtschaftlicher Sicherheit und Unabhängigkeit;

wirtschaftliche Absicherung für Alter und Krankheit; Unsicherheit bei der Inanspruchnahme gesetzlicher sozialer Leistungen

f) Unangepasstes Verhalten mit Kontaktvermeidung zu anderen Personen, einhergehend mit Vernachlässigung und Selbstgefährdung der eigenen Person

g) Zeitpunkt, bis zu dem das verpackte Lebensmittel seine spezifischen Eigenschaften behält, evtl. unter Angabe von Lagerungsbedingungen (z. B. Temperatur)

h) Frisches Obst und Gemüse im Gemüsefach des Kühlschranks aufbewahren; Pflanzenöle dunkel und kühl lagern; Speisen nicht länger als 30 Minuten warmhalten; Konserven im Keller und unter 20 °C lagern; Kühlkette bei leicht verderblichen Lebensmitteln nicht unterbrechen

Vertiefung

a) 6 000 Lux

b) Betreutes Wohnen; Seniorenresidenz; stationäre Pflegeeinrichtung

c) Seniorenresidenz, Pflegeheim

d) Fürsorgeprinzip; Versorgungsprinzip; Versicherungsprinzip

e) **Einkaufen:** Wer übernimmt die Einkaufsplanung? Was wird wo eingekauft? Wer übernimmt den Einkauf? Was darf der Einkauf kosten? Wer packt den Einkauf aus und lagert das Eingekaufte sachgerecht ein? **Kochen:** Was wird wann gekocht? Was wird für die Mahlzeiten benötigt? Wer kocht? Ist der fürs Kochen Zuständige in der Lage, Mengenverhältnisse und Garzeiten einzuschätzen und die Hygieneregeln einzuhalten? Gibt es bei der Ernährung etwas zu berücksichtigen (Allergien, Erkrankungen, Unverträglichkeiten, Vorlieben)? Sind die entsprechenden Geräte vorhanden und können sie bedient werden? **Reinigungen der Wohnung:** Wer reinigt die Fußböden, Möbel, Fenster und Haushaltsgeräte? Wer macht die Betten? Haben die zuständigen Personen Kenntnisse über die entsprechenden Reinigungsmittel? **Spülen:** Ist eine Spülmaschine vorhanden? Wer spült, falls keine Maschine vorhanden ist, die Gegenstände, die nicht in die Spülmaschine dürfen? **Wechseln und Waschen der Wäsche und der Kleidung:** Wer wäscht die Wäsche? Wer trocknet die Wäsche und wie? (Wäschetrockner vorhanden?) Wer legt, bügelt die Wäsche und legt sie in den Schrank? Wer bessert die Kleidung bei Bedarf aus? Wer bezieht das Bett? **Heizen:** Wie wird die Wohnung beheizt? Wer beschafft das Heizmaterial? Wer entsorgt die Rückstände des Heizmaterials?

f) **Psychische Erkrankungen:** Durch Vernachlässigung im Kindesalter, Missbrauch, Misshandlungen; Verwirrtheitszustände; Alkohol- bzw. Drogenmissbrauch; **Ursachen aus der Lebensumwelt:** Abwendung des Betroffenen von der Gesellschaft; Verlust des Arbeitsplatzes und sozialer Anerkennung; Verlust der Familie; Verlust der Heimat durch z. B. Krieg oder Vertreibung

g) Durch die Festlegung einer Mindestschriftgröße

h) Unzerkleinerte Lebensmittel so kurz wie möglich waschen, unter fließendem kaltem Wasser reinigen, empfindliche Lebensmittel in stehendem Wasser; Garverfahren mit wenig Flüssigkeit, z. B. Dämpfen bevorzugen; Garen in der Mikrowelle anwenden; kurze Garzeiten einhalten

i) > Tab. L14.2

Tab. L14.2

Verpflegungssystem	Erläuterung	Bewertung
Cook & Serve	Herstellung aus frischen Lebensmitteln und Ausgabe nach dem Garen	Sach- u. fachgerechte Behandlung führen zu hochwertigen Speisen; Flexibilität bzgl. Anzahl und Wünschen
Cook & Chill	Nach dem Garen erfolgt schnelles Abkühlen auf 3 °C; Aufbereitung vor Ort; Aufbewahrung bis zu 5 Tage	Gute sensorische und ernährungsphysiologische Qualität möglich; Ergänzung mit Rohkost wünschenswert; Angebotsbreite eingeschränkt
Cook & Freeze	Nach dem Garen werden Gerichte eingefroren und vor Ort erwärmt	Gute sensorische und ernährungsphysiologische Qualität möglich; Ergänzung mit Salat und Rohkost sinnvoll; Speiseplangestaltung entscheidend; Angebotsbreite eingeschränkt

j) > Tab. L14.3

Tab. L14.3

Aussage	wahr	falsch
1. **Eine physikalische Schädigung von Lebensmitteln ist z. B. Pilzbefall.**		×
1. **Primäre Keimpotenziale entstehen z. B. durch rohe Milch.**	×	
1. **Von allen Speisen muss vorher gekostet werden, um zu prüfen, ob eine Speise verdorben ist.**		×
1. **Alle Mitarbeiter, die mit der Verarbeitung und Verteilung von Lebensmitteln befasst sind, müssen sich vom Gesundheitsamt belehren lassen.**	×	
1. **Der direkte Kontakt mit Lebensmitteln – auch durch das Pflegepersonal – sollte mit Handschuhen erfolgen.**		×

Transfer

a) Individuelle Antwort; Beispiele: **Vorteile:** Verbleib in der gewohnten Umgebung, Eingebundensein in ein soziales Netz; **Nachteile:** Gefahr der sozialen Isolation, Notruf nur mit ergänzender technischer Hilfe möglich
b) Individuelle Antwort
c) **Körperliche Folgen:** Mangelernährung; Verlust der Schmerzempfindung; chronische Wunden; **Psychische Folgen:** Verlust des Selbstwertgefühls; seelisches Leiden; Verlust des Schamgefühls; **Soziale Folgen:** Kontaktabbruch; Obdachlosigkeit; Abwehr
d) Aggressives Verhalten und Gewalt gegenüber dem Pflegebedürftigen sind möglich
e) Wenn Altenpflegerinnen in Konflikte und schwierige Belastungssituationen geraten, kann ein tragfähiges Team, in dem Probleme angesprochen werden, dabei unterstützen, handlungsfähig zu bleiben
f) Individuelle Antwort
g) Individuelle Antwort

L15 Pflege alter Menschen mit Schmerzen

Grundlagen

a) Individuelle Antwort
b) Individuelle Antwort
c) **Opioid:** Vom Rauschmittel Opium abgeleitetes, stark wirksames Schmerzmittel. **Nicht-Opioid:** Schmerzmittel unterschiedlicher chemischer Struktur, bei leichten bis mäßigen Schmerzen, zur Fiebersenkung und z. T. als Antirheumatika geeignet

Vertiefung

a) Für die Betroffenen ist Schmerz eine Realität, diese muss ernst genommen werden. Nur die Betroffenen selbst können Auskunft über die Schmerzen geben, somit müssen Pflegende in ihrer täglichen Arbeit den Pflegebedürftigen nach seinem Schmerzempfinden fragen und nach dieser Aussage handeln, indem z. B. der betreuende Hausarzt informiert wird
Merke: In Situationen, in denen Menschen nicht kommunizieren können, muss das individuelle Schmerzempfinden durch Fremdeinschätzung ermittelt werden
b) ➤ Tab. L15.1

Tab. L15.1

Kriterium	Bedeutung	Methoden/ Instrumente
Schmerzlokalisation	Gibt Auskunft über die betroffene Körperregion.	Der Betroffene zeigt auf die schmerzhafte Körperstelle oder markiert die entsprechende Stelle auf einer Körperskizze.
Schmerzintensität	Gibt Auskunft über die Stärke des Schmerzes.	Der Betroffene schätzt den Schmerz mithilfe von standardisierten Schmerzskalen ein.
Schmerzqualität	Informiert über die Schmerzentstehung und ist bedeutsam für die Auswahl der Schmerzmedikamente.	Der Betroffene erklärt mit eigenen Worten den Schmerz, sollte dies schwerfallen, können Begriffe vorgegeben werden: stechend, pochend …
Schmerzverlauf	Wichtiges Merkmal für Chronifizierung von Schmerzen. Bedeutsam für die Pflegeplanung (Tagesablauf: Medikamenteneinnahmen, Schmerzattacken).	„Wann treten die Schmerzen auf – morgens oder abends?", „Ist es ein Dauerschmerz oder hält er nur einige Minuten an?"

c) Medikamente gegen durch Opioide ausgelöste Übelkeit (Antiemetika); Medikamente gegen eine durch Opioide ausgelöste Obstipation (Laxanzien); Magenschutz bei NSAR

Transfer

a) Individuelle Antwort, je nach Schmerzassessment der Einrichtung
b) Individuelle Antwort

L16 Palliative Versorgung

Grundlagen

a) Die wirksame, ganzheitliche Unterstützung (engl. *care* = Sorge) von Menschen, deren Krankheit nicht mehr behandelbar ist. Dabei steht die erfolgreiche Behandlung von Schmerzen und weiterer Symptome sowie die Hilfe bei psychologischen, sozialen und seelsorgerischen Problemen an erster Stelle. Das Ziel von Palliative Care ist, die bestmögliche Lebensqualität für Pflegebedürftige und deren Familien zu erreichen
b) Advance Care Planning, Patientenverfügung, Vorsorgevollmacht, Betreuungsvollmacht
c) Spastik in den Armen – Kraftlose Stimme – Trockenheit der Augen – Benommenheit – Stöhnen
d) Lebensbilanz umfasst die Rückschau auf das eigene Leben angesichts des nahen Todes mit möglicherweise offenen Aufgaben oder unbearbeiteten Erfahrungen. Häufig teilen sich Sterbende auf der Gefühlsebene mit, indem sie z. B. Kindheitserlebnisse oder alte Geschichten vom Krieg erzählen und damit eine Verbindung zur gegenwärtigen Situation mit den vorherrschenden Gefühlen, wie Gefahr, Angst oder auch Geborgenheit und Schutz, herstellen

e) ➤ Tab. L16.1

Tab. L16.1

Aussage	wahr	falsch
In Romanen beschriebener Trauerprozess des Helden		x
Trauern über pathologische Veränderungen der Urinausscheidung		x
Intensivere Zeichen der Trauer und Begleiterscheinungen im Vergleich zu anderen Menschen in einer ähnlichen Situation	x	

Vertiefung

a) Sterben wird an den Rand der Gesellschaft gedrängt und findet häufig in Institutionen statt. Dadurch gehen wichtige Rituale im Umgang mit dem Tod verloren. Diese Rituale aber halfen den Menschen, sich mit dem Tod auseinanderzusetzen und zu trauern
b) ➤ Tab. L16.2

Tab. L16.2

Aussage	wahr	falsch
Verbreiteter als die Angst vor dem Tod ist heute die Angst vor den Krankheitssymptomen und der Ohnmacht im Sterbeprozess.	x	
Unmittelbar nach dem Erhalt der negativen Nachricht setzt die Phase der Verhandlung ein.		X
In der Phase der Verhandlung sollen Pflegende den Betroffenen keine Hoffnung machen.	x	
Man kann sich auf den Sterbeprozess vorbereiten, indem man den natürlichen Lebensprozess annimmt.	x	

c) „Bewohner um 21:30 Uhr aufgefunden. Keine Reaktionen, keine Vitalzeichen messbar. Arzt verständigt."
d) Die Vorsorgevollmacht ermöglicht schnelle Handlungsfähigkeit für den Fall, wenn sie gebraucht wird. Der Weg über das Betreuungsgericht entfällt. Möglicher Nachteil: die Vollmacht kann missbraucht werden, es wird also ein hohes Maß an Vertrauen benötigt.
e) Das allgemeine Persönlichkeitsrecht umfasst als Ausdruck persönlicher Autonomie ein Recht auf selbstbestimmtes Sterben. Das Recht auf selbstbestimmtes Sterben schließt die Freiheit ein, sich das Leben zu nehmen. Niemand kann verpflichtet werden, Suizidhilfe zu leisten, sie ist aber nicht strafbar.

Transfer

a) Individuelle Antwort
b) Individuelle Antwort
c) Individuelle Antwort

L17 Notfall, Krisen- und Katastrophensituationen

Grundlagen

a) Störungen des Bewusstseins (z. B. Bewusstlosigkeit), Störungen der Herzreaktion (z. B. starke Schmerzen bei Herzinfarkt), Störungen des Kreislaufs (z. B. Schock), Störungen der Atmung (z. B. Husten, Atemnot und Auswurf bei COPD)
b) **1.** Prüfung des Bewusstseins, **2.** Prüfung der Atmung, **3.** Prüfung der Kreislauffunktion
c) **1.** Kontrolle von Bewusstsein, Atmung, Kreislauf **(BAK)**, **2. A**temwege freimachen, **3. T**horaxkompression, **4. A**temspende

Vertiefung

a) Maximal 10 Sekunden
b) ➤ Abb. L17.1

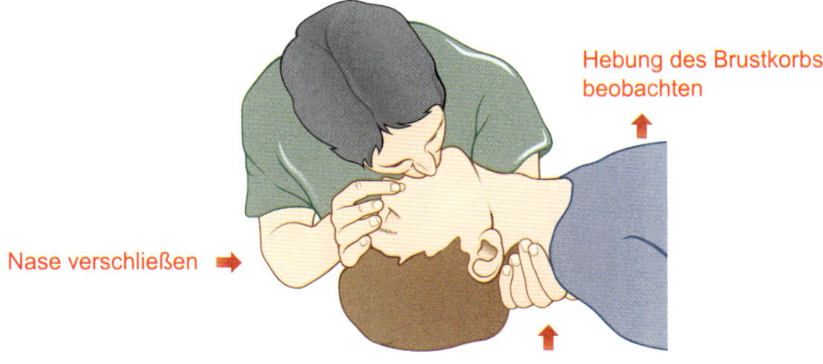

Abb. L17.1 Mund-zu-Mund-Beatmung. [L126]

c) Bei Verbrennungen 3. Grades werden die Hautanhangsgebilde und die Schmerzrezeptoren der Haut zerstört. Je geringer die Schmerzen nach einer Verbrennung sind, desto schwerer kann also die Schädigung sein

d) Sie sind Unterstützungsinstrumente, um Betroffenen auch im Notfall eine größtmögliche Selbstbestimmung zu ermöglichen. Sie werden eingesetzt, um den Willen der Betroffenen in Abhängigkeit der gesetzlichen Rahmenbedingungen zu entsprechen

Transfer

a) Abnorme Stellung der Extremität, schmerzhaft eingeschränkte Beweglichkeit, offene Verletzungen durch Knochenteile, Blutergüsse und Schwellungen über der verletzten Stelle, starke Schmerzen

b) Aspiration

c) **Name des Betroffenen** – **Alter** – Geschlecht – Nationalität – Hobbies – Angehörige – **Art des Eingenommenen** – Pflegegrad – **Zeit der Einnahme** – **Beobachtungen** – **Interventionen** – Einverständnis – **Vorerkrankungen**

d) Als Erstmaßnahme sollten etwa 100–200 ml Wasser oder Tee verabreicht werden. Der Betroffene sollte möglichst nicht zum Erbrechen gebracht werden, weil dies Folgeschäden verursachen kann

e) Bei Krampfserien bzw. längerem ununterbrochenem Krampfen *(Status epilepticus)*

f) Pflegebetten, Rollstühle, Evak Chairs, Rettungstücher

L18 Pflege alter Menschen mit Behinderung

Grundlagen

a) ➢ Abb. L18.1

Vertiefung

a) Lieblingsessen erfragen, gewohnte Tischrituale, Lieblingsgeschirr, Hilfe zur Selbsthilfe

b) Auswirkungen auf gesellschaftliche Teilhabe: Alltagsgestaltung, Hobbies, Gesellschaftliche Aufgaben, …

c) Zeit einplanen bei Gesprächen; Blickkontakt aufnehmen; Unterstützung durch Logopädie anbieten; verschiedene Kommunikationskanäle nutzen; ja/nein-Fragen stellen; bei Unklarheiten ggf. nachfragen; Hilfsmittel, z. B. Fotos, anbieten

d) Pflege, Logopädie, Physiotherapie, Ergotherapie, ggf. Psychologie

e) ➢ Abb. L18.2

f) **Impairment:** Beeinträchtigung der Motorik und der geistigen Fähigkeiten (nicht weiter ausgeführt); **Disability:** Selbstversorgungsdefizit in verschiedenen Lebensbereichen, z. B. Körperpflege, Mobilität, Unfähigkeit zur selbstständigen Lebensführung; **Handicap:** Beeinträchtigung der Teilnahme am öffentlichen Leben, Ausscheiden aus dem Arbeitsleben; **Umweltfaktoren:** Kann mit seiner Beeinträchtigung nicht mehr in der Wohngruppe leben

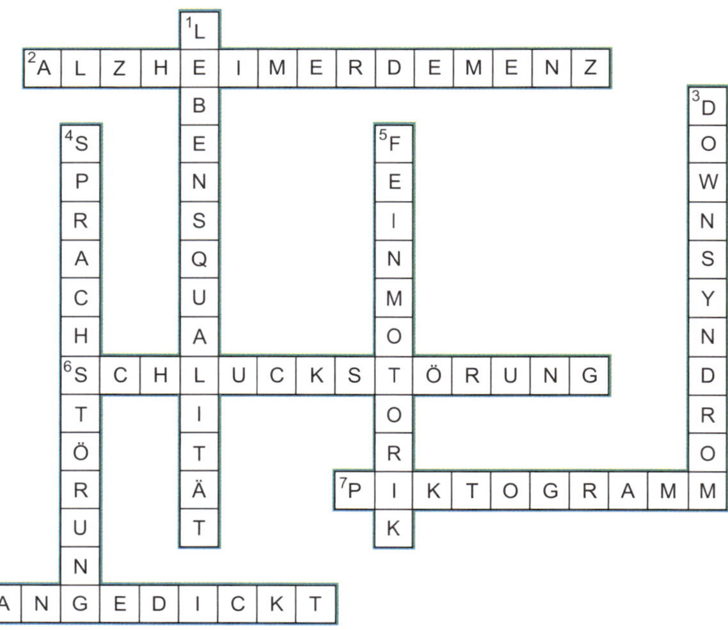

Abb. L18.1 Kreuzworträtsel „Grundlegende Begriffe". [L143]

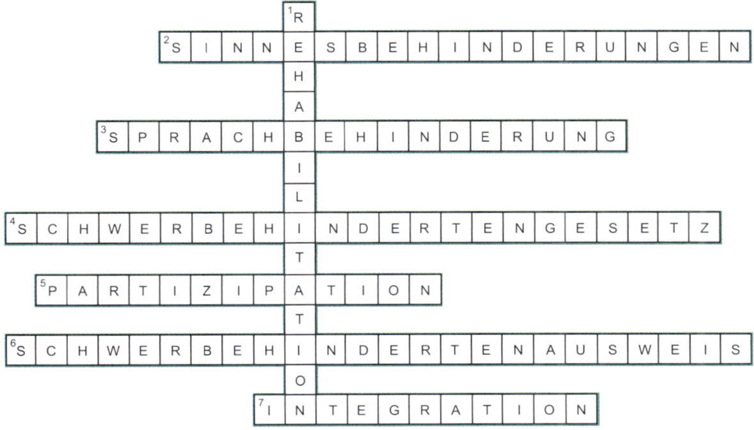

Abb. L18.2 Kreuzworträtsel „Phänomene bei Behinderung im Alter". [L143]

Transfer

a) Individuelle Antwort

L19 Rehabilitation

Grundlagen

a) **Medizinische Rehabilitation:** Vermeidung von Behinderung oder Pflegebedürftigkeit nach einer Krankenhausbehandlung; **Frührehabilitation im Krankenhaus:** alle Maßnahmen, die das Rehabilitationspotenzial des Krankenhauses nutzen, bis der Patient entlassen oder in eine Rehabilitationseinrichtung verlegt worden ist; **Geriatrische Rehabilitation:** Maßnahmen bei einem geriatrischen Patienten (Alter i. d. R. > 70 Jahre, Multimorbidität) zur Wiedererlangung der Teilhabe unter Berücksichtigung psychischer und sozialer Faktoren

b) **„Vorrang der Rehabilitation vor Pflege":** Rehabilitationsleistungen sollen soweit wie möglich die Pflegebedürftigkeit verhindern; **„Hilfe zur Pflege":** Übernahme der Kosten bei Pflegebedürftigkeit und entsprechenden Voraussetzungen durch die Sozialhilfe SGB XII

Vertiefung

a) ➤ Abb. L19.1

b) Hohes Alter (≥ 70 Jahre); geriatrietypische Multimorbidität, Belastbarkeit fraglich; Demenz und Depression als Faktoren

c) Vitalwerte sind stabil; Erkrankungen, Einschränkungen und Komplikationen können gut behandelt werden; Betroffene sind fähig, mehrere Male pro Tag an Rehabilitationsleistungen teilzunehmen

d) **Arzt:** Diagnosestellung, Krankheitsbehandlung …; **Pflege:** Unterstützung bei Diagnostik und Therapie, Aktivierung, Unterstützung bei Pflege, Transfer, Lagerungen, Prophylaxen, …; **Physiotherapie:** Herstellen einer möglichst funktionsgerechten Bewegung; **Physikalische Therapie:** Reize von außen sollen Schmerzen lindern und Selbstheilungskräfte aktivieren;

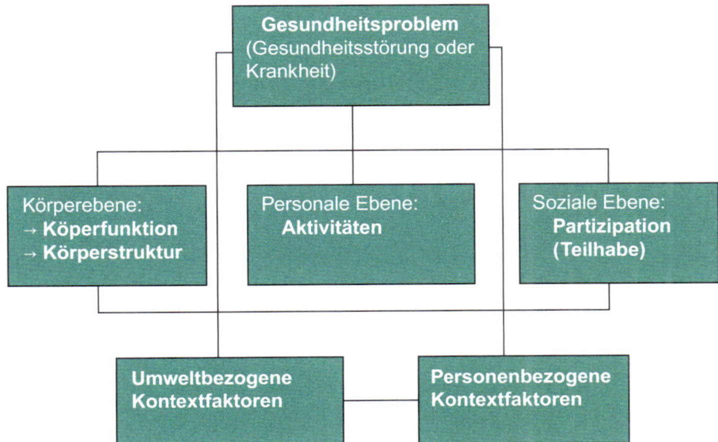

Abb. L19.1 Komponenten der ICF

Ergotherapie: Training von Selbsthilfefertigkeiten und der Umgang mit Hilfsmitteln; **Logopädie:** Behandlung von Sprach-, Sprech- und Schluckstörungen

Transfer

a) **Körperfunktionen:** armbetonte linksseitige Hemiparese; **Körperstrukturen:** alle vorhanden; **Aktivitäten:** hilfebedürftig beim Waschen und Ankleiden; **Kontextfaktoren:** eigenes Heim, Ehefrau (etwas ratlos), Mappe mit Übungen
b) Behutsam Selbstpflegefähigkeiten trainieren; bei Misserfolgen motivieren; Schulung der Ehefrau

L20 Grundlagen der Psychologie

Grundlagen

a)
- Der Mensch ist Produkt seiner Umwelt
- Verhalten ist gelernt und kann wieder verlernt werden
- Positive und negative Verstärker beeinflussen das Lernen

Vertiefung

a) **1.** Lerntheorie; **2.** Alltagspsychologie; **3.** Psychoanalytischer Ansatz

Transfer

a) Die Erkenntnisse der Entwicklungspsychologie nützen vor allem im Zusammenhang mit dem Konzept der Entwicklungsaufgaben. Hier wird beschrieben, in welcher Phase der Mensch sich einer typischen Aufgabe stellen sollte. So kann individueller Unterstützungsbedarf ermittelt und angeboten werden.
Darüber hinaus weist die Entwicklungspsychologie darauf hin, dass sich ein Mensch sein ganzes Leben lang entwickelt und auch lebenslang lernen kann.

L21 Ethik

Grundlagen

a) Vorgesetzte; Experten; Gesetze; Komitees; Kommissionen; Konventionen
b) Der Würdebegriff steht für die Einzigartigkeit des Menschen, die zu achten ist. Diese Achtung bezieht sich auf eine zu entwickelnde Haltung gegenüber jedem Menschen. Im Grundgesetz ist dieser Begriff ausdrücklich genannt. „Die Würde des Menschen ist unantastbar. Sie zu achten und zu schützen ist Verpflichtung aller staatlichen Gewalt.“ (Art. 1 Abs. 1 GG)
c) Individuelle Antwort, **Beispiel:** ein Pflegebedürftiger hat Bettruhe verordnet bekommen und will aufstehen
d) Individuelle Antwort
e) Individuelle Antwort

Vertiefung

a) Art. 4; Art. 2; Art. 3; Art. 7
b) ➢ Tab. L21.1

Tab. L21.1

Thema	Beschreibung
Schutz des Lebens (Tötungsverbot)	Das Lebend der alten Menschen wird geschützt, Tötungen sind nicht zulässig
Schutz der Unversehrtheit des Menschen	Jede medizinisch-pflegerische Intervention bedarf grundsätzlich der Zustimmung des Hilfe- und Pflegebedürftigen
Schutz der Freiheit des Einzelnen	Freiheitsentziehende Maßnahmen sind nur mit richterlicher Genehmigung zulässig
Schutz vor körperlicher, seelischer oder materieller Schädigung durch Dritte	Die Pflegeumgebung wird so gestaltet, dass maximale Sicherheit gegeben ist (z. B. barrierefreie Gestaltung)
Schutz vor Weitergabe vertraulicher Daten	Verschwiegenheitspflicht der an der Pflege Beteiligten
Schutz der Mitarbeiter vor Überforderung und Ausbeutung	Verwirklichung von Arbeitsrechten und Schutzbestimmungen

c) **Normkonformes Verhalten:** das Geld möglichst demjenigen zukommen zu lassen, der es verloren hat; **Nonkonformes Verhalten:** es stillschweigend behalten
d) **Makroebene:** Wie lässt sich das System Altenpflege langfristig so finanzieren, dass alle pflegebedürftigen Menschen würdig leben und gepflegt werden können? **Mesoebene:** Welche Angebote stellen Einrichtungen einer immer vielfältigeren Gruppe von Pflegebedürftigen zur Verfügung? **Mikroebene:** Wie gehen die Pflegenden mit den sich verändernden Rahmenbedingungen in der Pflege um?

Transfer

a) Individuelle Antwort
b) Individuelle Antwort
c) Individuelle Antwort

L22 Kommunikation und Interaktion, Gesprächsführung und Haltung

Grundlagen

a) Lautsprache; Körpersprache; Hören; Sehen; Tasten; Riechen; Schmecken

b) ➤ Tab. L22.1

Tab. L22.1

Grundannahme	Erklärung
Man kann nicht nicht kommunizieren	Auch Schweigen ist eine Spielart der Kommunikation
Jede Kommunikation hat einen Inhalts- und einen Beziehungsaspekt	Es geht nicht nur um die Sache allein
Die Beziehung ist durch Annahmen über den anderen geprägt	Ich sehe den anderen immer durch eine „Brille"
Kommunikation ist sowohl ein- wie auch vieldeutig	Kommunikation kann zwar logisch erscheinen, hat aber immer viele Schichten, die auch beim Gegenüber ankommen
Kommunikation verläuft auf gleicher oder auf hierarchischer Ebene	Asymmetrische Kommunikation geschieht häufig in der Pflege, wenn Pfleger sich als Experten für die Pflegebedürftigen ausgeben

c) Einfühlungsvermögen (Empathie); Akzeptanz; Ehrlichkeit und Echtheit (Kongruenz)

d) Sich in die Lage des Gegenübers versetzen; den Menschen ernst nehmen, so wie er ist; eigenes Reden und Handeln übereinstimmen lassen

e) Der alte Herr könnte irritiert und verunsichert reagieren, wenn er spürt, dass seine Tochter einerseits signalisiert, dass sie Zeit hat, andererseits aber Unruhe und Ungeduld ausstrahlt.

f) ➤ Tab. L22.2

Tab. L22.2

Aussage	richtig	falsch
1. **Eine gute Stimme signalisiert einen tragfähigen Atem.**		x
1. **Das was der andere gerade wahrnimmt, soll auf keinen Fall benannt werden.**		x
1. **Der alte Mensch braucht das Gefühl, dass er in seinem Tempo respektiert wird.**	x	
1. **Wiederholungen von dem, was der alte Mensch gesagt hat, soll Verständnis fördern.**	x	

Vertiefung

a) **„Ist das Mittagessen schon da?"**
Sachaspekt: Ich habe noch kein Essen gehabt. **Appell:** Bringen Sie mir bald das Essen! **Beziehung:** Kümmern Sie sich um mich! **Selbstoffenbarung:** Ich habe Hunger.
„Heute ist es aber warm"
Sachaspekt: Die Temperatur hier ist hoch. **Appell:** Machen Sie mal das Fenster auf! **Beziehung:** Ich brauche Sie gerade! **Selbstoffenbarung:** Mir ist warm

b) Erinnerungen an früher (Situation in der Gastwirtschaft), betrunkene Gäste, von früher bekannte Sprichwörter, vielleicht auch ihre Art der Kontaktaufnahme

c) **Übertragung** und **Gegenübertragung** sind gefühlorientierte Reaktionen. Wichtig ist es besonders für die Pflegenden, sich diese Gefühle oder Vorurteile bewusst zu machen, zu hinterfragen und bei Bedarf zu korrigieren.

Transfer

a) Individuelle Antwort

b) Individuelle Antwort; Beispiele: Der eine teilt etwas mit, der andere versteht es nicht, weil er nicht zugehört hat; oder: Informationen werden im Team nicht weitergegeben, weil es tiefsitzende Schwierigkeiten untereinander gibt, wodurch der Informationsfluss blockiert wird

L23 Beratung und Anleitung von Angehörigen und Bezugspersonen

Grundlagen

a) ➤ Tab. L23.1

Tab. L23.1

Aussage	Richtig
1. Bei der Anleitung von Pflegebedürftigen ist das Begrüßungsgespräch zu vernachlässigen.	
2. Es ist wichtig, dass alle Beteiligten von ihrer momentanen Situation berichten können.	x
3. Es gibt keine Besonderheiten bei älteren Angehörigen zu beachten.	
4. Wiederholungen von Fakten sind richtig und sollten immer wieder angeboten werden.	x

b) Chronische/seltene Krankheiten; Lebenskrisen; belastende soziale Situationen

c) Durch die Senioren einer Kommune gewählte Interessensvertretungen der älteren Bürger gegenüber Politik und Verwaltung

Hilfe für die Alltagbewältigung
- Empfehlung, z. B. einer Tagespflege
- Betreuung der Angehörigen im Austausch
- Tipps für den Umgang mit schwierigem Verhalten der Demenzerkrankten
- Telefonischer Kontakt bei aktuellen Problemen

Emotionale Unterstützung
- Psychische Belastung kann offen eingestanden werden
- Das Erzählen über die Situation hilft, diese besser zu verarbeiten
- Erfahrung, dass bei anderen auch nicht immer alles „glatt" läuft
- Die „Auszeit" ist wertvoll
- Das Gefühl der Isolation nimmt ab
- Es tut auch mal gut, anderen zu helfen

Informationsaustausch
- Leistungen der Kranken- und Pflegekassen
- Behandlungsmöglichkeiten, Therapien und Medikamente
- Ärzte, Therapeuten und Kliniken
- Niedrigschwellige Angebote

Abb. L23.1 Nutzen einer Selbsthilfegruppe

Vertiefung

a) Haltung der Allparteilichkeit: alle Beteiligten haben ihre eigene Sichtweise und es geht nicht darum, zu entscheiden wer „Recht" hat, sondern eine Lösung zu finden, die für alle tragbar ist

b) ➤ Abb. L23.1

c) Die Beantragung von öffentlichen Fördergeldern und die Abrechnung von Spenden sind erleichtert. Außerdem ist es in Deutschland einfach, einen Verein zu gründen

d) Es gibt keine gesetzliche Verpflichtung zur Einrichtung von Seniorenvertretungen außer im Land Berlin (Berliner Seniorenmitwirkungsgesetz)

e) Heimbeirat

f) **Beratung** bei Pflege und Betreuung; **Mitwirkung am politischen Entscheidungsprozess** z. B. beim öffentlichen Nahverkehr; **Interessensvertretung** z. B. bei der Gesundheitsversorgung

Transfer

a) Individuelle Antwort, mindestens: Aufgaben und Ziele der Selbsthilfegruppe, Kontaktmöglichkeiten, Kosten

b) Individuelle Antwort

c) Individuelle Antworten; z. B. Seniorenbüro, Hilfe für Ältere, Seniorenberatungsstelle

L24 Teamzusammensetzung und Teamarbeit

Grundlagen

a) ➤ Abb. L24.1

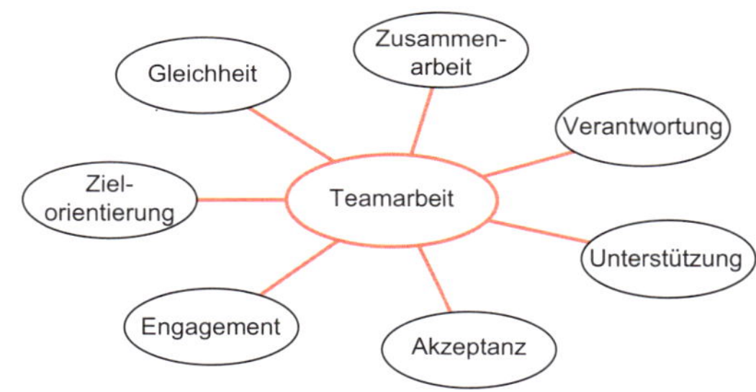

Abb. L24.1 Mindmap Teamarbeit (nach R. Böhmer-Breuer). [L143]

b) Individuelle Antwort

c) Die Mitglieder eines Teams haben gemeinsame Ziele und arbeiten zusammen. Sie tragen gemeinsam Verantwortung und ergänzen sich in ihren Fähigkeiten. Abläufe und Aufgabenverteilungen werden von den Teammitgliedern innerhalb ihrer Möglichkeiten selbst geregelt

Vertiefung

a) Individuelle Antwort (➤ Tab. L24.1)
b) Individuelle Antwort (➤ Tab. L24.1)

Tab. L24.1

Teamrolle	Teammitglied	Fachliche/persönliche Kompetenzen
Der Macher		z. B. Initiativkraft
Der Beobachter		z. B. Fähigkeit zur Zurückhaltung
Der Spezialist		z. B. hohe Fachkompetenz
Der Perfektionist		z. B. Ausdauer
Der Umsetzer		z. B. ausgeprägte praktische Kompetenz

c) Individuelle Antwort
d) Der Kommunikationsstil in einem Team sollte von Offenheit und aktivem Zuhören geprägt sein. Jedem Mitglied des Teams wird Wohlwollen entgegengebracht. Über Fehler muss ohne Angst gesprochen werden können, und wenn Kritik erforderlich ist, bezieht sie sich auf die Sache und nicht auf die Person. Die Teammitglieder respektieren sich gegenseitig und akzeptieren Unterschiede

Transfer

a) Individuelle Antwort, vgl. auch APH Abb. 24.4 (interdisziplinäres Team)
b) Individuelle Antwort
c) Individuelle Antwort

L25 Supervision und kollegiale Beratung

Grundlagen

a) Sonderform von Beratung für den beruflichen Bereich. Durch die Reflexion der beruflichen Arbeit während der Supervision können die Ratsuchenden neue Perspektiven entwickeln
b) Strukturiertes Beratungsgespräch in einer Gruppe, in dem ein Teilnehmer von den übrigen Teilnehmern nach einem feststehenden Ablauf mit verteilten Rollen beraten wird. Ziel ist es, Lösungen für eine konkrete berufliche Schlüsselfrage zu entwickeln

Vertiefung

a) Freundliches Umfeld für das Beratungssetting schaffen, alle Beteiligten begrüßen; Selbstkundgabe in Form eines kurzen „Blitzlichts"; Besprechung von Absichten, Zielen und Regeln für die Beratung; Frage nach dem aktuell wichtigsten Thema; gemeinsame Entscheidung in der Gruppe, welche Themen von welchen Teilnehmern in welcher Reihenfolge bearbeitet werden; Rollenverteilung; nochmalige Erinnerung an Grundsätze
b) ➤ Tab. L25.1

Tab. L25.1

Methode der kollegialen Beratung	Ziel	Leitfrage
Brainstorming	Lösungsideen für den Fallerzähler sammeln.	Was könnte man in einer solchen Situation alles tun?
Kopfstandmethode	Ideen in die Gegenrichtung der Schlüsselfrage produzieren.	Wie könnte der Falldarsteller die Situation verschlimmern?
Ein erster kleiner Schritt	Den Anfang für einen Lösungsweg finden.	Was könnte der nächste kleine Schritt für den Falldarsteller sein?
Sharing	Bezug zu eigenen ähnlichen Erlebnissen herstellen.	An welche eigenen Erfahrungen erinnert mich die Falldarstellung?
Zwei wichtige Informationen	Die Informationen der Fallschilderung neu gewichten.	Was sind für mich die beiden wichtigsten Informationen?
Resonanzrunde	Feedback in Bezug auf die Spontanerzählung.	Was löst die Falldarstellung bei mir an inneren Reaktionen aus?
Erfolgsmeldung	Faktoren beschreiben, die zum Erfolg geführt haben.	Wie hat der Falldarsteller seinen Erfolg wohl erreicht?
„Reflecting Team"	Eine Beratergruppe findet sich zusammen und tauscht Gedanken und Lösungen aus. Der Falldarsteller kann diesen Prozess mit Distanz betrachten.	Welche Ideen und Gedanken hat eine Beratergruppe zu diesem Fall?

Transfer

a) Individuelle Antwort

L26 Vernetzung, Koordination und Kooperation

Grundlagen

a) **Auskunft** und Beratung von Pflegebedürftigen und ihren Angehörigen (Rechte und Pflichten, Unterstützungsangebote); **Vernetzung** pflegerischer, medizinischer und sozialer Versorgungs- und Betreuungsangebote; **Koordinierung** der einzelnen Leistungen; **Einbindung** von Ehrenamtlichen

b) Die Pflegeüberleitung übernimmt eine wichtige Koordinierungsfunktion, indem sie die Versorgung des Patienten vor und bei dem Übergang aufeinander abstimmt. Die Pflegeüberleitung schließt damit eine Versorgungslücke, die nach einem Krankenhausaufenthalt entstehen kann

Vertiefung

a) **Externe Kooperation:** Zusammenwirken von zwei oder mehreren voneinander unabhängigen Partnern zur Erbringung von Leistungen; **Interne Kooperation:** Optimierung der Ablauforganisation und aller beteiligten internen Leistungserbringer in einer Einrichtung

b) Planungsinstrument und Qualitätskontrolle, Berechnungsgrundlage (z. B. Urlaub, Zeitzuschläge, Soll- und Überstunden), juristisches Dokument (z. B. bei Haftungsprozessen)

c) 5 Jahre

d) **Summenspalte** – Freiwunschbuch – Wochentage bunt markiert – Handschriftlichkeit – **Lesbarkeit** – **Qualifikation der Mitarbeiter** – **Übertragungsspalte für Mehrarbeit** – kein Vorname wegen Datenschutz – dokumentenechte Führung – Überklebungen bei Fehlern erlaubt – **Legende für Dienstzeiten** – **Mehrzeilig pro Mitarbeiter**

e) Rahmenbedingungen erfordern hohe Flexibilität bei der Einsatzplanung, zusätzliche Pflegebedürftige sollten spontan in den Ablauf integriert werden können, Wege und Rahmenbedingungen (z. B. winterliche Bedingungen) müssen berücksichtigt werden

Transfer

a) Personaleinsatz muss Kontinuität der Primary Nurse ermöglichen, Vertretung sollte alternierend eingesetzt werden, Pflegeperson organisiert die Pflege ihrer Bezugsperson eigenständig, sie erstellt die Pflegeplanung und ist verantwortlich für die Dokumentation

L27 Praxisanleitung

Grundlagen

a) 1. Stufe: Vorbereiten und theoretische Grundlagen erklären; 2. Stufe: Praktische Demonstration und erklären; 3. Stufe Nachahmung und erklären lassen; 4. Stufe: Vertiefen durch eigenständiges Üben.

b) Kommunikations- und Interaktionsfähigkeit; Einfühlungsvermögen; Teamfähigkeit eingehen sozialer Beziehungen; Soziale Verantwortung entwickeln; Kritikfähigkeit

c) Beim mentalen Training wird die Pflegemaßnahme Schritt für Schritt im Geist durchdacht und ggf. laut geschildert

Vertiefung

a) ➢ Tab. L27.1

Tab. L27.1

Aussage	Wahr oder falsch?
1. Die Qualifikation zum Praxisanleiter umfasst ab 2020 eine Weiterbildung von mindestens 300 Stunden.	**wahr**
2. Ab 2023 umfasst die Qualifikation zum Praxisanleiter eine Weiterbildung von mindestens 420 Stunden.	falsch
3. Alle Anleiter müssen berufspädagogische Fortbildungen im Umfang von mindestens 24 Stunden jährlich nachweisen.	**wahr**
4. Anleiter mit Bestandsschutz benötigen eine jährliche Bescheinigung ihres Arbeitgebers über die Anleitetätigkeit.	falsch
5. Die pädagogische Kompetenz von Anleitern umfasst die Fähigkeit Lernsituationen zu schaffen und Theorie mit Praxis verknüpfen zu können	**wahr**

b) Bei der Bedingungsanalyse werden Rahmenbedingungen und Gegebenheiten analysiert, die sowohl Anleiter als auch Lernende beeinflussen könnten

c) Der Lernende sollte bei diesem Modell bereits Vorkenntnisse über die Maßnahme oder bereits Teile der Handlungskette übernommen haben

Transfer

a) Individuelle Antwort

b) Individuelle Antwort

c) Individuelle Antwort

L28 Hygiene

Grundlagen

a) **Infektion:** Ansteckung; Merkmale: Aufnahme, Vermehrung, Reaktion aufgrund von Keimen; **Nosokomiale Infektion:** Infektion aufgrund einer medizinischen Intervention; **Infektionsausbruch:** rasches Ausbreiten einer Infektion in einem Heim oder Landkreis; **Kolonisation:** Besiedlung mit Keimen ohne Infektionszeichen; **Flora:** natürliche, physiologische Keimbesiedlung bestimmter Körperareale; **Kontamination:** Besiedlung von Gegenständen, Materialien mit Keimen

b) **A:** 2; **B:** 1; **C:** 4; **D:** 3

c) **Desinfektion:** gezielte Reduktion von Mikroorganismen; **Sterilisation:** Abtötung und irreversible Inaktivierung aller Mikroorganismen, Ziel: Keimfreiheit

d) Botulismus; Cholera; Diphtherie; akute Virushepatitis; Pest; Tollwut

Vertiefung

a) ➤ Tab. L28.1

Tab. L28.1

Wirkstoff	Vorteil	Nachteil
Alkohole	Schnelle Wirkung, keine Rückstände, hypoallergen, eingeschränkt viruzid	Explosionsgefahr, Geruch, Eiweißfehler, Wasser beeinträchtigt Wirkung
Aldehyde	Preiswert, Umweltverträglichkeit, materialfreundlich	Eiweißfehler, Geruch, Schmutzfixierung, allergisierend, hautschädigend
Oberflächenaktive Substanzen	Kostengünstig, gute Reinigungswirkung, kein Geruch	Eiweißfehler, störende Rückstände
Alkylamine	Zuverlässige Wirkung, kein Geruch	Eingeschränkt viruzid, teuer
Sauerstoffspalter	Nicht gesundheitsschädlich, materialverträglich	Geruch, teuer, geringe Lagerfähigkeit

b) **Eigenschaften des Keimpotenzials** – Überzeugung der Anwender – **Wirkungsbeeinträchtigungen durch Verunreinigungen** – **Temperaturerhöhungen**

c) Tragen von Handschuhen mit hohen Stulpen, evtl. Schutzbrille und feuchtigkeitsdichte Schürze; Dosierhilfen zum exakten Anmischen verwenden; Wannen oder Eimer mit Deckel verschließen; sichere Lagerung der Desinfektionsmittel

d) **Händedesinfektion:** Infektionsprophylaxe durch Anwendung alkoholischer Einreibepräparate; **Hautdesinfektion:** Abtöten der Hautflora vor medizinischen Eingriffen mit alkoholischen Mitteln; **Flächendesinfektion:** Sprüh- oder Wischdesinfektion kontaminierter oder möglicherweise kontaminierter Flächen; **Schlussdesinfektion:** abschließendes Aufbereiten eines Bewohnerzimmers bei Infektion oder Kolonisation

e) **Sterilisiergut:** Material, das sterilisiert werden soll; **Sterilgut:** Material, das sterilisiert ist

f) **Langärmelige Schutzkittel:** zur Pflege infizierter oder kolonisierter Bewohner; **Flüssigkeitsdichte Schürzen:** Schutz bei Arbeiten mit Flüssigkeiten; **Mund- und Nasenschutzmaske:** Verhinderung einer aerogenen Infektionsübertragung; **Handschuhe:** Unterbindung von Hautkontakt mit infektiösen oder gefährlichen Stoffen; **Schutzbrille:** Schutz der Augen von gefährlichen Substanzen; **Haarschutz:** Schutz im Rahmen der Lebensmittelhygiene

g) Trockene, schmuckfreie Hände; nicht in Kombination mit Händewaschen; 30 Sek. Dauer; Hände müssen ganze Zeit feucht bleiben; Menge mindestens 3 ml; lückenlose Benetzung aller Handpartien, besonders Daumen, Handrücken, Fingerspitzen, Fingerzwischenräume

h) Die zu desinfizierenden Handschuhe müssen zwingend intakt, sauber und desinfektionsfähig sind. Dies ist bei Nitrilhandschuhen überwiegend der Fall

i) ➤ Tab. L28.2

Tab. L28.2

Aussage	falsch	wahr
Jede haustechnische Einrichtung wird alle zwei Jahre gewartet und überprüft.	x	
Die Bausubstanz muss grundsätzlich intakt sein.		x
Bei dem im normalen Versorgungsnetz vorhandenen Wasser handelt es sich um Brauchwasser.	x	
Abfälle können auf verschiedene Weise schädigend wirken.		x

j) **Erkrankter Bewohner:** verbleibt im Zimmer; keine Teilnahme an Gemeinschaftsangeboten; keine Aufenthalte außer Haus; wenig Besucher; Bewohnerzimmer wird als Isolierzimmer hergerichtet (Schutzkittel, Handschuhe usw., Entsorgungsmöglichkeiten, Bereitstellung von Desinfektionsmittel); **Schutzkleidung:** wird direkt im Zimmer bereitgestellt: langärmelige Schutzkittel, Handschuhe, Mund-Nasen-Schutzmasken; **Kontakt mit Stuhl, Erbrochenem, …:** sofortige Händedesinfektion; **Erkrankte Mitarbeiter:** nach Ausbleiben der Symptome für 48 Std. kann wieder mit dem Dienst begonnen werden

Transfer

a) Geschützte, staubfreie und trockene Lagerung und Transport; regelmäßige Kontrolle der Lagerung; Verfalldatum und Zustand der Verpackung beachten; Steriles darf nur mit Sterilem in Berührung kommen; nicht über geöffneter Packung sprechen, niesen oder husten; Arbeitsfläche in einen sterilen und einen unsterilen Bereich teilen

b) Häufiges Händewaschen statt -desinfektion; häufiges Arbeiten im feuchten Milieu ohne Handschuhe; zu häufiges Tragen flüssigkeitsdichter Handschuhe; Handkontakt mit sensibilisierenden Stoffen

c) Verwendung geeigneter Hautpflegeprodukte; **Während der Pflege:** Öl-in-Wasser-Produkte; vor Arbeiten mit Wasserkontakt Wasser-in-Öl-Produkte; **Nach dem Dienst:** Wasser-in-Öl-Produkte

d) **Kontaminierte Abfälle ohne Verletzungsgefahr:** Entsorgung wie Hausmüll; orientiert sich an dem örtlichen Entsorgungsunternehmen; evtl. Trennung nach verschiedenen Stoffgruppen; **Kontaminierte Abfälle mit Verletzungsgefahr:** Entsorgung in durchstichfestem Behältnis, geschlossen, sodass keine Entnahme möglich ist; **Altmedikamente:** Rückgabe an die Apotheke. **Infektiöse Abfälle:** Sammlung in speziellen Abfalltonnen, gesonderte Lagerung und Transport, je nach Absprache mit dem Gesundheitsamt

e) **Wichtige Punkte:** Gefährlich sind Resistenzen, die bestimmte Stämme dieses Bakteriums gegen gängige Antibiotika gebildet haben; somit müssen sogenannte „Reserveantibiotika" eingesetzt werden. **Schutzmaßnahmen:** Versorgung des Bewohners nur von informiertem Personal; nachbetreuende Institutionen werden rechtzeitig informiert; Unterbringung in einem Einzelzimmer; Abdeckung von offenen Wunden bei Teilnahme von Gemeinschaftsangeboten; evtl. vorhandenes Tracheostoma sollte mit einem HME-Filter abgedeckt sein

L29 Grundlagen der Arzneimittelkunde

Grundlagen

a) Richtiges Medikament in richtiger Arzneimittelverpackung? **Regel 2**
Sind die Angaben in der Bewohnermappe (Medikamentenblatt) erfasst? **Regel 6**
Rektal, oral? **Regel 4**
Richtiges Medikamententablett, Übereinstimmung des Bewohnernamens mit der Verordnung? **Regel 1**
Form = Einfach-, Depot- oder Retardform? **Regel 3**
Einnahme am Morgen, Mittag oder Abend? **Regel 5**
Tropfen oder Tabletten? **Regel 4**
Präparatename = Verordnungsname (oft ähnliche Namen z. B. ASS oder ACC)? **Regel 2**
Stärke = z. B. 2 mg, 5 mg oder 10 mg; 1 % oder 10 %? **Regel 3**

Vertiefung

a) ➢ Abb. L29.1
b) Kapseln; Dragees
c) Sie beraten Frau Leydig dahingehend, dass es auch andere Darreichungsformen gibt, die der Arzt verordnen kann und die die Einnahme vereinfachen können.
d) Den Zeitpunkt der Einnahme entnehmen Sie dem Beipackzettel des Medikaments

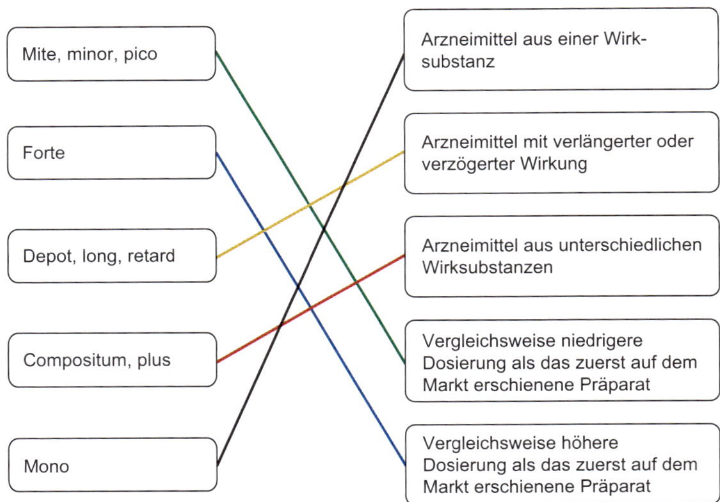

Abb. L29.1 Namenszusätze bei Arzneimitteln (nach J. Biller). [L143]

L30 Grundlagen der medizinischen Diagnostik und Behandlung

Grundlagen

a) ➢ Abb. L30.1

b) Bei alten Menschen gehäuft auftretende Symptome oder Funktionsstörungen, die durch verschiedene Ursachen bedingt sein können, wobei bei einem Betroffenen oft mehrere Risikofaktoren oder Teilursachen gleichzeitig vorliegen

c) Erkrankungen mit ähnlichen Krankheitszeichen, die von der vermuteten Diagnose bzw. Erkrankung durch geeignete diagnostische Maßnahmen abgegrenzt werden müssen

d) **Inspektion:** Betrachtung, z. B. von Hautveränderungen; **Palpation:** Tastuntersuchung, z. B. des Pulses; **Perkussion:** Klopfuntersuchung in erster Linie von Brust und Abdomen; **Auskultation:** Abhorchen in der Regel mit einem Stethoskop zur Schallverstärkung

e) Nein, es besteht keine Strahlenbelastung

Vertiefung

a) **Physikalische Therapie:** durch physikalische Reize wie Wärme, Kälte, Licht und Wasser sollen die Heilkräfte des Körpers aktiviert werden; **Physiotherapie:** Bewegungsübungen werden zur Vorbeugung, Behandlung und Rehabilitation eingesetzt

b) Aussagen 1, 2, 5

c) Es können z. B. Herzrhythmusstörungen auftreten, die ein notfallmäßiges Eingreifen erforderlich machen

Transfer

a) Individuelle Antwort

L31 Durchführen ärztlicher Verordnungen

Grundlagen

a) Die Übernahme ärztlicher Verordnungen durch Pflegefachpersonen setzt ein theoretisches und praktisches Fachwissen voraus. Bei der Delegation ärztlicher Tätigkeiten tragen die Beteiligten die Verantwortung für ihr Handeln. Der Arzt trägt die Anordnungsverantwortung. Die Pflegefachperson trägt die Durchführungsverantwortung

b) Name des Pflegebedürftigen; genaue Beschreibung der durchzuführenden Tätigkeit bzw. des verordneten Medikaments (z. B. Art, Dosis, Zeitpunkt); Name und Unterschrift des verantwortlichen Arztes

c) Im Notfall, dann muss die schriftliche Anordnung so rasch wie möglich nachgeholt werden

d) Fachliche Qualifikation und Können, Kontrollverantwortung, Dokumentations- und Kommunikationsverantwortung

e) **Medizinprodukt:** Gegenstand, der für die Verwendung am Menschen für diagnostische und therapeutische Zwecke oder zum Ersatz oder zur Unterstützung körperlicher Strukturen und Funktionen oder zur Empfängnisverhütung geeignet ist. **Aktive**

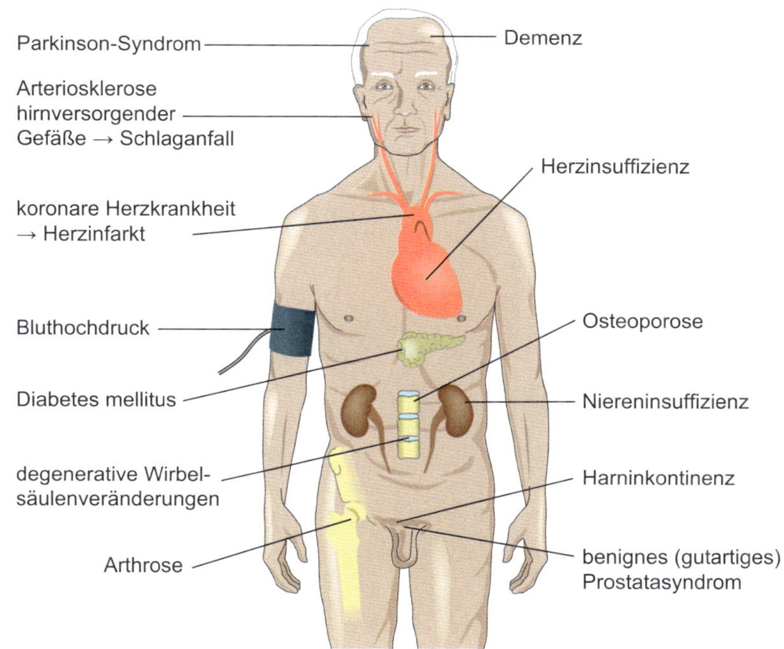

Abb. L30.1 Multimorbidität. [L190]

Medizinprodukte: Geräte, die für den Betrieb eine künstliche Energiequelle benötigen, z. B. Pflegebetten, Inhalationsgeräte. **Inaktive Medizinprodukte:** Geräte, die keine künstliche Energiequelle benötigen, z. B. sterile Systeme für Sondennahrung, manuell zu bedienende Lifter

f) Das **Medizinproduktegesetz (MPG)** (regelt nach europaweit einheitlichen Maßgaben den Umgang mit Medizinprodukten) und die **Medizinproduktebetreiberverordnung (MPBetreibV)** (ergänzt das MPG, indem sie das Errichten, Betreiben, Anwenden und Instandhalten von Medizinprodukten regelt)

g) Hautstelle desinfizieren (Einwirkzeit!); Hautfalte bilden; Kanüle zügig im passenden Winkel einstechen; ggf. Aspiration nach Herstellerangaben durchführen; Medikament langsam injizieren, dabei den alten Menschen beobachten; Kanüle zügig entfernen; Hautfalte loslassen; Hautstelle mit trockenem Tupfer komprimieren

h) **Exsudationsphase:** 1.–4. Tag: Wunde füllt sich mit Blut, verklebt durch Gerinnungsvorgänge, austretende Gewebsflüssigkeit führt zum Wundödem; **Proliferationsphase:** Kapillaren und Bindegewebszellen sprossen von den Wundrändern her ins Wundbett ein, Granulationsgewebe wird gebildet; **Reparationsphase:** Bindegewebe wird zellärmer und faserreicher, die Narbe festigt sich

i) ➢ Tab. L31.1

Tab. L31.1

Stichwort	Erläuterung
Geruch	Geruchsdicht durch Aktivkohlefilter
Geräusche	Knisterarmes Material
Hautverträglichkeit	Platten und Ringe sollen keine Hautreizungen hervorrufen
Beschaffung	Sollte individuell problemlos erfolgen können
Halt	Zuverlässiger und Sicherer Halt auch bei mechanischer Beanspruchung
Handhabung	Einfach

Vertiefung

a) Ja, in begründeten Fällen, z. B. wenn der Pflegende einen Fehler in der Verordnung bemerkt, die Verordnung nicht dem Ziel der Behandlung dient oder der Pflegende sich nicht ausreichend kompetent fühlt

b) Fehler niemals verheimlichen, sondern offen kommunizieren. Katja muss die verantwortliche Schichtleitung informieren, den Arzt benachrichtigen (nach Absprache mit der Schichtleitung) und beide Bewohnerinnen auf Veränderungen beobachten

c) **Vorteile:** Ernährung bei Beeinträchtigungen (z. B. Schluckstörungen) möglich; ausreichende Ernährung ist gewährleistet; **Nachteile:** jemand kann gegen seinen Willen ernährt werden; Genuss, Geschmack und Freude am Essen gehen verloren; das Risiko von Munderkrankungen steigt

d) Ja. Dem Betroffenen wird hier der „mutmaßliche Wille" unterstellt eine sachgemäße Behandlung durchführen zu lassen

e) Nach schulmedizinischem Standard ist davon auszugehen, dass jede Wunde tetanuskontaminiert ist

f) ➢ Tab. L31.2

Tab. L31.2

Aussage	Richtig?
1. Septische Wunden werden von außen nach innen gereinigt.	x
2. Keimfreie Wunden werden immer nach infizierten Wunden versorgt.	
3. Eine alkoholische Lösung ist ein mildes, gut verträgliches Wunddesinfektionsmittel.	
4. Der Hydrokolloidverband bindet das Wundexsudat in Gelform.	x

g) ➢ Tab. L31.3

Tab. L31.3

Begriff	Erläuterung
Enterostoma	Operativ angelegter Darmausgang durch die Bauchdecke zur Ableitung von Darminhalt
Ileostoma	Stoma des Dünndarms
Tracheostoma	Künstlich geschaffene Verbindung zwischen äußerem Luftraum und Luftröhre durch die Halsweichteile (z. B. bei einer bei einer Verlegung der oberen Luftwege)
Urostoma	Operativ angelegte, künstliche Urinableitung durch die Bauchdecke

Transfer

a) **Gesüßte Tees, Obstsäfte:** Verklebungsgefahr, Gefahr der Ausflockung und Verstopfung der Sonde – nicht verabreichen! **Fehlende Kautätigkeit:** Gefahr von Soor und Parotitis, Munderkrankungsprophylaxe durchführen; **Schonatmung:** unzureichende Belüftung der Lunge, konsequente Pneumonieprophylaxe

b) Individuelle Antwort; Beispiele: überhaupt keine Hautdesinfektion, einmal mit einem Alkoholtupfer wischen, Sprüh-Wisch-Sprüh-Methode

c) Individuelle Antwort

L32 Case-Management, Schnittstellenmanagement und Pflegeüberleitung

Grundlagen

a) Bezeichnung für die umfassende Organisation, Auswertung, Kontrolle und Erbringung aller Leistungen, die ein Mensch zur Wiedererlangung seiner Gesundheit benötigt

b) Falsche Antworten sind markiert:

- Bestehende Ressourcen sollten genutzt werden
- **Krankenhäuser sollten optimal ausgelastet werden**
- **Expertenhandeln statt unvernünftiger Eigenaktion**
- Gesamtkonzept von therapeutischen und pflegerischen Hilfeleistungen
- Optimale Lebensqualität von Pflegebedürftigen

c) **Beratung** der Betroffenen und ihrer Angehörigen zu Fragen der häuslichen Pflege nach SGB XI und SGB V; **Organisation** ambulanter Pflege; **Sicherstellung** der Hilfsmittelversorgung; **Dokumentation** (Überleitungsbogen), Information an Hausarzt; **Herstellung** von Kommunikation zwischen einzelnen Versorgungsinstanzen

Vertiefung

a) Medizinische Diagnose; psychiatrische Diagnose; differenzialdiagnostischer Ausgang (DDA); psychosozialen Ressourcen des Erkrankten (v. a. biografisch verankerte); Einschätzung der Rehabilitationsfähigkeit durch Bezugsperson

b) Sicherstellung der Qualität des Entlassungsmanagements; Einschätzung des Unterstützungsbedarfs; Festlegung von Koordinationsaufgaben; Beschreibung der Informationsvermittlung, der Beratung und Anleitung

c) **Interne Schnittstellen:** Pflegende, Verwaltung, Küche, Hauswirtschaft, Sozialarbeiter; **Externe Schnittstellen:** ambulante Dienste, Ärzte, Krankenhäuser, Therapeuten, Ehrenamtliche

d) ➤ Abb. L32.1

e) Pflegeberatung mit individuellem Fallmanagement (Case-Management) der Pflegekasse für den Pflegebedürftigen

f) Erfassen des Unterstützungsbedarfs, Pflegeübergabe an die weiter betreuende Einrichtung oder die weiter betreuenden Personen, schriftliche Weitergabe der pflegerelevanten Informationen in Form eines Überleitungsbogens

Transfer

a) Individuelle Antwort; Beispiele: **Perspektive des Krankenhauses:** pflegerische Aspekte ggf. zu umfangreich; **Perspektive des ambulanten Dienstes:** mehr Anlehnung an SIS®, Prophylaxenauswahl; **Perspektive des Pflegebedürftigen/der Angehörigen:** mehr Angaben von Vorlieben und Gewohnheiten

L33 Qualitätsmanagement

Grundlagen

a) ➤ Tab. L33.1

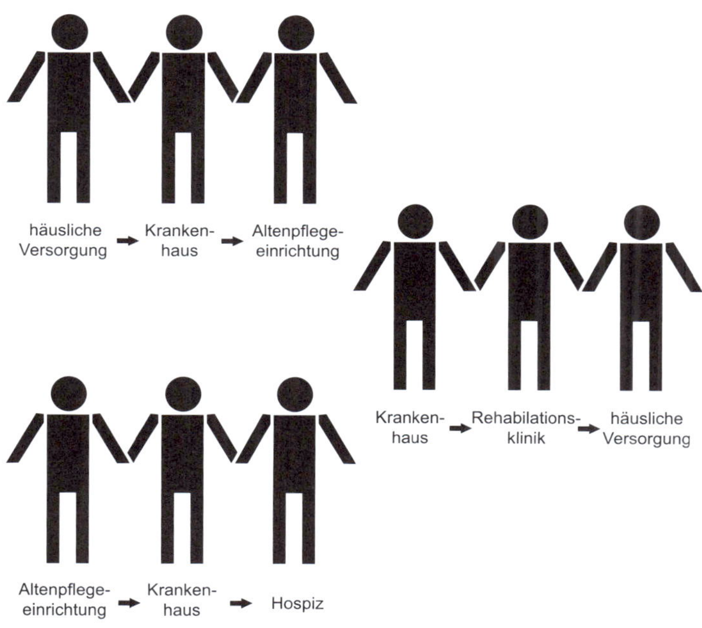

Abb. L32.1 Versorgungsketten. [A400]

Tab. L33.1

Paragraf	Inhaltliche Beschreibung
§ 113	Enthält die Anforderung an die Vertragspartner, Maßstäbe und Grundsätze für die Qualität, Qualitätssicherung und Weiterentwicklung der Pflegequalität im ambulanten und stationären Bereich zu vereinbaren und kontinuierlich zu aktualisieren. Seit dem 1.3.2013 gelten erstmals eigene Maßstäbe und Grundsätze für die teilstationäre Pflege
§ 114	Bezieht sich auf den Prüfauftrag des Medizinischen Dienstes der Krankenversicherungen (MD) zur Durchführung von Qualitätsprüfungen in der ambulanten Pflege
§ 117	Enthält die Vorgaben zur Zusammenarbeit zwischen dem Medizinischen Dienst der Krankenversicherungen mit den Heimaufsichtsbehörden bei der Zulassung und der Überprüfung von stationären Pflegeeinrichtungen

b) **Strukturqualität:** umfasst Bedingungen und Voraussetzungen, unter denen Pflege erbracht wird (z. B. Anzahl der Mitarbeiter); **Prozessqualität:** Abläufe, mittels derer eine gute Pflegequalität erreicht werden soll; **Ergebnisqualität:** Grad, in dem die angestrebten Ziele erreicht werden

Vertiefung

a) Der Schwerpunkt der **Regelprüfungen** liegt auf der Wirksamkeit der Pflege und Betreuungsleistungen hinsichtlich der Struktur-, Prozess- und Ergebnisqualität. **Wiederholungsprüfungen** werden durchgeführt, wenn die Ergebnisse von den Forderungen des MDK abweichen oder wenn die Pflegeeinrichtung eine erneute Prüfung wünscht

b) Die Pflegenoten werden kritisch betrachtet, weil sie **1.** nicht vergleichbar erscheinen, **2.** nicht geeignet zur Abbildung der Pflegequalität scheinen und **3.** die Pflegenoten zu wenig differenzierte Aussagen über die tatsächliche Pflege geben (für einen Laien zu plakativ und wenig verständlich)

c) Ein Leitbild fasst die wesentlichen Kriterien zur Pflege zusammen und dient so als äußerer Rahmen für die Erbringung der Pflegequalität

d) Nationale Expertenstandards geben einen äußeren Qualitätsrahmen vor, der für jede Einrichtung noch individuell umzusetzen ist. Sie gelten einrichtungsübergreifend als wissenschaftlich begründetes Qualitätsniveau zu zentralen Problemen der Pflege, weil sie den aktuellen Stand der Pflegewissenschaft beschreiben

e) Eigentlich gilt in Krankenhäusern nur das SGB V, doch auch die Pflege in Krankenhäusern muss nach dem aktuellen Stand des Wissens erbracht werden. In den Expertenstandards ist dieser aktuelle Stand niedergelegt

f) Die Fachaufsicht umfasst den Verantwortungsbereich und die systematischen Tätigkeiten der verantwortlichen Pflegefachkraft, um die Struktur-, Prozess- und Ergebnisqualität zu überwachen, zu steuern und zu sichern

Transfer

a) Individuelle Antwort

b) Individuelle Antwort

c) **Ausbildungsabschluss** als Gesundheits- und Krankenpflegerin, Gesundheits- und Kinderkrankenpfleger in oder Altenpflegerin; praktische **Berufserfahrung** im erlernten Ausbildungsberuf von zwei Jahren innerhalb der letzten fünf Jahre; erfolgreich abgeschlossene **Weiterbildung** für leitende Funktionen mit einer Mindeststundenzahl von 460 Stunden

L34 Dokumentation und Qualitätskontrolle

Grundlagen

a) Um die Versorgungsqualität prüfen zu können, müssen die personenbezogenen, regelmäßig und gemeinsam vereinbarten Maßnahmen dargestellt werden. Diese sind handlungsleitend, eindeutig und knapp im Maßnahmenplan zu beschreiben. Zu kleinschrittige oder ausufernde Formulierungen sind hier hinderlich. Auch Selbstverständlichkeiten müssen nicht mittels Einzelleistungsnachweis dokumentiert werden. Hier gilt der sogenannte „Immer-so-Beweis": Das bedeutet, dass auf bestehende Verfahrensanleitungen (z. B. Leitlinien, Standards) für die wichtigsten wiederkehrenden Handlungen in der Pflege und Betreuung verwiesen werden kann.

b) **1.** richtig; **2.** falsch; **3.** falsch; **4.** richtig; **5.** richtig

Vertiefung

a) **Fachsprache** sollte in der Dokumentation verwendet werden. **Handzeichen oder Unterschrift** kennzeichnen denjenigen, der eine Eintragung vornimmt. **Ärztliche Anordnungen** müssen mit Handzeichen kennzeichnet sein. **Kontinuität** (Verlauf der Wirkung der Therapie/Pflege/Betreuung) muss unbedingt erkennbar sein. **Zeitnähe** erfolgt mindestens innerhalb der Schicht. **Wahrheit** ist oberstes Gebot. **Verständlichkeit** sollte gewährt sein (keine Fremdwörter, keine Schachtelsätze, keine Romane).

b) Die Delegation ist eine Verantwortungsteilung ohne Weisungsrecht. Der Arzt hat die Anordnungsverantwortung, die Pflegekraft die Übernahme- und Durchführungsverantwortung. Dabei hat der Arzt eine Instruktions- und Überwachungspflicht

Transfer

a) Individuelle Antwort
b) Individuelle Antwort, üblicherweise 30 Jahre

L35 Rechtliche Bedingungen altenpflegerischer Arbeit

Grundlagen

a) Grundlegende individuelle Rechte, die durch die Verfassung garantiert werden
b) Menschenrechte, Bürgerrechte, Freiheitsrechte, Gleichheitsrechte, Schutzgarantien, Abwehrrechte, Leistungs-/Teilhaberechte
c) Durch unmittelbare Schranken (Wortlaut im Gesetz), durch Gesetzesvorbehalt (ein Bundesgesetz regelt Näheres), durch Verfassungsschranken (Grundrechte treten in Konkurrenz), durch Grundrechtsmissbrauch (entschieden durch das Bundesverfassungsgericht)
d) ➤ Tab. L35.1

Tab. L35.1

	Richtig	Falsch
1. Eine Betreuung kommt nur für Volljährige in Frage, die ihre Angelegenheiten nicht mehr regeln können.	x	
2. Betreuungsbedürftige Menschen sind gleichzeitig geschäftsunfähig.		x
3. Zur Betreuung gehört immer die Vermögenssorge.		x
4. Mit einer Vorsorgevollmacht kann eine Betreuung verhindert werden.	x	
5. Das Betreuungsrecht ist ein Teil des Sozialrechts.		x

e) Medikamentöse Ruhigstellung; Fixierung; Bettgitter; Rollstuhltisch; Trickschlösser
f) Dauerauftrag – **Mitarbeitervertretung** – **Manteltarifvertrag** – Gesundheitsamt – Schulzeugnis – **Kündigung** – **Pausenregelung** – Freiheitsstrafe – **Arbeitskleidung** – Kaufvertrag – Schwellenbeschreibung
g) 1976
h) Generalistische Pflegeausbildung
i) 2500 Stunden – praktischer Unterricht; 3 Jahre – Vollzeit; 2100 Stunden – theoretischer Unterricht; 150–200 Stunden – Themenbereich IV; 5 Jahre – Teilzeit
j) Aufklärungspflicht, Akteneinsicht, Umgang mit Behandlungsfehlern, Stärkung der Rechte gegenüber Leistungsträgern

Vertiefung

a) Akut andauernde Notsituation, die sofortiges Handeln notwendig macht, um die Gefahr von sich oder einem anderen abzuwenden, wenn das geschützte Interesse das beeinträchtigte wesentlich überwiegt (vgl. § 34 StGB)
b) **Freiheitsberaubung:** Straftatbestand nach § 239 StGB, wenn ein Mensch eingesperrt oder auf andere Weise der Freiheit beraubt wird; **Freiheitsbeschränkung:** Einschränkung eines Grundrechts, die Freiheit der Person kann nur aufgrund eines förmlichen Gesetzes beschränkt werden (Art. 104 Abs. 1 Satz 1 GG); **Freiheitsentziehung:** freiheitsentziehende Unterbringung und freiheitsentziehende Maßnahmen mit Genehmigung des Betreuungsgerichts nach § 1906 BGB
c) Altenpflegerinnen gehören zu den Berufsgruppen, die allein aufgrund ihrer Tätigkeit der Gefahr ausgesetzt sind, Fehler mit haftungsrechtlichen Konsequenzen zu begehen, also Fehler, die den Pflegebedürftigen einen Schaden zufügen
d) **Betriebshaftpflichtversicherung:** Haftpflichtversicherung für den beruflichen Bereich, abgeschlossen durch den Betrieb; **Privathaftpflichtversicherung:** Haftpflichtversicherung für den privaten Bereich, abgeschlossen durch den Arbeitnehmer
e) Fehler bei ärztlich delegierten Aufgaben, Verletzung der Schweigepflicht, aktive Sterbehilfe
f) Altenpflegerinnen haben über schutzwürdige Inhalte aus dem Arbeitsverhältnis (z. B. Interna der Arbeitsorganisation) und auch über Inhalte, die ihnen bei ihrer Tätigkeit anvertraut wurden (z. B. Krankheitsgeschichte) auch nach Beendigung ihres Arbeitsverhältnisses zu schweigen
g) **Beispiele:** bei Einwilligung des Betroffenen, bei bereits öffentlich bekannten Informationen, bei Informationen über Straftaten
h) **Einfaches Zeugnis:** Tätigkeitsnachweis ohne Bewertung der Leistung; **qualifiziertes Zeugnis:** Tätigkeitsbeschreibung mit Leistungsbewertung
i) **Mitbestimmung:** Initiativrecht, Zustimmung; **Mitwirkung:** Beratung, Anhörung, Unterrichtung
j) Einzelne theoretische Inhalte sind zu Sinnzusammenhängen verknüpft

Transfer

a) ➤ Abb. L35.1
b) Individuelle Antwort
c) Individuelle Antwort, Orientierung am Text in APH ➤ Kap. 35.3.6
d) Individuelle Antwort, Hinweise gibt APH ➤ Kap. 35.5.1

Fragenkatalog zum Umgang mit freiheitsentziehenden Maßnahmen (FEM)	☑
• Gibt es alternative Maßnahmen?	☐
• Überwiegt der Nutzen der FEM gegenüber den Nachteilen?	☐
• Fortbildungen	☐
• Teambesprechungen/Supervision	☐
• Erarbeiten von Leitlinien	☐
• Kontrolle der Ausgabe und der Rücknahme von Hilfsmitteln zur Fixierung	☐
• Führen von Fixierungsprotokollen	☐
• Statistische Erfassung von FEM als Diskussionsgrundlage im Team	☐

Abb. L35.1 Fragenkatalog mit Regeln zum Umgang mit Freiheitsbeschränkung (nach S. Rommel). [L143]

L36 Rechtliche Bedingungen kinderkrankenpflegerischer Arbeit

Grundlagen

a) European Association for Children in Hospital

b) ➤ Tab. L36.1

Tab. L36.1

Recht	Beispiel
Achtung des Privatlebens und der Würde	Recht auf Rückzug und Unversehrtheit müssen auch im Gesundheitsbereich gewährt werden
Recht auf Bildung und Ausbildung	Schulischer Unterricht auch auf Kinderstationen im Krankenhaus
Recht auf Geborgenheit	Rooming-in

c) Kinder im Alter von bis zu 13 Jahren sind nur im Ausnahmefall einwilligungsfähig. Ab 14 Jahren kommt es darauf an. Entscheidend ist die Reife des Kindes und die Schwere des medizinisch-pflegerischen Eingriffs. Das Kind muss die Maßnahme und die damit einhergehenden Risiken verstehen, abwägen und seine Entscheidung danach ausrichten können

d) ➤ Tab. L36.2

Tab. L36.2

Einrichtung	Richtig
Perinatalzentrum Level 1 (Versorgungsstufe 1)	x
Perinatalzentrum Level 2 (Versorgungsstufe 2)	
Perinataler Schwerpunkt (Versorgungsstufe 3)	

e) 3 Wochen – 6 Wochen – 9 Wochen – **12 Wochen** – 18 Wochen – 24 Wochen

f) Bei schwangeren und stillenden Frauen gilt grundsätzlich, dass Arzneimittel im Zweifelsfall kontraindiziert sind. Studien können ohne Gefährdung für Mutter und Kind nicht durchgeführt werden, und so fehlen valide Daten. Erfahrungswissen spielt in diesem Zusammenhang eine bedeutende Rolle. Ausnahmen hierzu bilden dringend erforderliche Medikamente, z. B. bei chronischen Krankheiten wie Asthma oder Diabetes mellitus.

g) ➤ Tab. L36.3

Tab. L36.3

Formen	Symptome
Körperlich	Körperliche Auffälligkeiten bei klinischer Untersuchung
Psychisch	Verhaltensauffälligkeiten
Vernachlässigung	Wachstums- und Entwicklungsstörungen
Sexuell	Rückzug in Kleinkindverhalten, Verletzungen, Infektionen im Anogenitalbereich
Münchhausen-Stellvertreter-Syndrom	Krankheitssymptome, die durch die Eltern/Bezugspersonen (meist die Mutter) erfunden, teilweise aber auch gewaltsam herbeigeführt werden. Es werden Symptome angegeben, z. B. epileptische Anfälle, Bulimie, die nur bedingt überprüfbar sind und zu einer umfangreichen Diagnostik führen

Vertiefung

a) Krankenhausaufenthalt nur wenn nötig

b) Die Verpflichtung die erkrankten Kinder zu beaufsichtigen

c) ➤ Tab. L36.4

Tab. L36.4

	Richtig
Der geschiedene Vater auf keinen Fall	
Nur das Jugendamt	
Derjenige, der zur Personensorge berechtigt ist	x

d) Das Gelbe Heft bekommen die Eltern des Kindes in der Regel in der Geburtsklinik, bei Hausgeburten von der Hebamme bzw. dem Entbindungspfleger. Es ist kostenlos.
e) **Lebendgeburt:** Eine Lebendgeburt liegt vor, wenn bei einem Kind nach der Scheidung vom Mutterleib entweder das Herz geschlagen oder die Nabelschnur pulsiert oder die natürliche Lungenatmung eingesetzt hat (§31 Personenstandsverordnung PStV); **Totgeburt:** Eine Totgeburt liegt vor, wenn bei dem Kind bei seiner Geburt keine Lebenszeichen vorliegen und es mehr als 500 g wiegt oder wenn das Kind zwar weniger als 500 g wiegt, aber die 24. Schwangerschaftswoche erreicht wurde; **Fehlgeburt:** Um eine Fehlgeburt handelt es sich, wenn das Kind weniger als 500 g wiegt oder die 24. Schwangerschaftswoche nicht erreicht wurde
f) Das Masernschutzgesetz sieht vor, dass alle Kinder ab dem vollendeten ersten Lebensjahr beim Eintritt in die Schule oder den Kindergarten eine Masernimpfung nachweisen müssen. Gleiches gilt für Personen, die in Gemeinschaftseinrichtungen oder medizinischen Einrichtungen tätig sind wie z. B. Erzieher, Lehrer und medizinisches Personal (soweit diese Personen nach 1970 geboren sind). Hintergrund zur Einführung der ersten Impfpflicht in Deutschland bildet die Tatsache, dass Masern europaweit zu den ansteckendsten Infektionskrankheiten zählt

Transfer

a) Individuelle Antwort
b) Individuelle Antwort (je nach Arbeitsbereich unterschiedliche Ausprägungen und Regelungen möglich)
c) Individuelle Antwort; mögliche Stichworte: Zielsetzung von Impfungen, Impfnutzen, Impfempfehlungen, Ansteckung, meldepflichtige Krankheiten, Infektionsschutz, mögliche Gegenargumente gegen Impfungen

L37 Gesundheits- und Sozialwesen

Grundlagen

a) **Wohlfahrtsorganisationen:** Gesamtheit aller sozialen Hilfen, die in organisierter Form frei und gemeinnützig geleistet werden. Grundlage ist in der Regel ein durch Religion oder politische Ideale geprägtes Menschenbild. (Beispiel: Arbeiterwohlfahrt); **Private Träger:** Anbieter von Pflege und sozialen Leistungen, die nicht auf gemeinnütziger Grundlage oder in Trägerschaft einer Kommune arbeiten. Sind auf Gewinnerzielung ausgerichtet. (Beispiele: Kursana, advita Pflegedienste, Pro Seniore); **Offene Altenhilfe:** alle Einrichtungen und Angebote, die sich auf den Bereich der allgemeinen Beratung, des Wohnens, der Freizeitgestaltung und Beschäftigung älterer Menschen beziehen. (Beispiel: Altenbegegnungsstätte)

b) ➤ Abb. L37.1

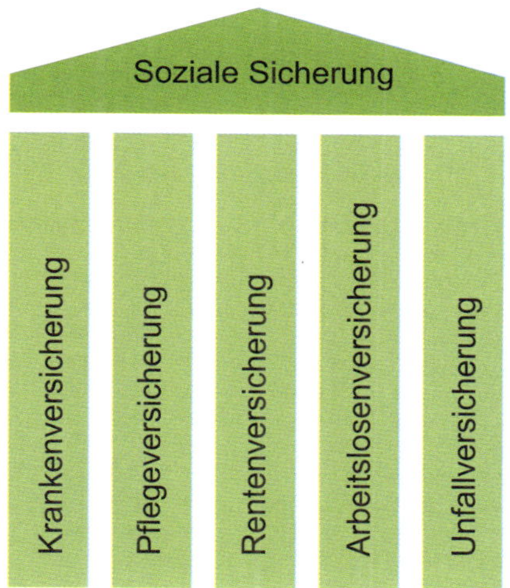

Abb. L37.1 Sozialversicherungen. [A400]

c) Krankenversicherung: 1883; Unfallversicherung: 1884; Rentenversicherung: 1889; Arbeitslosenversicherung: 1927; Pflegeversicherung: 1995
d) Mobilität; Kognitive und kommunikative Fähigkeiten; Verhaltensweisen und psychische Problemlagen; Selbstversorgung; Bewältigung/selbstständiger Umgang mit krankheits- oder therapiebedingten Anforderungen und Belastungen; Gestaltung des Alltagslebens und sozialer Kontakte
e) **Individualisierungsprinzip:** ob ein Mensch bedürftig ist und Leistungen der Sozialhilfe erhält, wird im Einzelfall entschieden; **Nachrangigkeitsprinzip:** Leistungen werden erst gewährt, wenn alle anderen Finanzquellen ausgeschöpft sind und das Einkommen unter dem festgesetzten Regelsatz liegt

Vertiefung

a) Altenpflege ist ein Teilbereich der Altenhilfe
b) Ein geriatrisches Krankenhaus ist ein Krankenhaus zur Behandlung akuter Krankheiten des Alters
c) Versorgung schwerstkranker Menschen mit begrenzter Lebenserwartung
d) Individuelle Antwort
e) Weil das Risiko der Pflegebedürftigkeit erst so spät an Bedeutung gewonnen hatte und die Kosten für Pflege stark gestiegen waren
f) Die jeweilige Krankenkasse
g) **MDK:** Der medizinische Dienst der Krankenkassen; **PKV:** Der Verband der Privaten Krankenversicherungen
h) ➤ Tab. L37.1
i) Pflegegeld ist ein Geldbetrag zur Sicherstellung der Versorgung durch private Pflegepersonen. Pflegesachleistung ist eine (Geld-)Leistung, wenn professionelle Pflege die Versorgung unterstützt

Tab. L37.1

Aussage	stimmt	Korrektur
Pflegegrad 1: geringe Beeinträchtigung der Selbstständigkeit (12,5–26,5 Punkte)	×	
Pflegegrad 2: mäßige Beeinträchtigung der Selbstständigkeit (27–47,5 Punkte)		**Erhebliche** Beeinträchtigung der Selbstständigkeit
Pflegegrad 3: schwere Beeinträchtigung der Pflegebedürftigkeit (48–69,5 Punkte)		Schwere Beeinträchtigung der **Selbstständigkeit**
Pflegegrad 4: schwerste Förderung der Selbstständigkeit (70–89,5 Punkte)		Schwerste **Beeinträchtigung** der Selbstständigkeit
Pflegegrad 5: schwerste Beeinträchtigung der Selbstständigkeit mit besonderen Anforderungen an die pflegerische Versorgung (90–100 Punkte)	×	

j) Die Sozialversicherungen sind Versicherungen (beitragsfinanziert, Versicherungsprinzip), die Sozialhilfe ist eine steuerfinanzierte Leistung des Staates

Transfer

a) Bundeslandspezifische Regelungen; im Allgemeinen gelten die heimrechtlichen Bestimmungen für stationäre Pflegeeinrichtungen und nur eingeschränkt in Kurzzeitpflegeeinrichtungen

b) Leistungen nach **SGB V:** z. B. Verbandwechsel, Wundversorgung; Leistungen nach **SGB XI:** z. B. Grundpflege, hauswirtschaftliche Hilfe

L38 Demografischer Wandel und interkulturelle Aspekte

Grundlagen

a) ➢ Tab. L38.1

Tab. L38.1

Belastungsfaktor	Beispiele
Strukturelle Belastungsfaktoren	Unsicherheit der ausländerrechtlichen Situation, Komplexität des Gesundheitssystems
Soziale Belastungsfaktoren	Altersarmut, Einsamkeit durch fehlende Nähe von Angehörigen, Isolation von der Umgebungsgesellschaft
Persönliche Belastungsfaktoren	Traumatisierungen, unproduktive Altersbilder

b) ➢ Abb. L38.1

c) ➢ Tab. L38.2

Vertiefung

a) Starke Belastung für die Pflege: immer mehr Pflegebedürftige und weniger Pflege durch Familie, deshalb: Pflege mehr und mehr durch professionelle Dienstleister, ambulante vor stationärer Versorgung

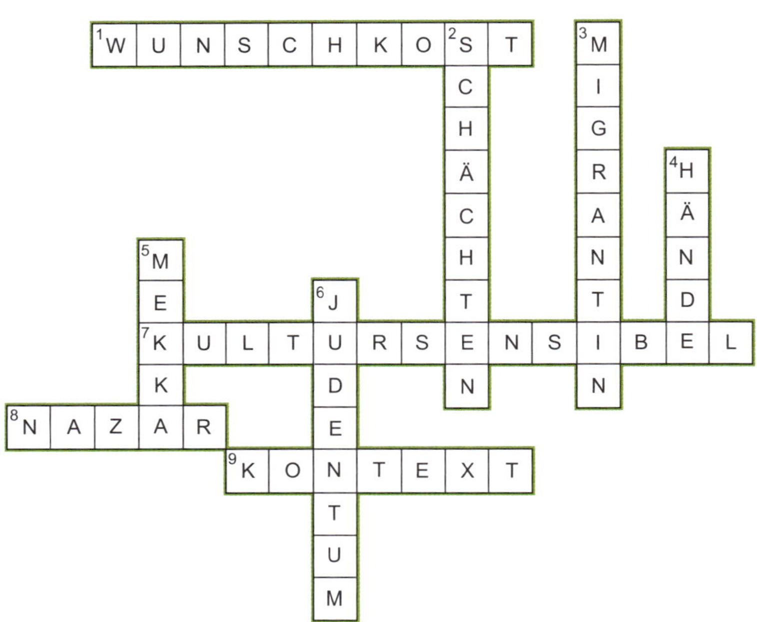

Abb. L38.1 Kreuzworträtsel „Interkulturelle Pflege". [L143]

Tab. L38.2

Bedingungen	Erläuterung
Ungleiche Bezahlung	Ausländische Arbeitnehmer, die aktuell im Rentenalter sind, wurden zu 75 %, ausländische Frauen zu 60 % unter Durchschnitt bezahlt
Arbeitsbedingungen	Ausländische Arbeitnehmer arbeiten häufiger als Deutsche im Schichtdienst, sie leisten körperlich schwerere, häufig gesundheitsschädlichere Arbeit (z. B. im Akkord, an Fließbändern, unter dem Einfluss von Lärm, Staub, Chemikalien), sind überproportional in besonders belastenden Bereichen der Wirtschaft (etwa Landwirtschaft, Schwerindustrie) beschäftigt
Arbeitslosigkeit	Im Durchschnitt liegt die Arbeitslosenquote in der ausländischen Bevölkerung überproportional hoch

b) Gleiche Altersstruktur wie in Bevölkerung: weniger Berufsanfänger, bzw. älteres Pflegepersonal, ggf. neue Arbeitszeitmodelle, Aufgabenteilung

Transfer

a) Individuelle Antwort, z. B.: **Pro:** es fließt mehr Geld in die Sozialkassen; **Kontra:** durch die höheren Beiträge oder Kürzungen besteht die Gefahr, dass die Kluft zwischen Armut und Reichtum weiter auseinanderdriftet
b) Die Zahl der Alten und Hochaltrigen wird überproportional steigen, ebenso steigt die Lebenserwartung. Die Zahl der älteren Pflegebedürftigen steigt ebenfalls. Für die Altenpflege bedeutet dies eine Herausforderung, denn einer steigenden Zahl von hochaltrigen, oft multimorbiden Pflegebedürftigen steht eine sinkende Zahl von jüngeren Menschen entgegen, die diese Bevölkerungsgruppe versorgen können und wollen
c) Anwerben ausländischer Pflegekräfte; Steigerung der Attraktivität der Pflegeberufe für Jüngere

L39 Ökonomische und ökologische Bedingungen

Grundlagen

a) Gemeinsam ist den beiden Begriffen, dass es um das „Haushalten" geht, also um den richtigen Umgang mit zur Verfügung stehenden Mitteln. Ökonomie („Haushalts-Gesetz") und Ökologie („Haushalts-Lehre") unterscheiden sich jedoch: **Ökonomie** ist die Wirtschaft im Allgemeinen, **Ökologie** befasst sich mit dem Zusammenwirken lebendiger Organismen untereinander und mit ihrer Umwelt (im Sinne eines schonenden Umgangs mit Umweltressourcen)
b) Der Mindestlohn hat eine Auswirkung auf die Entwicklung der Marktpreise in der Altenpflege.
c) ➢ Tab. L39.1

Tab. L39.1

Erläuterung	richtig
1. Ein zurzeit arbeitsunfähiger Mitarbeiter	
2. Eine Nachtwache, die im Tagdienst arbeitet	
3. Eine rechnerische Vollzeitstelle	x

Vertiefung

a) Delegation – Pause – **Arbeitsunfähigkeit** – Umkleidezeit – **Feiertage** – Kündigung – **Fortbildung** – Einkommensteuer – Arbeitslosigkeit - **Urlaub**
b) Individuelle Antwort

Transfer

a) Individuelle Antwort
b) Individuelle Antwort

L40 Pflegewissenschaft und Pflegeforschung

Grundlagen

a) **A** (deskriptive Forschung): 1, 4; **B** (experimentelle Forschung): 2, 3
b) ➢ Tab. L40.1
c) Beobachtungen und Interviews

Tab. L40.1

Datenerhebung	Zahl der untersuchten Personen	Datenauswertung	Beispiel
Qualitativ	wenige Personen	gesammelte Daten werden interpretiert (gedeutet) und eine Vermutung wird aufgestellt	Wie wird die durch HIV hervorgerufene tägliche Müdigkeit und das Unwohlsein von HIV-Infizierten und AIDS-Erkrankten erlebt und bewältigt?
Quantitativ	viele Personen	Daten werden „gezählt", mit Hilfe der Statistik ausgewertet und abschließend interpretiert	Wie ist die Effektivität von verschiedenen Verhaltensmaßnahmen, um eine Urininkontinenz bei Frauen zu reduzieren?

Vertiefung

a) In der Pflegepraxis haben schwierige Situationen zahlreiche Debatten um ethische Belange ausgelöst. Auch in der Pflegeforschung werden ethische Bedenken geäußert – insbesondere vor dem Hintergrund der Missachtung ethischen Verhaltens bei medizinischen Versuchen der Nationalsozialisten in Konzentrationslagern

b) **Titel** – Konkret – **Abstrakt** – **Einleitung** – Hauptgang – **Ergebnisse** – Dessert – **Diskussion** – Empathie

c) ➤ Tab. L40.2

Tab. L40.2

Begriff	Bedeutung
Zahl	Häufigkeiten
Mittelwert	Durchschnittswerte
Korrelation	Merkmalszusammenhänge

Transfer

a) Beispiele: Altenpflege, Heilberufe, Die Schwester Der Pfleger

b) Beispiele: Neurologe, Logopäde

L41 Vorbehaltsaufgaben, Professionalisierung und Karriere

Grundlagen

a) **1.** Etablierung und Entwicklung der Pflegewissenschaft; **2.** Entwicklung der Ausbildung bis hin zu Studien- und Promotionsmöglichkeiten; **3.** Pflegeforschung und evidenzbasierte Pflege; **4.** theoriegeleitetes Handeln in der pflegerischen Praxis durch die Anwendung von Pflegetheorien und Pflegemodellen

b) **Fortbildung:** Aktualisierung, Vertiefung und Erweiterung von vorhandenem beruflichem Wissen. Kein beruflicher Aufstieg, keine höhere Bezahlung; **Weiterbildung:** Erwerb von neuem Wissen und von neuen Fähigkeiten. Beruflicher Aufstieg, evtl. höheres Gehalt

Vertiefung

a) Die Auszubildenden haben bereits viele berufliche Situationen erlebt und zahlreiche Hinweise durch Praxisanleiter verarbeitet. Wahrnehmung und Bewusstsein sind für bedeutsame, sich häufig wiederholende Praxissituationen geschärft. Erste Zusammenhänge in realen Praxissituationen werden erkannt. Das heißt, nach der Ausbildung steht man am Anfang, um berufliche Praxissituationen zu meistern, ist aber nicht darin geübt. Diese Aspekte sind charakteristisch für den **Fortgeschrittenen Anfänger**

b) ➤ Tab. L41.1

Tab. L41.1

Pflegemanagement	Pflegelehre	Pflegepraxis	Wissenschaft	Weitere Möglichkeiten
• Wohnbereichsleiter • Pflegedienstleiter • Heimleiter	• Praxisanleiter • Mentor • Pflegepädagoge	• Aromatherapie • Basale Stimulation® • Bobath-Konzept • Kinästhetik® • Validation® • Palliative Care • Fachaltenpflegerin in der Gerontopsychiatrie	• Dozent an Hochschulen • Wissenschaftlicher Mitarbeiter an Hochschulen • Forschung • Professur	• Selbstständigkeit (z. B. Gründung eines ambulanten Dienstes) • Selbstständiger Pflegeberater • Gutachter beim MDK • Pflegeberater bei Pflegekassen • Referent bei Wohlfahrtsorganisationen

L42 Wissensmanagement und lebenslanges Lernen

Grundlagen

a) Auditiver Lerntyp (Hören), visueller Lerntyp (Sehen), haptischer Lerntyp (Tasten), motorisch kinästhetischer Lerntyp (Bewegung)

b) Ein Grund dafür, dass bereits Bekanntes beibehalten wird, auch wenn das Neue sachlich korrekter ist = **Assoziative Hemmung.** Starke emotionale Erregung beeinträchtigt die Lernleistung = **Affektive Hemmung.** Wenn ich etwas gelernt habe, können zuvor gelernte Inhalte unterdrückt und weniger präzise erinnert werden = **Retroaktive Hemmung.** Wenn ein Lernstoff einem anderen gleicht, wird das zuerst Gelernte oft unterdrückt = **Ähnlichkeitshemmung**

Vertiefung

a) **Survey** (einen Überblick gewinnen); **Question** (den Text befragen); **Read** (den Text noch einmal lesen); **Recite** (den Text mit eigenen Worten wiedergeben); **Review** (den Text mit eigenen Worten zusammenfassen/rekapitulieren)

b) Der eigene Lernprozess wird vertieft, indem er nachvollzogen und hinterfragt wird und Entdeckungen, Gedanken, Gefühle und Überlegungen einfließen. Es ist ein flexibles Instrument, das sich jeder nach seinen Bedürfnissen anpassen kann. Eigene Stärken und Schwächen im Lernprozess werden eher sichtbar

c) **Beispiele:** Musik hören, Sport, Spazierengehen, bewusstes Atmen, Muskelentspannung, Fantasiereise

Transfer

a) Individuelle Antwort
b) Individuelle Antwort
c) Individuelle Antwort

L43 Berufstypische Belastungen und Strategien zur Kompensation

Grundlagen

a) ➤ Tab. L43.1

Tab. L43.1

Stressfaktor	Beispiel
Körperliche Belastungen	Schwierige Transfers oder großes Laufpensum
Arbeitszeiten	Schichtdienst
Zeitdruck und Zeitmangel	Gefühl, den alten Menschen nicht genügend gerecht zu werden
Psychische Belastungen	Begegnung mit Leid, Sterben und Tod
Fehlende Qualifikation	Zu wenig Fachpersonal, vermehrte administrative Aufgaben
Mangelnde gesellschaftliche Anerkennung	Beruf wird nicht als Fachberuf gesehen
Belastungen durch die Organisationsstruktur	Wenig Mitbestimmung, unklare Absprachen
Belastungen durch das Team	Rivalitäten, unzureichende Informationsweitergabe

b) **Psychosomatisch:** Rückenschmerzen, Muskelverspannungen, Kopfschmerzen, Schlafstörungen, Magenschmerzen **Psychisch-emotional:** Nervosität, Alpträume, Selbstzweifel **Sozialverhalten:** Schnelles Aufbrausen, Streit und Konflikte mit Kollegen und Vorgesetzten, Aggressionen **Sonstige individuelle Reaktionen:** Steigende Fehlerhäufigkeit, Konzentrationsschwäche, Leistungsschwankungen, erhöhter Genuss- oder Suchtmittelkonsum wie Alkohol, Nikotin, Tabletten

c) Akuter oder chronischer Zustand totaler psychischer und körperlicher Erschöpfung

d) *AP Heute:* **1.** enthusiastische Phase; **2.** Stagnationsphase; **3.** Schuldzuweisungen; **4.** Frustrationsphase; **5.** apathische Phase; **6.** Verzweiflung.

Vinzenz Mansmann: **1.** Drang nach Anerkennung und übertriebener Ehrgeiz; **2.** übertriebene Leistungsbereitschaft; **3.** Ausblenden der eigenen Bedürfnisse; **4.** Ausblenden von Warnsignalen und Überforderung; **5.** verzerrtes Wahrnehmen der Realität; **6.** Ausblenden von ersten Beschwerden; **7.** Rückzugsphase; **8.** Beratungsresistenz; **9.** Entfremdung; **10.** innere Leere; **11.** beginnende Depression; **12.** totale Erschöpfung

e) **Eustress:** positiver Stress, der für das Überleben und die Selbsterhaltung notwendig ist. Nach der Aktivierung folgt die Entspannung; **Distress:** krankmachender Stress, der zur Überforderung und zur Dauerbelastung führt. Körper und Seele sind andauernd in Alarm versetzt; **Beide** Stressformen machen auf Dauer krank

f) Autogenes Training; Feldenkrais; Meditation; Yoga

g) In 20 % der Zeit können 80 % der anfallenden Arbeiten erledigt werden. Für die restlichen 20 % der Aufgaben benötigt man 80 % der restlichen Zeit

h) Klassifizierung von Aufgaben: **A:** sehr wichtig, hohe Priorität; **B:** mittlere Priorität; **C:** geringe Priorität. **Nutzen für den Alltag:** Im Pflegealltag können so die wichtigen Aufgaben erkannt und gezielt angegangen werden.

i) **1.** Schwierigkeit, „nein" zu sagen (Beispiel: eine Kollegin wälzt Teile ihrer Arbeit auf eine andere Kollegin ab, die dann ihre eigenen Aufgaben nicht mehr schafft); **2.** Versuch, zu viel auf einmal zu tun (Beispiel: zwei Bewohner klingeln, die Pflegekraft versucht sie gleichzeitig zufriedenzustellen und wendet sich keinem von beiden richtig zu); **3.** Keine oder unrealistische Tagesplanung (Beispiel: trotz genügender Aufgaben für den Tag wird spontan beschlossen bei allen Bewohnern eine Gewichtskontrolle durchzuführen); **4.** Kleben an Detailfragen (Beispiel: beim Dokumentieren hält sich die Pflegekraft übermäßig lange mit der Formulierung im Pflegebericht auf); **5.** Aufgaben nicht zu Ende führen (Beispiel: nach einem Vollbad wird die Badewanne nicht gereinigt und desinfiziert, was später zeitaufwändig nachgeholt werden muss)

Vertiefung

a) **Innere Kündigung:** durch Frustration bedingtes geringes Engagement im Beruf, lediglich Dienst nach Vorschrift ohne produktive Initiative; **Äußere Kündigung:** Beendigung eines Arbeitsverhältnisses

b) Ist es wahr? Ist es wichtig? Ist es nützlich? Der Filter des Sokrates kann Selbstdisziplin fördern und dabei helfen, Mobbing zu vermeiden

c) **Kollegen:** Vielleicht braucht die das. Uns kann es recht sein, dann haben wir schon weniger Stress. Vielleicht muss sie sich profilieren. (Andere Lösungen sind möglich); **Pflegebedürftiger:** Die bekommt ja alles hin, zu der kann ich Vertrauen haben. Endlich mal eine, die sofort kommt, wenn ich sie brauche. Es geht aber ganz schön flott

d) Was geht mir unter die Haut? Was schlägt mir auf den Magen? Muss ich Belastungen auf dem eigenen Rücken austragen? Wofür brauche ich ein dickes Fell?
e) Die Zigarettenpause strukturiert die Arbeit, bringt Abwechslung und eine kleine Auszeit und dient der Förderung sozialer Kontakte
f) ➢ Tab. L43.2

Tab. L43.2

Glaubenssatz (Antreiber)	Erlaubnis für den besseren Umgang mit meiner Zeit
Sei immer perfekt!	• Ich bin gut genug, so wie ich bin. • 80 % sind meistens auch ausreichend.
Strenge dich immer an!	• Arbeit darf auch Spaß machen. • Ich darf auch Pausen machen. • Ich kann Aufgaben auf Zeiten legen, in denen mir die Erledigung leichter fällt.
Sei immer anderen gefällig!	• Ich darf auch für mich sorgen. • Ich werde auch respektiert, wenn ich mal „Nein" sage. • Ich sorge für mich, wenn ich Konflikte konstruktiv austrage.
Beeil dich immer!	• Ich nehme mir einfach die nötige Zeit. • Ich darf zwischen „wichtig" und „weniger wichtig" unterscheiden. • Ich darf Aufgaben auf einen späteren Termin legen. • Ich muss terminierte Aufgaben erst am Endtermin fertig haben.
Sei immer stark!	• Es ist in Ordnung, wenn ich meine Gefühle, Wünsche und Interessen ausdrücke. • Ich darf anderen zeigen, dass es im Moment nicht geht. • Ich darf mir Unterstützung holen.

Transfer

a) Individuelle Antwort
b) Individuelle Antwort
c) Individuelle Antwort
d) Begrenzung der Zeit am Schreibtisch, optimale Tourenplanungen, Optimierung der EDV-Dokumentation; weitere Lösungen möglich
e) Individuelle Antwort vor dem Hintergrund der dargestellten Tätigkeitsschwerpunkte

L44 Geschichte der Pflegeberufe

Grundlagen

a) ➢ Abb. L44.1
b) Die Medizin wurde von Aberglauben und dogmatischen Vorurteilen befreit, Kenntnisse über Narkose und Asepsis gewannen Einfluss
c) Der erste Weltkrieg hinterließ die meisten Menschen in Europa in unbeschreiblichem Leid und Elend
d) Im Nationalsozialismus wurde Alte und Kranke oft als lebensunwert bezeichnet und getötet
e) **1.** Mehr Alterserkrankungen konnten erkannt und behandelt werden, dadurch wurden die pflegerischen Aufgaben komplexer. **2.** Pflegeeinrichtungen entwickelten sich von Verwahranstalten zu Einrichtungen zur Versorgung alter Menschen
f) **3.** und **4.** stimmt
g) In einer älter werdenden Gesellschaft wird das Phänomen Alter umfangreicher erforscht. Die zunehmende Differenzierung ermöglicht ein genaueres Bild, zu dem junge Alte, Ältere und Hochbetagte gehören, die jeweils unterschiedliche Bedürfnisse und Anforderungen haben

Vertiefung

a) Individuelle Antwort je nach Standpunkt; kein Standpunkt ist als einzig richtig zu sehen

L45 Berufspolitische Entwicklung, Berufsverbände, Berufsorganisationen

Grundlagen

a) **Öffentlichkeitsarbeit** – Lohnfortzahlung – Rentenversicherung – **Organisation von Veranstaltungen** – **Beratung der Mitglieder** – Konkurrenz zu anderen Berufsständen – **Förderung der Aus-, Fort- und Weiterbildung**
b) Aktives Berufsverständnis, Selbstbewusstsein der Berufsgruppe, Attraktivität gegenüber Arbeitgebern durch ein anerkanntes, einheitliches Qualitätsprädikat, Professionalisierung des Berufsstands, Stärkung der Position der Profession Pflege, Zahlen zur Leistungsfähigkeit der Pflege, aktiver Umgang mit gesundheitspolitischen Herausforderungen

Vertiefung

a) Gewerkschaften helfen, Arbeitsplätze zu schaffen und zu sichern. Sie handeln Tarifabschlüsse aus, verbessern die Arbeitsbedingungen und sichern die berufliche Fort- und Weiterbildung
b) Der **Bochumer Bund** versteht sich als eine Vereinigung aller beruflich Pflegenden in einer eigenen, ausschließlich dem Berufsstand verpflichteten, politisch unabhängigen und von ihnen selbst organisierten und verwalteten Gewerkschaft. Die Gründung des Bochumer Bunds wurde am 12.05.2020 erklärt.

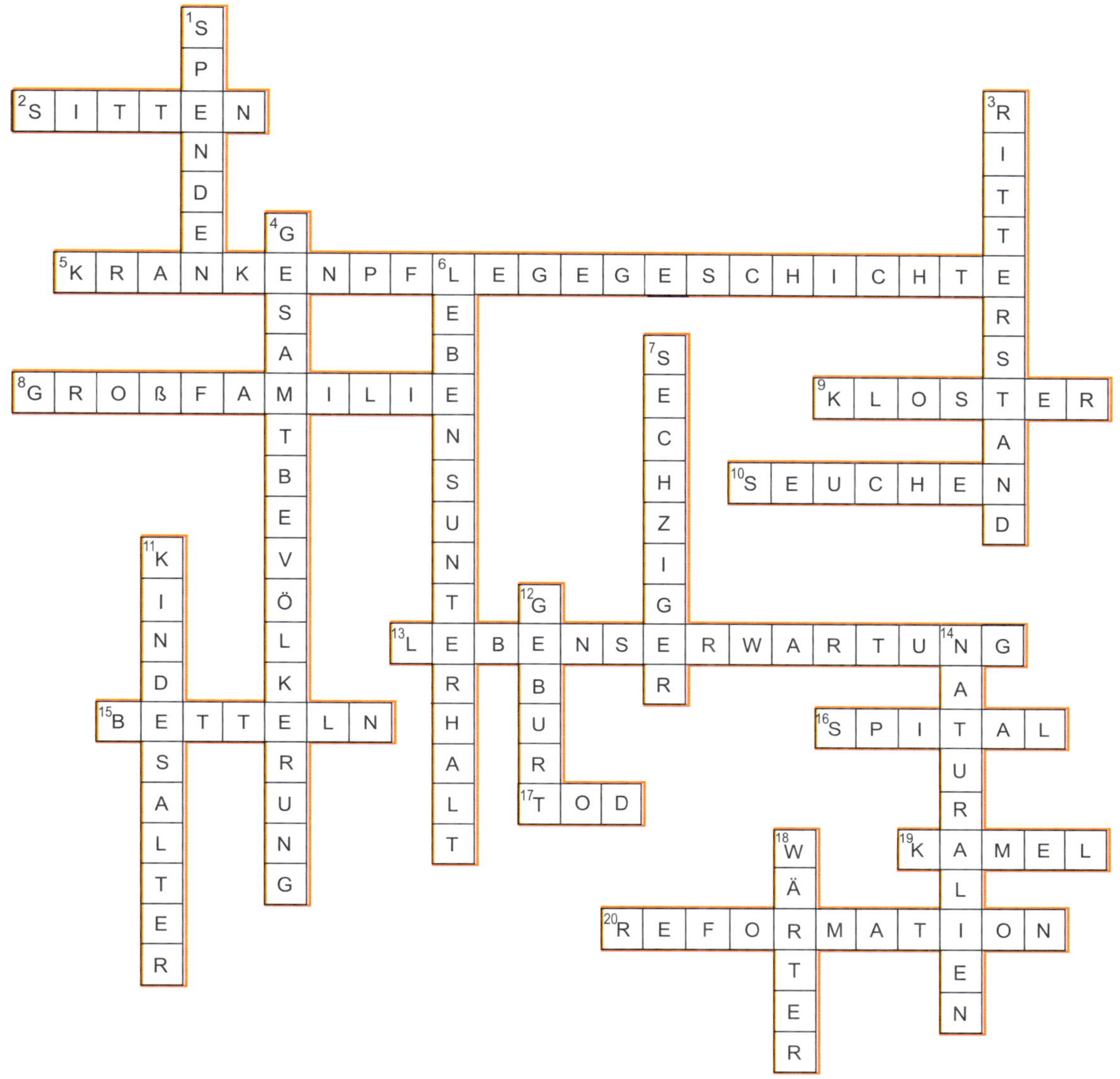

Abb. L44.1 Kreuzworträtsel „Mittelalter bis 18. Jahrhundert". [L143]

L46 Beispielprüfungen

Lernfeld 1.1/1.2

Kompetenzschwerpunkte I.2, II.2, V.1

Pflegesituation

Frau Berg, 75 Jahre alt, lebt allein in einem geräumigen Einfamilienhaus am Stadtrand. Sie war viele Jahre glücklich verheiratet. Während ihr Mann als Filialleiter eines Supermarktes arbeitete, betreute sie ihre drei Töchter und oft auch Kinder der Familie Schmidt aus der Nachbarschaft. Alle Töchter kommen auch nach der Gründung eigener Familien gern und regelmäßig zu Besuch. Frau Berg und ihr Mann engagierten sich nach dem Auszug der Kinder gemeinsam im Kleingartenverein. Mit viel Freude haben sie den Garten des Einfamilienhauses gestaltet und gepflegt.

Herr Berg starb vor zwei Jahren im Alter von 70 Jahren. Sein Tod traf die Familie völlig unerwartet. Seit dieser Zeit verlässt Frau Berg kaum noch das Haus. Besuche von Freunden und Bekannten sowie Telefonanrufe empfindet sie als mühsam und störend und weist sie meist zurück. In der Folge wurde bei Frau Berg zu ihrer bereits bekannten Kreislaufschwäche die Diagnose Depression gestellt.

Seit einigen Wochen fällt den Töchtern bei ihren Besuchen auf, dass Frau Berg ihr Zuhause zunehmend vernachlässigt. Schmutziges Geschirr, Müll und Wäsche liegen häufig von Woche zu Woche unverändert in Küche und Bad. Sie treffen ihre Mutter oft in ein und demselben Schlafanzug an. Trotz des guten Verhältnisses finden die Kinder in Gesprächen keinen Zugang zu ihrer Mutter.

Die Kinder wenden sich an einen ambulanten Pflegedienst. Die Pflegefachkraft Frau Fischer führt ein

Gespräch mit Frau Berg, in dem diese äußert: „Eigentlich will ich nicht mehr, alles fällt mir so schwer." Für die Planung der Pflege legt sie eine strukturierte Informationssammlung (SIS®) an, wobei sie im Feld B (Einstiegsfragen) Frau Bergs Äußerungen wiedergibt: „Frau Berg äußert, keinen Willen zum Weiterleben zu besitzen." Ihre Kollegin gibt ihr den Rat, doch einfach mal Frau Berg beim Aufräumen zu unterstützen, damit würde sie ihr am besten helfen. Frau Fischer meint, das könne man doch nicht so einfach machen.

Aufgaben

1. In Zusammenhang mit welchem Gesamtprojekt steht die „strukturierte Informationssammlung"?
2. Nennen Sie das Hauptziel und die drei damit verbundenen Ziele dieses Projekts.
3. Schätzen Sie die Formulierung von Frau Fischer im Feld B ein.
4. Erläutern Sie den Gebrauch der Risikomatrix (Feld C2) im ambulanten Bereich am Beispiel des Sturzrisikos.
5. Erläutern Sie, warum – abweichend zur stationären Pflege – im ambulanten Bereich alle Einzelleistungsnachweise zu dokumentieren sind.
6. Die Pflegedokumentation wird oft noch papiergestützt erstellt. Nennen Sie hierfür vier Regeln.
7. Erläutern Sie die Bedeutung der Pflegedokumentation aus der Sicht des Rechts und der Professionalisierung.
8. Frau Fischers Kollegin macht einen Vorschlag zur Intervention. Stellen Sie dar, inwieweit der Vorschlag produktive und kontraproduktive Aspekte enthält.
9. Nennen Sie die vier Prinzipien des Ethikkodexes für Pflegende des ICN und formulieren Sie jeweils ein Beispiel, wie sie sich auf die geschilderte Situation anwenden lassen.
10. Die Interventionen bei Frau Berg könnten mithilfe einer ethischen Fallbesprechung bearbeitet werden. Stellen Sie die Teilschritte der ethischen Fallbesprechung dar und wenden Sie sie auf das Fallbeispiel an.

Lösungen

Zu 1. (vgl. APH 2.2.1; 4.3)
Projekt Entbürokratisierung der Pflegedokumentation.

Zu 2. (vgl. APH 2.2.1; 4.3)
Reduzierung des Dokumentationsaufwands in der stationären und ambulanten Pflege ohne fachliche Standards zu vernachlässigen, die Qualität zu gefährden oder haftungsrechtliche Probleme aufzuwerfen.

Zu 3. (vgl. APH 2.2.1; 4.3)
Im Feld B („Was bewegt Sie im Augenblick" …) sollen Äußerungen der Pflegebedürftigen nicht paraphrasiert, sondern im Originalton wiedergegeben werden. Demnach sollte Frau Fischer die Aussage von Frau Berg wörtlich aufschreiben.

Zu 4. (vgl. APH 2.2.1; 4.3)
- Die Ersteinschätzung (Initialassessment) untersucht, ob generelle Sturzrisikofaktoren (hier: Kreislaufschwäche und Depression) vorliegen – es wird bei „Sturz" angekreuzt: „liegt vor". Dann wird entschieden, ob eine „weitere Einschätzung notwendig" ist und eine Beratung durchgeführt werden soll (Ankreuzverfahren)
- Danach wird ggf. ein differenziertes Assessment durchgeführt (genauere Prüfung, welche weiteren Risikofaktoren gegeben sind) und die Beratung individualisiert.

Zu 5. (vgl. APH 2.2.1; 4.3)
- Im *stationären Bereich* können Einzelleistungsnachweise für die Grundpflege entfallen, da sie in der Maßnahmenplanung erfasst sind und lediglich Abweichungen dokumentiert werden
- Im *ambulanten Bereich* müssen aufgrund der Abrechnungsmodalitäten von Grund- und Behandlungspflege mit der Kranken- und Pflegekasse alle Leistungen dokumentiert werden.

Zu 6. (vgl. APH 34.1.3)
- Dokumentenechte Kugelschreiber
- Dokumentationsfehler so durchstreichen, dass sie erkennbar bleiben
- Keine Radierungen, keine Überklebungen, kein Tipp-Ex®
- Eintragungen mit Datum und Handzeichen versehen.

Zu 7. (vgl. APH 34.1)
- Dokumentiert alle Schritte des Pflegeprozesses als Nachweis bei haftungsrechtlichen Fragen
- Stellt den eigenständigen Charakter der pflegerischen Handlungen gegenüber anderen Berufsgruppen dar; macht transparent, dass pflegerische Handlungen ein eigenes Berufswissen erfordern.

Zu 8. (vgl. APH 14.1; 21)
- *Produktiv:* geht auf das Selbstversorgungsdefizit und die mögliche Selbstgefährdung von Frau Fischer ein
- *Kontraproduktiv:* Frau Berg hat das Recht auf freie Gestaltung ihres Lebens, also auch ihrer Wohnung – dies gilt auch, wenn ihre Wünsche aus professioneller pflegerischer Sicht unvernünftig scheinen.

Zu 9. (vgl. APH 21.2.2)
- *Gesundheit fördern.* Beispiel: Frau Bergs Ressourcen werden durch eine Beratung gestärkt
- *Krankheit verhüten.* Beispiel: durch Intertrigoprophylaxe wird eine Dermatitis verhindert
- *Gesundheit wiederherstellen.* Beispiel: Pflegemaßnahmen bei einer Infektionskrankheit, bis die Person wieder gesundet
- *Leiden lindern.* Beispiel: Pflege nach palliativen Grundsätzen (Schmerzlinderung, weitgehende Lebensqualität erhalten).

Zu 10. (vgl. APH 21.8) eigenständiger Transfer
- Klärung der Ausgangslage

- Feststellung des ethischen Problems
- Ermittlung des mutmaßlichen Willens des Pflegebedürftigen
- Sammlung möglicher Handlungsoptionen
- Formulierung einer Empfehlung für den Entscheidungsträger.

Lernfeld 1.3/1.5

Kompetenzschwerpunkte I.3, I.4, II.3, III.2

Fallbeispiel

Frau Jakob, eine noch rüstige ältere Dame, lebt mit ihrem Mann am Rand einer Kleinstadt in einem kleinen Haus. Im Alltag kam sie bisher ganz gut zurecht. Sie legt Wert auf gesunde Ernährung und ein gepflegtes Äußeres. Über ihre Unabhängigkeit ist sie sehr froh. Allerdings bemerkt sie in letzter Zeit, dass ihr, gerade beim Niesen und Treppensteigen, tropfenweise Urin in ihre Unterhose abgeht. Das ist ihr unangenehm und peinlich. Sie fürchtet, dass andere Menschen den Urin riechen könnten. Das Lachen ist ihr verleidet, sie fühlt sich unsicher und unwert. Sie überlegt genau, ob sie aus dem Haus gehen soll und mit wem sie sich trifft. Sie ist verzweifelt, denn sie weiß nicht recht, wem sie sich anvertrauen kann. Ihrem Mann sagt sie nichts, was ihr doppelt unangenehm ist. Nach einiger Zeit vertraut sie sich doch ihrer besten Freundin an. Diese arbeitet in einem Altenpflegeheim als Reinigungskraft und meint, es müsse sich um eine Inkontinenz handeln. Das käme im Alter häufig vor. Im Pflegeheim leere sie immer die Abfalleimer, die regelmäßig mit Einlagen voll seien.

Frau Jakob überlegt nun, was sie tun kann: Sie wechselt häufiger die Unterwäsche und wäscht sich vermehrt den Intimbereich mit Seife, manchmal vier Mal am Tag. Ihr Urin riecht streng, aber dem schenkt sie keine besondere Bedeutung. Ab und zu klagt sie auch über ein leichtes Brennen beim Wasserlassen. Aus Angst trinkt sie in letzter Zeit nur noch maximal eine Flasche Wasser (0,75 l) und zwei Tassen Kaffee am Tag. Wenigstens hält sie ihr Gewicht von 60 kg. Allerdings zögert sie noch, zum Arzt zu gehen. Ihre Freundin meint, sie solle sich doch mal unverbindlich in einem Sanitätshaus beraten lassen.

Aufgaben

1. Welche Inkontinenzform liegt hier vor?
2. Nennen Sie fünf pflegerisch-therapeutische Interventionen, die bei dieser Inkontinenzform Erfolg versprechend angewandt werden können.
3. Erklären Sie den Begriff Kontinenzprofil und stellen Sie dar, wozu man ihn braucht (zwei Funktionen).
4. Erklären Sie die Begriffe Polyurie, Oligurie, Anurie und Nykturie und geben Sie je zwei Ursachen an.
5. Wie beurteilen Sie die Trinkmenge von Frau Jakob? Was würden Sie ihr in Bezug auf ihre Ausscheidungsproblematik raten?
6. Welche Beratung geben Sie Frau Jakob in Bezug auf ihre Intimhygiene?
7. Das Brennen beim Wasserlassen weist bei Frau Jakob auf eine Harnwegsinfektion hin. Welche Pflegehinweise sollte Frau Jakob berücksichtigen?
8. Bei der beobachtbaren Veränderung der Urinausscheidung soll eine Diagnostik durchgeführt werden. Beschreiben Sie die Gewinnung von Mittelstrahlurin.
9. Sie sind Mitarbeiterin im Sanitätshaus und suchen für Frau Jakob eine individuelle Lösung für ihre Ausscheidungsprobleme. Nennen Sie sechs Faktoren zur Auswahl von aufsaugenden Hilfsmitteln für Frau Jakob.
10. Warum fällt es Frau Jakob so schwer, mit anderen Menschen über ihre Ausscheidungsprobleme zu sprechen?
11. Welche Regeln gelten für die Pflege bei einem liegenden Verweilkatheter? Nennen Sie sechs Regeln.

Lösungen

Zu 1. (vgl. APH 12.3.4; 12.6.11)

- Stressinkontinenz (Belastungsinkontinenz).

Zu 2. (vgl. APH 12.3.4; 12.6.11)

- Gestaltung der Umgebung
- Toilettentraining, Blasentraining, Beckenbodentraining
- Versorgung mit Hilfsmitteln.

Zu 3. (vgl. APH Tab. 12.17)

Ein Kontinenzprofil beschreibt den Zusammenhang der Kontinenz/Inkontinenz mit der Kompensation durch Hilfestellung bzw. Hilfsmittel. Es kann zur Analyse von Kontinenz- bzw. Inkontinenzsituationen verwendet werden sowie als Planungsinstrument.

Zu 4. (vgl. APH 12.6.8)

- *Polyurie.* Erhöhte Urinmenge > 2.800 ml/24 Std; Ursachen: erhöhte Flüssigkeitszufuhr, hohe BZ-Werte bei entgleistem Diabetes mellitus
- *Oligurie.* Verminderte Urinmenge < 500 ml/24 Std.; Ursachen: erhöhter Flüssigkeitsverlust, Nierenerkrankungen, Erkrankungen der ableitenden Harnwege
- *Anurie.* Verminderte Urinmenge < 100 ml/24 Std; Ursachen wie bei Oligurie, nur verstärkt
- *Nykturie.* Vermehrtes nächtliches Wasserlassen; Ursachen: erhöhte Trinkmenge abends, Herzinsuffizienz.

Zu 5. (vgl. APH 12.3; 12.6)

Die Trinkmenge ist zu gering (notwendig sind 1,5–2 l pro Tag). Mit massiver Flüssigkeitseinschränkung kann Frau Jakob die Dranginkontinenz verstärken (konzentrierter Urin reizt die Blasenwand, dies verstärkt das Gefühl, Wasser lassen zu müssen).

Zu 6. (vgl. APH 9.4)
Die Intimhygiene von Frau Jakob (Häufigkeit, Verwendung von Seife) schädigt auf Dauer die Haut. Günstiger sind pH-neutrale Waschzusätze oder Syndets. Die Intimpflege sollte maximal zwei Mal pro Tag durchgeführt werden.

Zu 7. (vgl. APH 12.6.10)
- Ausreichende Trinkmenge (spült Keime aus der Blase)
- Sofortiges Aufsuchen der Toilette bei Harndrang, Kontinenzförderung
- Vermeidung von Kälte, Anwendung von Wärme auf den Unterbauch
- Harnansäuerung durch Cranberry-Präparate oder Medikamente
- Regelmäßiger Wechsel der Unterwäsche.

Zu 8. (vgl. APH 30.2.7)
- Letzter Toilettengang sollte mindestens drei Stunden zurückliegen
- Äußeres Genitale mit Wasser reinigen
- Erste Harnportion entleeren und verwerfen
- Zweite Portion in sterilem Gefäß auffangen
- Übrigen Urin in die Toilette entleeren.

Zu 9. (vgl. APH 12.3.4)
- Inkontinenzform
- Menge der Ausscheidung
- Mobilität
- Geistiger und körperlicher Zustand der Betroffenen
- Hautbeschaffenheit
- Anforderungen an Dichtigkeit gegen Ausscheidungen und Gerüche.

Zu 10. (vgl. APH 12.3.3)
- Ausscheidung ist ein mit Scham verbundenes Tabuthema
- Wenn sie mit einer Fehlfunktion (Verlust der Kontrolle des willkürlichen Wasserlassens) verbunden ist, verstärkt sich die Scham
- Die Scham wird auch verstärkt durch unangenehm empfundene Gerüche bzw. die Angst davor, schlecht zu riechen.

Zu 11. (vgl. APH 31.7)
- Vor allen Pflegemaßnahmen am Katheter Hände desinfizieren, Einmalhandschuhe anziehen
- Zwei Mal täglich Intimbereich und Katheter mit seifenfreier Waschemulsion reinigen
- Harnableitungen immer geschlossen halten um Infektionen vorzubeugen (keine Diskonnektion)
- Urinbeutel nie über Blasenniveau heben, da Urin in die Blase zurücklaufen kann (aktuelle Systeme haben eine in der Senkrechen wirkende Rücklaufsperre)
- Urinbeutel bei Bedarf mit dem Ablassventil leeren; dabei Handschuhe tragen; nach dem Entleeren den Ablasshahn und die Aufbewahrungslasche mit Flächendesinfektionsmittel desinfizieren (sprühen)
- Katheter nicht abklemmen (auch nicht für „Blasentraining").

Lernfeld 2.1

Kompetenzschwerpunkte I.1, I.5, I.6, II.1; Kompetenzbereich IV

Fallbeispiel

Herr Aydin ist 65 Jahre alt und lebt seit 16 Jahren mit seiner Frau Dilek und seinem Sohn Emre in einer kleinen Dreizimmerwohnung. Vor Jahren wurde bei ihm eine Multiple Sklerose diagnostiziert.
Die Familie ist sozial gut in die Gemeinde eingebunden und pflegt viele Kontakte zu Freunden und Nachbarn. Solange Herr Aydin dazu in der Lage war, hat er mit seiner Familie gern die nahegelegene Moschee besucht. Herr Aydin hat nach der Hauptschule eine Lehre als Automechaniker absolviert und bei einem Kfz-Kleinbetrieb gearbeitet. Eine stärker werdende Apraxie, verbunden mit einem Fatigue-Syndrom, hat schließlich dazu geführt, dass er frühberentet wurde. Seine Frau arbeitet als Aushilfe in einer SB-Bäckerei. Sie tut sich mit der deutschen Sprache sehr schwer. Die Familie wird finanziell durch den Bruder der Ehefrau unterstützt.
Herr Aydin hat sich immer gern mit Computerspielen beschäftigt und auch selbst kleine Spiele programmiert. Eigentlich ist er grundsätzlich optimistisch gestimmt und schöpft Kraft aus dem Glauben und aus dem Familienzusammenhalt. Obwohl er in Deutschland geboren ist, lebt er traditionsbewusst und legt Wert auf seine kulturellen Wurzeln. Ein Bekannter aus der Gemeinde hat ihm den Kontakt zur AMSEL vermittelt. Dies hat ihm sehr viel geholfen. Er hat gelernt, mit der Erkrankung umzugehen, die bei ihm schubförmig-progredient (sekundär chronisch-progredient) verläuft, und den Alltag mit seinen Anforderungen zufriedenstellend zu meistern.
Inzwischen hat sich seine Situation leider dramatisch verändert: Herr Aydin hat einen Krankheitsschub erlitten, dessen Symptome (Sensibilitätsstörungen, spastische Lähmungserscheinungen in beiden Beinen und am rechten Arm, Seh- und Schluckstörungen) sich nicht zurückbilden. Dadurch ist der Pflegeaufwand bei Herrn Aydin deutlich gestiegen und übersteigt die Möglichkeiten der Pflege daheim. Er wirkt völlig verzweifelt und deprimiert. Schweren Herzens beschließt die Familie, dass Herr Aydin in eine Pflegeeinrichtung übersiedeln soll, die auf die Versorgung von Menschen mit Multipler Sklerose spezialisiert ist.

Aufgaben

1. Nennen Sie die im Fallbeispiel genannten Ressourcen, die Herr Aydin in seinem aktuellen Lebensabschnitt zur Verfügung hat und begründen Sie, warum diese jeweils Ressourcen sind. Wie sind diese Ressourcen lebensgeschichtlich bedingt?

2. Erläutern Sie die neuropsychologischen Syndrome Apraxie und Fatigue sowie ihre Auswirkung auf die Alltagsgestaltung von Herrn Aydin.
3. Stellen Sie dar, was eine Selbsthilfegruppe ist, welche Rechtsform die meisten Selbsthilfegruppen haben und erstellen Sie Beispiele für die drei Ebenen, in denen die AMSEL Herrn Aydin und seiner Familie Nutzen bringen kann.
4. Arbeiten Sie heraus, welche besonderen Lebensbedingungen Menschen mit Migrationshintergrund in Deutschland haben. Berücksichtigen Sie die Stichworte „Bildung und Deutschkenntnisse", „Familienbeziehungen" und „Verständnis von Gesundheit und Krankheit".
5. Erläutern Sie, warum Menschen mit Migrationshintergrund statistisch gesehen bei der Gesundheitsversorgung benachteiligt sind.
6. Stellen Sie dar, in welchen Themen Sie bei der Pflege von Herrn Aydin kultur- und religionsspezifische Informationen erheben sollten (mindestens vier Nennungen mit kurzer Begründung).
7. Stellen Sie stichpunktartig die Anforderungen dar, die Herr und Frau Aydin bewältigen müssen, wenn Herr Aydin in die Pflegeeinrichtung übersiedelt.

Lösungen

Zu 1. (vgl. APH 6.1; 1.7; 23.4)

- Glaube, optimistische Einstellung zum Leben (… gibt Kraft und Halt bei allen Einschränkungen, besonders den krankheitsbedingten) – die Lebenseinstellung ist biografisch und religiös bedingt
- Ehefrau, Familienzusammenhalt (… geben Sicherheit und das Gefühl von Einbettung) – Kultur und Tradition
- Gemeinde (… gibt Unterstützung) – Folge seiner Gemeindeorientierung in seinem Leben
- AMSEL (… Informationen, Gleichgesinnte) – Hinweis von einem Bekannten aus der Gemeinde
- Hat gelernt mit seiner Erkrankung umzugehen (… Stabilität) – Unterstützung durch AMSEL
- Finanzielle Situation halbwegs stabil (…Rente, unterstützt durch Einkommen der Frau und durch den Bruder) – aus der Erwerbstätigkeit und der familiären Solidarität.

Zu 2. (vgl. APH 11.12.11; 11.12.14)

- *Apraxie:* Unfähigkeit, bestimmte Handlungen auszuführen. Auswirkung im Alltag: führt zur Reduktion von Alltagshandlungen und mit der Zeit zu vermehrter Pflegeabhängigkeit
- *Fatigue:* Starke Müdigkeit, Kraftlosigkeit, Leistungsabfall, Konzentrationsstörungen […], die sich auch durch Ruhe und Schlaf nicht bessern. Auswirkung im Alltag: Aufgaben des Alltags können nur noch sehr eingeschränkt übernommen werden, nur einfache Aufgaben möglich, häufigere Pausen nötig.

Zu 3. (vgl. APH 23.4)

- Selbstorganisierter Zusammenschluss von Menschen, die ein gleiches Problem oder Anliegen haben und etwas dagegen bzw. dafür unternehmen möchten
- Eingetragener Verein
- *Hilfe für die Alltagsbewältigung* – Tipps für den Umgang mit Fatigue, Empfehlung einer Einrichtung; *Emotionale Unterstützung* – Entlastung der Ehefrau; Hilfen beim Umgang mit der chronischen Krankheit; *Informationsaustausch* – Informationen über die Erkrankung und Hilfsangebote.

Zu 4. (vgl. APH 38.2)

- *Bildung und Deutschkenntnisse:* große Unterschiede in der Bildung zwischen Männern und Frauen sowie ihren Kindern und Enkeln. Deutschkenntnisse sind zum Teil nur bedingt vorhanden (erhöhte Zahl von Analphabeten)
- *Familienbeziehungen:* in vielen Migrantenfamilien sind enge Familienbeziehungen ein Merkmal. Dies bedeutet einerseits Ressource, Lebensmittelpunkt und Zufluchtsort, andererseits möglicherweise ausgeprägte soziale Kontrolle, strikte hierarchische Regeln sowie wenig Individualität. Die Sorge füreinander geht oft vor der Erfüllung persönlicher Wünsche
- *Verständnis von Gesundheit und Krankheit:* möglicherweise unterschiedliche Vorstellungen von den Ursachen einer Erkrankung im Unterschied zum biomedizinischen Krankheitsmodell, z. B. die Erkrankung sei gottgewollt, Schicksal oder Strafe.

Zu 5. (vgl. APH 38.2)

- Ungünstige Gesundheitsfaktoren in der Kindheit
- Hohe körperliche Beanspruchung während des Arbeitslebens
- Seelische Belastung durch Erfahrungen von Entwurzelung
- Niedriger sozioökonomischer Status, dadurch schlechteres gesundheitsförderndes Verhalten
- Erschwerter Zugang zu medizinisch-pflegerischen Hilfen und Informationen.

Zu 6. (vgl. APH 38.2)

- Ernährung (religionsspezifische Besonderheiten)
- Hygiene (religionsspezifische Besonderheiten)
- Gewohnheiten und Tagesstrukturierung (religionsspezifische Besonderheiten)
- Bedeutung von Besuchen und Einbindung der Familie (kulturspezifische Besonderheiten).

Zu 7. (vgl. APH 14; 38.2)

- *Herr Aydin:* Gewöhnung an die neue Umgebung, Autonomieverlust, Verlust des direkten familiären Umfelds und seiner Rolle
- *Frau Aydin:* Verlust der Familienkonstellation, kommunikative Herausforderungen, erhöhter Zeitaufwand für Besuche bei Ihrem Mann.

Platz zum Schreiben

Platz zum Schreiben